Das große Buch vom Parfum

Collection
Rolf Heyne

Das große Buch vom Parfum

Frank Schnitzler
mit Dr. Bodo Kubartz

COLLECTION ROLF HEYNE

Inhalt

Von der Faszination des Duftens

Seit meiner Kindheit, ich gebe es zu, haben mich Parfums und Düfte jeder Art verzaubert. Und ich bemerkte schon damals, dass meine Wahrnehmung von Gerüchen anders als bei meinen Mitmenschen funktionierte. Denn von einem Moment zum nächsten konnte meine Stimmung schwanken, so etwa, wenn ich draußen in der Natur und nur von angenehmen Düfte umgeben war. Schon als Junge glaubte ich an die Übermacht der Düfte, die sich auf mein Wohlbefinden auswirkten. Diese Überzeugung ist mir bis heute geblieben. Und sowohl die Freude als auch die Glücksgefühle, die ich beim Aufnehmen von »positiven« Düften empfinde, sind so stark, dass ich mich schlicht als »duftbesessen« bezeichnen möchte.

Ist das normal? Teile ich diese Empfindungen mit anderen Menschen? Lassen Sie mich eine Erklärung versuchen.

Als Kind wuchs ich sehr behütet auf dem Lande auf. Es waren die Essensdüfte, die Blumensträuße im Haus, die Wohlgerüche von frischer Wäsche, die Freude über eine feine Seife und der zarte Duft, den meine Großmutter umgab, sowie meine nach Lavendel duftende Mutter, die meine Nase schulten. Dazu kommt, dass man in den Jahren 1940 bis 1950 in Deutschland eher selten Eau de Cologne benutzte. Trotzdem war der innere Drang, meiner Nase Gutes zu tun, sehr ausgeprägt. Von klein auf versuchte ich, alle Mitmenschen zuerst mit der Nase wahrzunehmen, dann erst mit den Augen und schlussendlich ihre Stimme einzuordnen; das war meine ureigenste Methode. Und so lerne ich noch heute Menschen »(er)kennen«.

Es war mir früh klar, dass meine Berufswahl in diese Richtung gehen musste. Nach einigen anderen Versuchen kam dann im Jahr 1972 schließlich der große Tag: Ich eröffnete in Düsseldorf meine erste Parfümerie, und zwar auf der Graf-Adolf-Straße. Anwesendes Verkaufsteam: Meine Frau Bettina, eine Verkäuferin und ich. Alles hatte mit einer Träumerei begonnen, die nun ihren Weg in die Wirklichkeit fand. Glücklich war ich, in meinem Beruf meine Berufung gefunden zu haben.

Allerdings traf das Sprichwort »Vor den Erfolg haben die Götter den Schweiß gesetzt« auch auf mich zu. Aber was tun Menschen nicht alles für ihre selbstgesteckten Ziele? Für meines tat ich alles. Düfte machen mich nahezu süchtig. Und Parfum ist ein anerkanntes Kulturgut, was es nach meiner Auffassung auch zu pflegen und zu erforschen gilt.

Fußballspiele im Stadion, langweilige Männergespräche oder -abende, an all diesen üblichen Freizeitaktivitäten war ich nicht im Geringsten interessiert. Und so folgte ich meiner Neugierde und bildete mich beruflich stets weiter, was sich bis zum heutigen Tag nicht geändert hat.

Und je mehr ich weiß, umso mehr wächst in mir der Bedarf an noch mehr Wissen. Ganz sicher geht es vielen Menschen, die sich über die Jahre hinweg ein Expertenwissen erarbeitet haben, ähnlich.

Immer wieder bekomme ich lange nicht mehr geschnupperte Düfte vor meine Nase. Und dann spielt sich augenblicklich ein »Kopfkino« vor meinem Auge ab. Erinnerungen, die der Duft in mir weckt, tanzen in schönster Klarheit. Es sind wunderbar intensive »Filme«, die mich durch Zeit und Raum schicken.

Versuchen Sie es einfach einmal selbst. Sie werden die Ergebnisse der Forschung von Prof. Dr. Dr. Dr. Hanns Hatt von der Universität Bochum am eigenen Leib spüren. Meine Empfindungen werden von ihm wissenschaftlich belegt: Das Kleinhirn speichert auch olfaktorische Erinnerungen, und wenn die Nase solche Düfte »erinnert«, werden die dazugehörenden Szenen im Großhirn abgerufen.

In diesem Buch sind viele Namen, Marken und Parfümeure versammelt, ebenso wie Informationen zu den entsprechenden Duftschöpfungen. Sie werden jedoch nicht alle jemals produzierten Düfte auffinden, denn ich wählte *meine* Meilensteine der Branche aus. Diese Kunstwerke haben es verdient, explizit erwähnt zu werden. Und sie werden auch in Ihnen das Kopfkino zum Laufen bringen – viel Vergnügen dabei!

Frank J. Schnitzler

Frank Schnitzler, Jahrgang 1941, gilt als eine Institution in Sachen Düfte im gesamten deutschen Sprachraum. Über 35 Jahre lang hat er exquisite Parfümerien im Westen Deutschlands geführt, in denen er stets auch seltene Düfte anbot, die man sonst vergeblich suchte.
Auf dem Höhepunkt seines Erfolges veräußerte er seine Filialen an Douglas und arbeitet seitdem als Trendscout und Berater für die Kosmetik- und Parfümindustrie.
Im Jahr 2010 agiert er als Mitbegründer der innovativen Parfum- und Kosmetikmesse »Global Art of Perfumes«. Diese einzig nennenswerte Parfummesse Deutschlands bringt jährlich Aussteller aus der ganzen Welt zusammen.

Das Schreiben über Düfte

Der Ansporn und Anreiz, das vorliegende Buch zu verfassen, war groß: die namhaften Parfums der jüngeren Geschichte »lediglich« mit Worten zu beschreiben, war nicht nur eine Herausforderung an sich, sondern barg auch das Potenzial, sehr viel aus der Geschichte und über den komplexen Markt der Parfumherstellung zu lernen.

Während meiner Forschungsarbeiten in den USA und Europa habe ich zahlreiche Düfte und die dahinter stehenden Menschen kennengelernt. Fasziniert habe ich entdeckt, wie die Liebe zum Parfum die »Nasen« motiviert, neue Kreationen zu erschaffen. Der Enthusiasmus für das Produkt und das Faible fürs Detail sind dabei ein entscheidender Motor, und zwar für alle Beteiligten. Diese Verve motiviert und inspiriert auch Außenstehende. Plötzlich will man mehr über Düfte, Kreation, Kreativität und die Menschen erfahren.

Ohne diese Passion, genauer gesagt die alles einnehmende Leidenschaft für die olfaktorische Vielfalt unserer Welt und den damit einhergehenden Wissensdurst, der zu immer neuen Entdeckungen führt, ist es wohl unmöglich, ein Parfum zu kreieren. Ohne diese Passion wäre es ebenso unmöglich gewesen, dieses Buch zu schreiben. In vielen intensiven Gesprächen haben Frank J. Schnitzler und ich uns über die Selektion der Düfte ausgetauscht. Diese Diskussionen waren ebenso wertvoll wie die notwendige Beschränkung in der Auswahl. Präsentiert werden die Duftkreationen in kurzen Skizzen – denn nur in dieser Kürze war es überhaupt möglich, die Reichhaltigkeit des Marktes zu erfassen. Für die hoch geschätzte und wertvolle Arbeit von Seiten des Verlages sei an dieser Stelle ganz herzlich gedankt.

Das Buch lädt Sie, geschätzte Leser, zum Schmökern, zum Kennenlernen und zum anschließenden Schnuppern ein. Die Passion für Düfte hat uns ergriffen, und wir möchten diese gerne an Sie weitergeben. Jeden Tag können Sie eine neue Welt entdecken, denn die Welt der Gerüche entwickelt sich stets und immer wieder neu. Erschnuppern Sie sie, Sie werden begeistert sein.

Dr. Bodo Kubartz

Dr. Bodo Kubartz, Jahrgang 1976, studierte Geographie in Bonn und Amsterdam, dozierte und promovierte an der University of Oklahoma, und beschäftigte sich in seinen wirtschaftsgeographischen Arbeiten mit der internationalen Duftstoff- und Parfümindustrie.
Sein besonderes Faible für außergewöhnliche Düfte entwickelte er durch die Beobachtung des internationalen Duft- und Kosmetikmarktes sowie bei regelmäßigen Besuchen von Kongressen, Fachveranstaltungen und international bedeutenden Parfümerien.
Dr. Bodo Kubartz ist ebenfalls Berater und zudem Projektleiter der »Global Art of Perfumes«.

A

Parfum ist wie die Liebe. Ein bisschen ist nie genug.
Estée Lauder

Abercrombie & Fitch *Fierce for Men*

Herren

Dieser Duft wurde im Jahr 2002 von Christophe Laudamiel kreiert. Das Modelabel aus den USA produziert trendige Kreationen, Boutiquen befinden sich in allen Weltstädten.

Bruno Acampora *Musc*

Damen

Die Familie Acampora ist eine der ältesten und traditionsreichsten Neapels. Dieser Duft verbindet die wichtigen Accessoires der Dame: Lederhandschuhe und ein einzigartiger Duft.

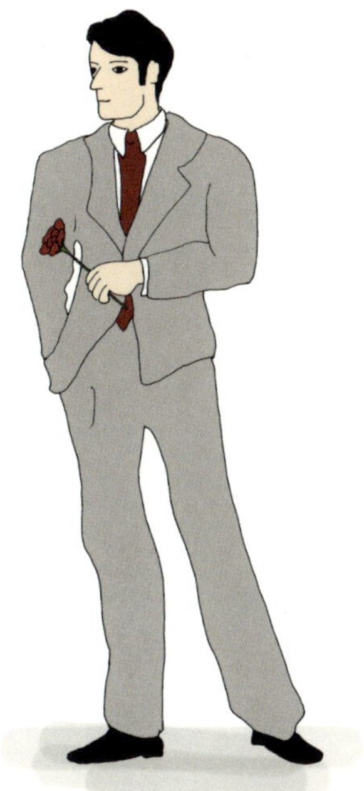

Acca Kappa *White Moss*

Damen / Herren

Ein herrlich sauber duftender Hauch aus natürlichen Essenzen des Wacholders und des Lavendels ist dieser 2004 kreierte Duft. Acca Kappa stellt in Treviso, Italien, Badeprodukte, Kosmetik und Düfte aus natürlichen Bestandteilen her.

Acorelle *White Orchid*

Damen

Ein femininer, sinnlich-warmer Duft, aus natürlichen Komponenten hergestellt.

Acqua di Biella *Baraja*

Damen / Herren

Mit Bitterorange, Bergamotte, Ananas, Pfirsich, Roten Johannisbeeren und einem Schuss Honig duftet diese Kreation aus dem Jahr 2002 herrlich zitrisch-fruchtig.

Acqua di Biella *Cashmere Twill*

Damen

Dieser Duft von 2008 verkörpert den italienischen Lebensstil, der durch Akkorde von Kaschmirwolle, süßer Himbeere, Magnolie und Iris evoziert wird. Hergestellt werden die Kreationen von Acqua di Biella in Biella, einer für seine Wollstoffe und prächtigen Webwaren weltberühmten Stadt in der Region Piemont.

Acqua di Biella *Janca*

Damen

Kristallklare, fruchtig-blumige Kreation um die Florentiner Iris. Chiara Cantono, Eigentümerin und Parfümeurin von Acqua di Biella, hat den Damenduft 2004 nach dem großen Fluss in der Nähe von Biella benannt.

Acqua di Biella *No. 1*

Damen / Herren

Dieser italienische Klassiker von 1872 wurde aus aussuchten natürlichen Ölen geschaffen. Acqua di Biella kreiert seit 1871 Duftwässer auf der Grundlage von Rezepturen aus dem 17. Jahrhundert, die aus einem alten Kloster stammen.

Acqua di Geneva *Colonia Classica*

Damen / Herren

Eine wahre Kostbarkeit des 19. Jahrhunderts, genauer gesagt von 1853. Bis heute ist die Rezeptur von Stefano Frecceri unverändert.

Acqua di Parma *Colonia*

Damen / Herren

Parfümeur	Acqua di Parma
Jahr	1916
Duftnoten	blumig-frisch

Traditionelles Parfumhandwerk! Acqua di Parma steht für anspruchsvolle italienische Parfümeurkunst nach überlieferten Originalrezepten und traditionelle Handwerkskunst. Die Zitrusfrische im zeitlosen, eleganten Flakon ist ein Kultduft für Frauen und Männer. Zitrusfrüchte, Lavendel, Rosmarin, Verbene und Bulgarische Rose sind einige Ingredienzien des natürlichen, frischen Duftwassers.

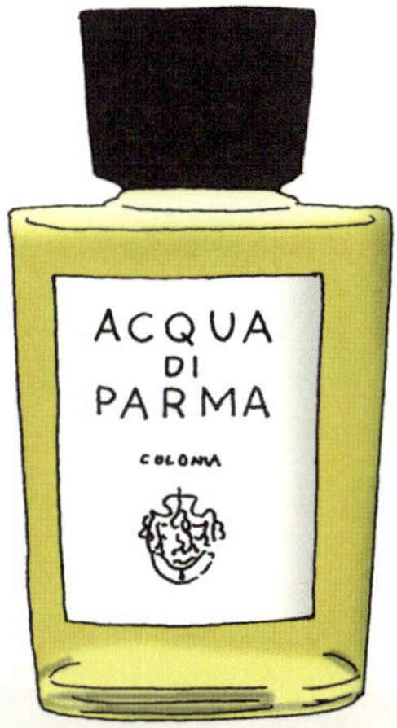

Acqua di Parma *Colonia Assoluta*

Damen / Herren

Die Parfümeure Jean-Claude Ellena und Bernard de Chafourd interpretierten das klassische *Colonia* 2003 neu.

Acqua di Parma *Colonia Intensa*

Damen / Herren

Dies ist die 2007 gewagte Neuinterpretation des Klassikers von Alberto Morillas.

Acqua di Parma *Iris nobile*

Damen

Wie der Name schon vermuten lässt, handelt es sich bei diesem Duft um eine Kreation rund um die schönen Blüten der Iris.

Acqua di Portofino *Donna*

Damen

Die mediterrane Duftkomposition von 2004 passt mit ihrer romantischen Atmosphäre zu der kleinen Gemeinde Portofino, die an der ligurischen Küste Italiens liegt.

Acqua di Portofino *Uomo*

Herren

Wie auch der Damenduft fängt diese Kreation den Flair des inzwischen mondänen Fischerdorfes Portofino in Ligurien ein. Zitrusdüfte vermischen sich mit Blütennoten zu einem mediterranen Duftfeuerwerk, das am besten mit den Worten natürlich, markant und sportlich beschrieben werden kann.

Adidas *Adidas Originals pour Femme*

Damen

Dieser lebendige Duft mit Akkorden exotischer Früchte und Blüten war 2005 der erste Damenduft der bekannten Streetwear-Marke Adidas.

Adidas *Adidas Originals pour Homme*

Herren

Adidas verkörpert ein Stück Sportgeschichte und Nostalgie, deshalb ist sie auch bei Stylesettern auf der ganzen Welt beliebt. Diese Parfumkreation von 2005 riecht aromatisch und frisch nach Lakritze, Minze und einem erfrischenden Blue-Curaçao-Cocktail.

Adidas *3 Extreme for Men*

Herren

Der Flakon dieses sportlichen, mit holzigen und aquatischen Noten gehaltenen Dufts des Adidas-Labels ist in elektrisierendem Blau gehalten. Die junge Kreation überzeugt besonders die sportbegeisterten Fans des Adidas-Labels.

Adidas *3 Extreme for Women*

Damen

Diese fruchtige Kombination aus Magnolie und Passionsfrucht aus dem Jahr 2005 ergibt einen verführerischen Duft für junge sportbegeisterte Verwenderinnen.

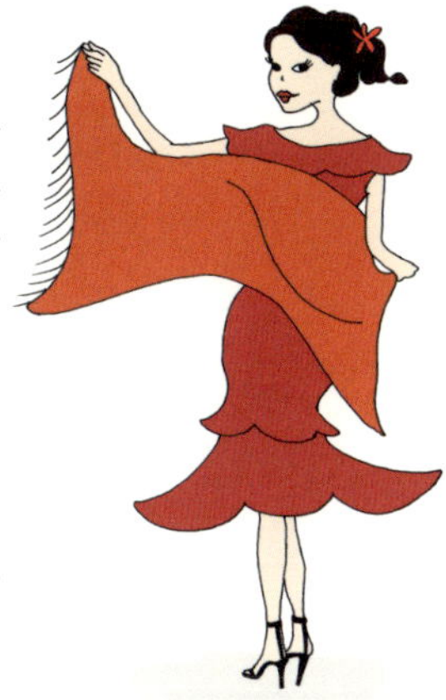

Aesop *Marrakech*

Herren

DiebunteundvielfältigeStadtinMarokkoinspirierte diesen Herrenduft der Pflegemarke.

Agent Provocateur *Agent Provocateur*

Damen

Parfümeur	Christian Provenzano
Jahr	2003
Duftnoten	intensiv-blumig

Joseph Corre, Sohn der bekannten, exzentrischen Modedesignerin Vivienne Westwood aus Großbritannien, gründete 1994 in London die luxuriöse Dessousmarke Agent Provocateur. Seine erste Kreation nannte er ebenso. Der Duft ist berauschend, sexy, ideal für einen glamourösen Abend.

Der intensive und gleichzeitig provokante Charakter des blumigen Chypredufts beruht auf Magnolie, Gardenie, Indischem Safran, Russischem Koriander, Ägyptischem Jasmin, Vetiver von Haiti, Ambra und Moschus.

Auch der Flakon ist außergewöhnlich: Die Eiform beschert ein taktiles Erlebnis. Sein Rosa lässt den unverhohlen erotischen Duft nicht vermuten.

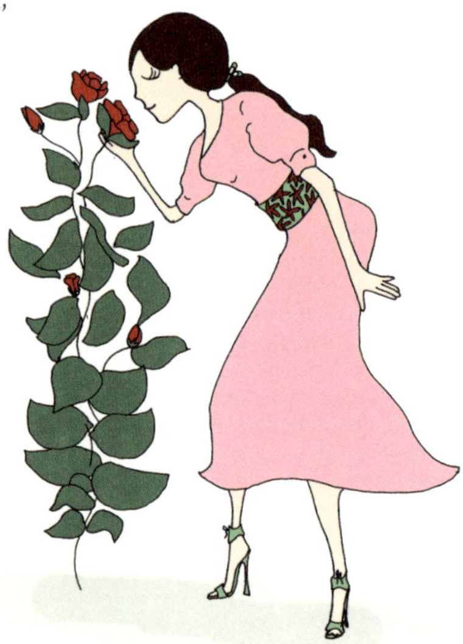

Christina Aguilera *Christina Aguilera*

Damen

In einer verspielten Weise ist dieser blumig-fruchtige Duft aus Pflaume, Pfingstrose, Jasmin, Geranie und exotischen Hölzern absolut feminin: So wird sich die amerikanische Popsängerin Christina Aguilera die Weiblichkeit vorgestellt haben.

Christina Aguilera *Christina Aguilera by Night*

Damen

Verspielt, süß, aber dennoch mit viel Sex-Appeal tritt dieser orientalisch-fruchtige Duft mit Akkorden von Apfel-, Mandel- und Pfirsicharomen auf. Er ist die neueste Kreation der Popsängerin Christina Aguilera – entstanden 2010. Wie der Name schon verrät, trägt man diesen Duft am besten zur Abendgarderobe.

Christina Aguilera *Christina Aguilera Inspire*

Damen

Christina Aguilera legt immer ein bisschen von sich mit in ihre Parfumkreationen. So mutet diese Komposition kokett und sexy an. Durch die leicht blumig-fruchtigen Noten verströmt sie aber gleichzeitig auch eine gewisse Unschuld. Weiße Blüten, Nachthyazinthe und Valencia-Orangenblüte sind nur einige der Ingredienzien des Duftes aus dem Jahr 2008.

Etienne Aigner *Aigner Black for Men*

Herren

Dieser elegant-ledrige Duft von 2004 stellt Wildkiefer in den Mittelpunkt. Etienne Aigner ist bekannt für exquisite Lederaccessoires. Das signifikante Signet der Münchner Firma gleicht einem Hufeisen, das zu einem »A« stilisiert wurde.

Etienne Aigner *Aigner Black Woman*

Damen

Etienne Aigner ist 1904 in Ungarn geboren, er stellte 1950 seine erste Reisekollektion in New York vor. Diese Kreation versah er mit einer würzigen Anisnote und warmem Sandelholz.

Etienne Aigner *Aigner Man 2 Evolution*

Herren

Diese aromatische Kreation versprüht Energie und Dynamik durch die Kombination von Veilchen, Muskat, Salbei sowie Ledernoten. Der grüne Duft, der in einer durchsichtigen Flasche angeboten wird, steht für Dynamik und sportliche Eleganz des Mannes von heute.

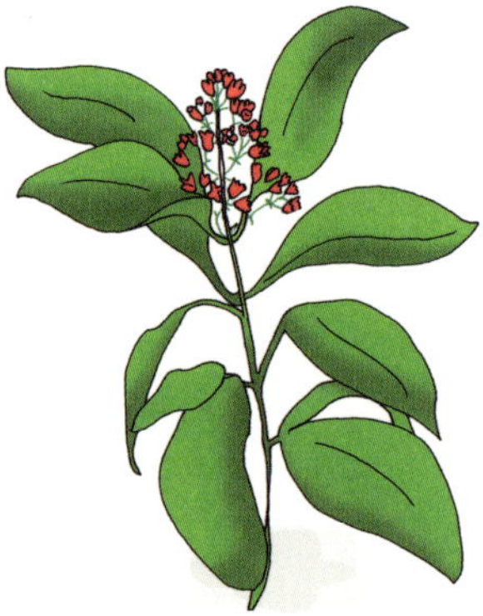

Etienne Aigner *Aigner No. 2*

Herren

Parfümeur	Aigner Parfums
Jahr	1976
Duftnoten	natürlich-holzig

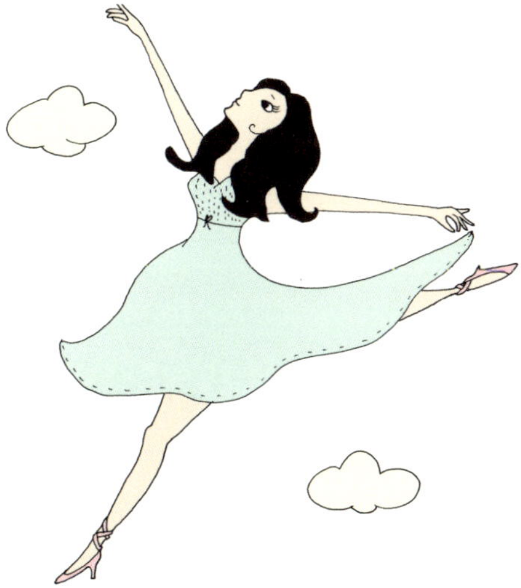

Diese zeitlose und temperamentvolle Komposition ist der Klassiker unter den Aigner-Düften. Der holzige Fougèreduft ist sowohl spritzig als auch elegant und bleibt durch das Zusammenspiel der erlesenen Kräuter, Wurzeln und Blüten definitiv unverwechselbar.

Dieser Duft, der zweite in der Geschichte von Aigner Parfums, zählte in den 1970er-Jahren zu den absoluten Rennern unter den Herrendüften und ist weiterhin sehr beliebt. Auch heute noch verbindet der Mann, der *Aigner No. 2* trägt, mit diesem Duft Dynamik und Eleganz.

Etienne Aigner begann in Paris mit dem Design von Handtaschen und Gürteln. 1959 eröffnete das erste Aigner-Geschäft in Manhattan. Das »A« in Hufeisenform symbolisiert exquisite Lederaccessoires, Mode und Duft.

Etienne Aigner *Aigner Too Feminine*

Damen

Diese blumig-orientalische Kombination kam 2006 auf den Markt. Etienne Aigner ist 1904 in Ungarn geboren, er stellte 1950 seine erste Reisekollektion in New York vor.

Ambregris *Ambre & Diamant Noir*

Damen

Die Idee hinter diesem Design von 2000: eine Trilogie aus Edelstein – Kunst – Duft. Vorherrschend ist der orientalisch anmutende Amber. Der kunstvolle Flakon geht eine Symbiose mit den Farben der Swarovski-Steine (handdekoriert) in Bernstein und Grau ein.

American Eagle *Abigail by Aerie*

Damen

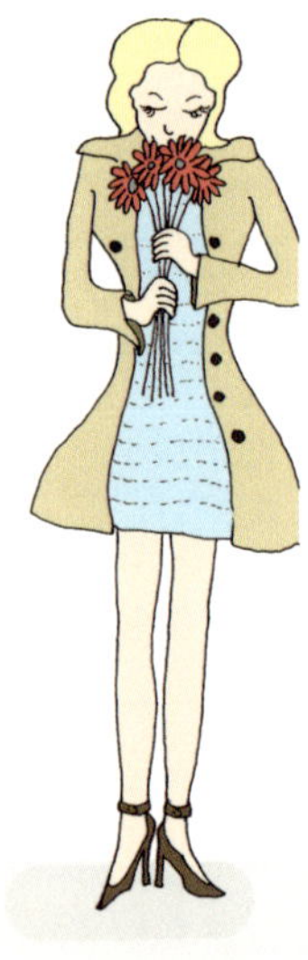

American Eagle, eine trendige Modemarke für Jugendliche, bietet seit 2001 unter dem Label »Aerie« auch Parfums an. Diese Kreation stammt aus dem Jahr 2009.

Amouage *Amouage Gold for Women*

Damen

Parfümeur	Guy Robert
Jahr	1983
Duftnoten	exotisch, würzig, ausdrucksstark

Die Duftkomposition verkörpert arabische Parfumtradition vom Feinsten. Im Jahre 1983 beschloss seine Hoheit Sayyid Hamad bin Hamoud al bu Said von Oman, die hohe Kunst der Parfumherstellung wieder nach Arabien zu bringen. Sodann beauftragte er den renommierten Parfümeur Guy Robert, der unter anderen schon für Hermès und Dior arbeitete, eine unvergleichliche Komposition zu erschaffen. Der berühmte französische Parfümeur schuf dieses Parfum aus über 120 natürlichen Zutaten aus der ganzen Welt.

Und alle Zutaten werden mit Sorgfalt behandelt. So wird jeder Tropfen des reinen, seltenen Silberweihrauchs von Hand nach traditioneller Art geerntet. Essenzen der Rock Rose, die an einem geheim gehaltenen Ort auf dem Berg Jebel Akdhar wächst, Myrrhe von Sansibar, Patschuli von den Seychellen, Sandelholz aus Indien, Ylang-Ylang aus Marokko und Guajakholz aus Paraguay sind nur wenige Bestandteile der ausgeklügelten Komposition. Das kostbare Parfum wird in Paris hergestellt, per Schiff nach Oman gebracht und dort in der Parfümerie von Muskat in die handgemachten Flakons gefüllt. Die Flakons selbst wurden von dem königlichen Juwelier Asprey's of Bond Street in London entworfen.

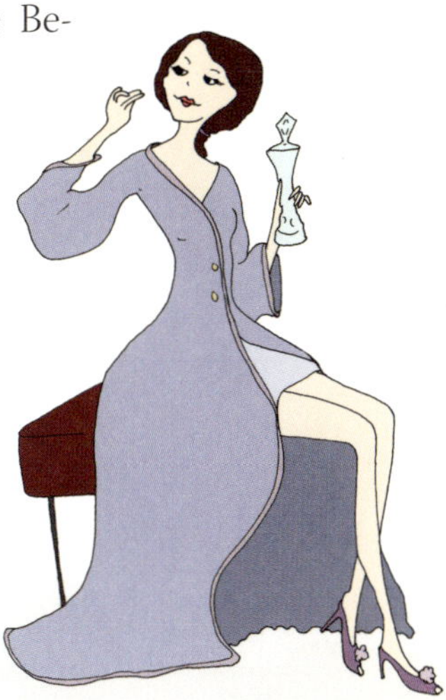

A

Amouage *Amouage Gold for Men*

Herren

Edelste Essenzen für große Auftritte und Galas. Amouage wurde 1983 von Seiner Hoheit Sayyid Hamad bin Hamoud al bu Said von Oman gegründet. Der Duft zeichnet sich durch romantische Noten aus: Rosen, Jasmin, Iris; er ist pudrig, alles in allem einfach klassisch.

Anamor *All that matters*

Damen

Parfümeur	Romana Pollak
Jahr	2005
Duftnoten	romantischer Duft: Rosen, Jasmin, Iris; pudrig, klassisch-orientalisch

»Anamor« ist ein Synonym für die Gründerin Romana Pollak. In New York entdeckt sie eine Substanz tibetanischer Herkunft, deren Duft sie betört. Sie kreiert daraus ihr eigenes Parfum, hat damit endlich die richtige Mischung für den Ausdruck ihrer Persönlichkeit gefunden und wird unzählige Male auf die ungewöhnliche Kreation angesprochen.

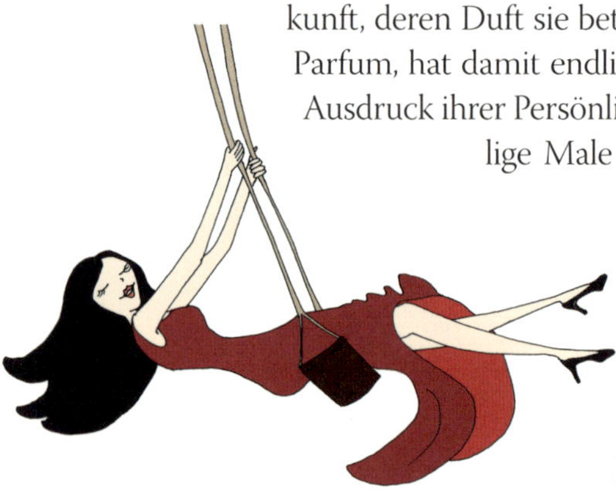

Eines Tages macht sie die Bekanntschaft mit einem Mann, der von der Einzigartigkeit ihres Duftes auf besondere Weise fasziniert ist. Es stellt sich heraus, dass es sich um einen renommierten Parfümeur handelt.

Annayake *Annayake pour elle*

Damen

Die Idee hinter dieser Duftkreation von 2000: eine Hymne auf die japanische Lebenskultur. Zypresse in der Kopfnote verbindet sich mit dem blumigen Herzen und einer Basis, welche von Hinoki- und Guajakhölzern dominiert wird.

Annayake *Annayake pour lui*

Herren

Auch der Herrenduft wird von der Edelholznote dominiert. Beide Flakons sind schlank und ähneln einem Monolithen.

Annayake *Tomo*

Damen

Tomo aus dem Jahr 2007 zeichnet sich durch sein sinnliches, geheimnisvoll-spritziges Aroma aus. Die Ambra-Komposition kommt orientalisch und leicht holzig daher.

Antica Farmacista *Fico Verde*

Herren

Antica Farmacista ist ein italienischer Produzent von Raumdüften und kreiert auch ausgewählte Parfums. *Fico Verde* von 2008 duftet nach geschnittenem Gras, hat florale Noten von Rose, Iris und Jasmin, und der romantische Duft setzt sich aus Feige und Sandelholz zusammen.

Aquaba *Aquaba Classic*

Herren

Nischenlinie der Designerin Miriam Mirani, eine wahre Weltenbummlerin, deren Firma in New York ansässig ist. Die Idee hinter der Kreation aus dem Jahr 2000: eine Reminiszenz an die Liebe zwischen der Königin Saba und König Salomon. Die schlägt sich in einem Duft nieder, der orientalisch, blumig, würzig ist mit den Bestandteilen Jasmin, Zimt und Kardamom.

Aramis *Aramis*

Herren

Parfümeur	Bernard Chant
Jahr	1965
Duftnoten	würzig-frisch bis blumig-herb

Aramis gilt als Pionier der Herrendüfte und -kosmetik. Die Firma markiert den Meilenstein der Herrenduftentwicklung, und *Aramis* ist seit seiner Einführung ein Bestseller. Zudem führte das Unternehmen Aramis, das 1964 in den USA gegründet wurde, die erste Herrenpflegelinie der Welt ein, die außer Duft- auch Pflegeprodukte bereithielt.

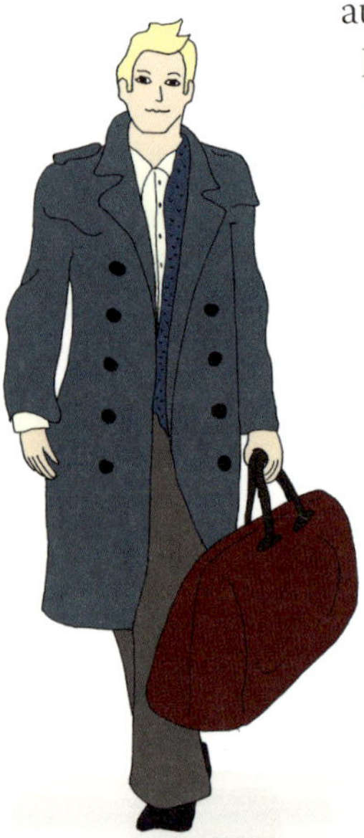

Der Parfümeur Bernard Chant hat in der Chypre-Leder-Komposition alle klassischen Ingredienzien in unnachahmlicher Weise vereint: Würzig-frisch duften Limone, Thymian, Kardamom, blumig-herb Vetiver und Patschuli und mit einem ledrigen Ausklang betört diese Kreation.

Das Konzept ist so ausgewogen und gekonnt, dass *Aramis* immer modern bleibt. Der Name des Duftes spricht die Wünsche und Träume der Männer nach wie vor an: Aramis ist einer der drei Musketiere in dem gleichnamigen Roman von Alexandre Dumas. Die fiktive Figur ist ein galanter, mutiger Abenteurer und ein Verführer – das Ziel der Wirkung von *Aramis*.

Aramis *Aramis 900*

Damen

Ein völlig anderer, würzig-herber Duft als *Aramis*: von unverwechselbarer Eleganz, unkonventionell, ausdrucksstark.

Aramis *Aramis Always for her*

Damen

Diese frische, zart-blumige Kreation präsentiert sich mit einem Hauch Milch, Chinesischem Weihrauch und exotischen Hölzern. Inspirationsquelle war die Liebesgeschichte der beiden Tennisstars Andre Agassi und Steffi Graf.

Aramis *Aramis Always for him*

Herren

Dieser Duft von 2006 ist von der Liebesgeschichte der beiden Tennisstars Andre Agassi und Steffi Graf inspiriert. Frische Gurke und Ringelblume sorgen für einen belebenden Eindruck.

Aramis *Aramis Devin*

Herren

Parfümeur Bernard Chant gewann im Jahr der Entstehung 1978 auch gleich den renommierten FiFi Award mit dieser Komposition, die natürliche Harmonie und die vitale Kraft der Natur widerspiegelt.

Aramis *Aramis Life*

Herren

Werbekampagne mit Andre Agassi im Jahr der Lancierung 2003. Die Komposition kommt koniferisch, aktiv und frisch daher, Veilchenblätter und etwas Minze im Vordergrund.

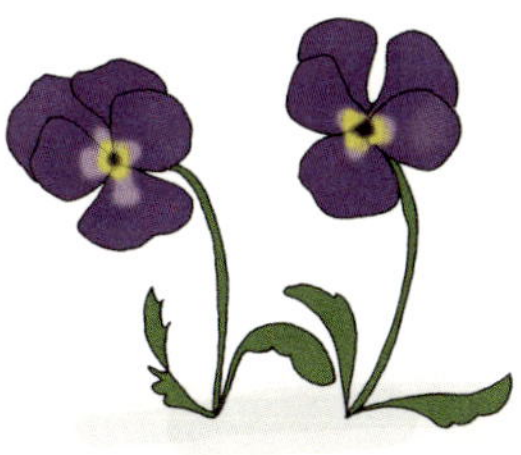

Aramis *New West for Him*

Herren

Im Jahr 1990 kommt dieser Wiederentdecker der marinen Duftnoten auf den Markt. Sowohl Aufmachung als auch Werbung zielen auf ein junges Publikum ab.

Aramis *Tuscany per Uomo*

Herren

Ein Bouquet aus Kräutern und Blüten der Toskana machen diesen Duft von 1985 so herrlich erfrischend, aufregend und angenehm.

Elizabeth Arden *Green Tea*

Damen

Der Name ist bei diesem Parfum aus dem Jahr 1999 Programm: zitronig-blumig wie eine Tasse frisch gebrühter grüner Tee. Würzige Noten wie Pfefferminz, Moschus und Ambra runden den Duft ab.

Elizabeth Arden *Provocative Woman*

Damen

Mit diesem Duft von 2004 soll die provokante Seite der Trägerin unterstrichen werden. Die blumig-orientalische Note beginnt in der Kopfnote mit Quitte und Lotusblume, bevor in der Herznote Mitternachtsorchidee sowie die tropische Papayablüte übernehmen. Hollywoodstar Catherine Zeta-Jones war Patin dieses einzigartigen Duftes.

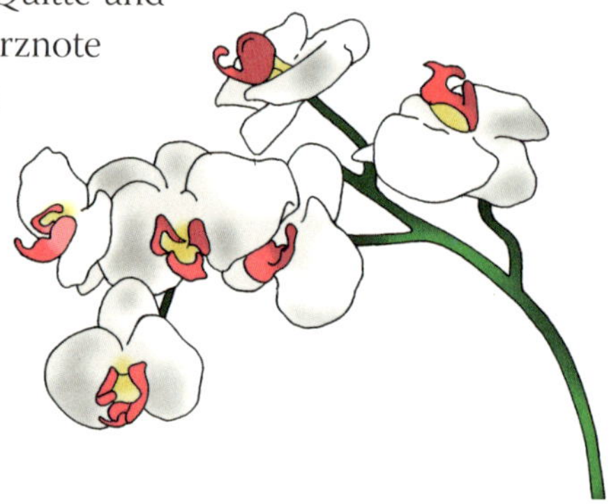

Elizabeth Arden *Red Door*

Damen

Der Name dieses Parfums, das im Jahr 1989 auf den Markt gebracht wurde, leitet sich von den typisch roten Türen des Beauty Salons von Elizabeth Arden in New York ab. Pfirsich, Orangenblüte, Veilchen, Rose, Sternanis und Pflaume schaffen eine blumig-orientalische Note.

Elizabeth Arden *Sunflowers*

Damen

Der Duft nach Südfrüchten sowie Melone und Pfirsich lässt dieses Parfum von 1993 wirken wie einen immerwährenden Sommer, der sich fröhlich beschwingt ausbreitet.

Elizabeth Arden *5th Avenue*

Damen

Im Jahr 1910 eröffnete Elizabeth Arden (1878–1966) ihren ersten Schönheitssalon in der New Yorker Fifth Avenue. Der gleichnamige Duft von 1996 zeigt Bulgarische Rose, Pfirsich, Magnolie, Muskatnuss und Vanille, die sich zu einem blumig-orientalischen Ganzen ergeben.

Armand Basi *Armand Basi Homme*

Herren

Aromatischer Fougèreduft mit Zimt, Lavendel, Kardamom, Muskat, Tonkabohne, Flieder, Weihrauch, Maiglöckchen, verschiedenen Holznoten sowie Moschus und Vanille von dem italienischen Modelabel.

Giorgio Armani *Acqua di Giò Femme*

Damen

Blumig-aquatisch und gemischt mit süßlicher Birne verbindet dieser Duft den Flair von südlicher Sonne mit dem typischen Understatement des Modeschöpfers Giorgio Armani.

Giorgio Armani *Acqua di Giò Homme*

Herren

1996 kreierte Armani diesen jasminähnlichen Duft aus der Khakifrucht, der in den USA und Europa ein Bestseller war.

Giorgio Armani *Acqua di Gioia*

Damen

2010 entstand diese Komposition, die nach Blütenaromen und reinem Wasser duftet. »Acqua di gioia« bedeutet »Wasser der Freude«: Die Parfümeure Loc Dong, Anne Flipo, Dominique Ropion haben Giorgio Armanis Lieblingsinseln Antigua und Pantellaria in Duft übersetzt.

Giorgio Armani *Armani Attitude*

Herren

Die aromatische Komposition zeigt mit verschiedenen Kaffeenoten einen stark ausgeprägten Charakter.

Giorgio Armani *Armani Code*

Herren

Aromatisch, fein und leicht pudrig setzt sich dieser Duft aus Olivenblüten, hellem Tabak, Guajakholz und Tonkabohne zusammen. Passend für einen Gentleman im eleganten Armani-Stil.

Giorgio Armani *Armani Code for Women*

Damen

Der floriental-holzige Duft von 2006 stellt die Orangenblüte in den Mittelpunkt bei dieser mediterranen Komposition.

Giorgio Armani *Armani Eau pour Homme*

Herren

1984 entstand dieser Duft im klassisch-eleganten Armani-Stil. Selbstbewusst und kraftvoll versprüht er das typische Armani-Understatement. Einer der ersten Düfte mit prickelnden Zitrusnoten und exotischen Hölzern. Heute gilt *Armani Eau pour Homme* als harmonischer Klassiker und ist einer der berühmten Prestigedüfte.

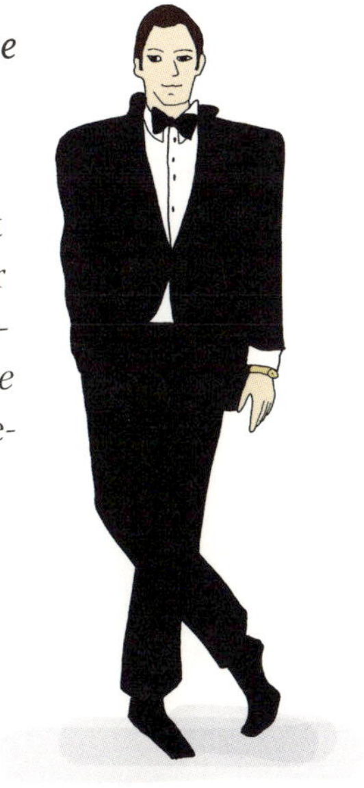

Giorgio Armani *Armani Mania for Men*

Herren

Lässig, elegant wie ein Armani-Anzug schmiegt sich diese Komposition aus Moschus und Ambra an die Haut – ein würziger Holzduft von 2002.

Giorgio Armani *Armani Mania for Women*

Damen

2004 kommt schließlich das Pendant für die Damen auf den Markt: floral, holzig, ein pikanter Moschusduft kombiniert mit Marokkanischem Lorbeer, Iris, Magnolie sowie einem Hauch Rosa Pfefferbeeren.

Giorgio Armani *Emporio Armani City Glam for her*

Damen

2005 vereinen sich Schwarze Johannisbeere, Mirabelle und Koriander zu einem glamourösen, urbanen Erlebnis.

Giorgio Armani *Emporio Armani City Glam for him*

Herren

Im selben Jahr wie das weibliche Pendant veröffentlicht Armani den Männerduft. Dieser spielt mit einer Kombination aus Zitrus, Bitterorangen, Ingwer und Vetiver.

Giorgio Armani *Emporio Armani He*

Herren

Holzige, moschusartige Noten kreieren einen weichen und warmen Eindruck. Die japanische Zitrusfrucht Yuzu sowie Zedernholz runden die Schöpfung ab.

Giorgio Armani *Emporio Armani She*

Damen

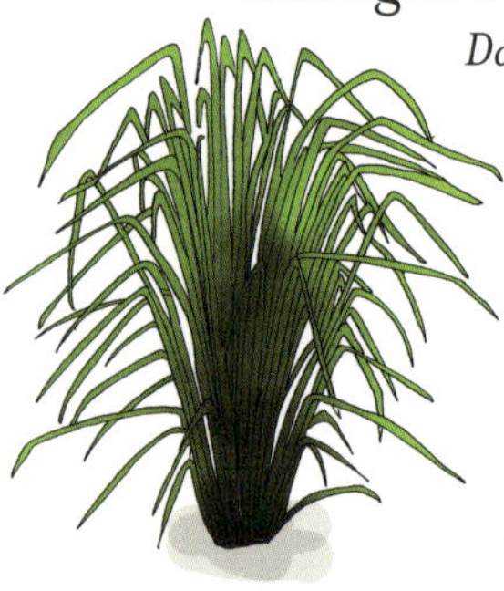

Ebenfalls 1998 lanciert Armani diesen Duft, der mit einer Heliotropnote etwas orientalisch anmutet. Die Flakons dieser Linie sind besonders funktional und handlich, aber doch elegant designt worden. Nebeneinandergestellt passen die konkave und die konvexe Wölbung beider Parfums genau ineinander.

Giorgio Armani *Emporio Armani White He*

Herren

Inspiriert von Giorgio Armanis weißer, qualitätsvoller Baumwolle, kommt dieser Duft sehr frisch und leicht daher.

Giorgio Armani *Emporio Armani White She*

Damen

Zunächst nur in limitierter Auflage als Sommerduft erhältlich, wurde dieser Kreation eine Pflegelinie an die Seite gestellt, sodass die weißen Holznoten mit Moschus auch weiterhin den Baumwollduft ergeben.

Giorgio Armani *Idole d'Armani*

Damen

2009 komponierte Parfümeur Bruno Jovanovic diesen sehr klassisch anmutenden, blumig-eleganten Duft. Ingwer, Zitrus, Türkischer Honig, ein Rosenakkord und eine aquatische Jasminnote tragen zu diesem Eindruck bei.

Giorgio Armani *Onde*

Damen

Aus dem Jahr 2008 stammt diese Dufttrilogie: *Onde Mystère, Onde Vertige, Onde Extase.* Sie ist eine Interpretation des klassisch orientalischen Parfums.

Giorgio Armani *Pierre de Lune*

Damen

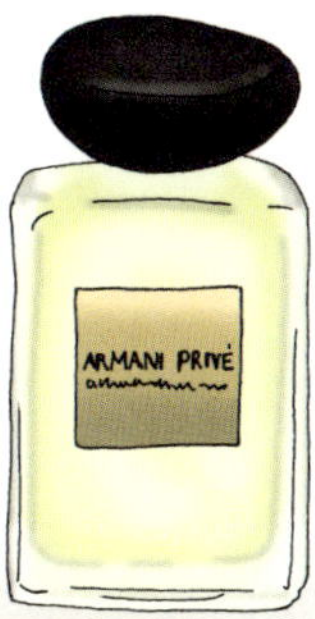

Diese Komposition erschien 2004 bei »Armani Privé«, Haute-Couture-Marke von Armani, dessen Parfums sonst eher als Produkt für die Masse der Käufer gehandelt werden. »Armani Privé« dagegen setzt auf seltene und teure Ingredienzien, limitierten Vertrieb und hochwertige Flakons.

Giorgio Armani *Sensi*

Damen

In der Kopfnote dieser Komposition von 2002 umschmeicheln sich Limone und Robinie. Das Herz bilden Mandel und Jasmin, die von den Basisnoten Benzoin und Rosenholz abgelöst werden. So muss der Orient riechen.

aroma M *Geisha Blanche*

Damen

Ein Parfum kreiert von Maria McElroy, angelehnt an die geheimnisvolle Sinnlichkeit japanischer Geishas. Der florale Duft mit Litschikomponenten wird aus rein natürlichen Essenzen hergestellt.

L'Artisan Parfumeur *Dzongkha*

Damen

Ein holzig-würziger Duft aus dem Jahr 2006, den seine ledrigen Akkorde zu etwas ganz Besonderem machen.

L'Artisan Parfumeur *Mûre et Musk*

Damen

Dieser Duft von 1978 besticht durch seine extreme Fruchtigkeit, die sich von Beginn an süß und stark durchsetzt. Vor allem die Heidelbeere zeigt enorme Größe.

Art of Perfumery *Floral Oriental*

Damen

Dieses kleine Nischenhaus aus Südfrankreich hat seit 2006 bisher sieben Düfte veröffentlicht. *Floral Oriental* macht seinem Namen alle Ehre: Mit Aromen von Vanille, Tonkabohne, Benzoin, Myrrhe, Sandelholz und Patschuli wird verführerische Kraft deutlich.

Alyssa Ashley *Musk*

Damen / Herren

Dieser klassische Unisexduft von 1992 präsentiert sich mit einer unaufdringlichen Moschusnote, bleibt jedoch kräftig und sinnlich.

Asprey *Purple Water*

Damen / Herren

Frische Zitrusakzente ergeben ein sehr edles Dufterlebnis. Asprey ist ein traditionsreiches Luxuskaufhaus, das auch heute noch exquisite und oft handgemachte Lifestyleprodukte anbietet. »Purple«, also lila, ist die Signalfarbe der Corporate Identity von Asprey.

Aubusson *Désirade*

Damen

1990 erschien dieser blumige Duft, der mit den Kopfnoten Ananas, Ylang-Ylang, Koriander und Bergamotte, im Herzen mit Orangenblüten, Veilchen, Jasmin und der Chinesischen Duftblüte (Osmanthus) auf einer Basis von Sandelholz, Pflaume und Patschuli ein Ganzes ergibt.

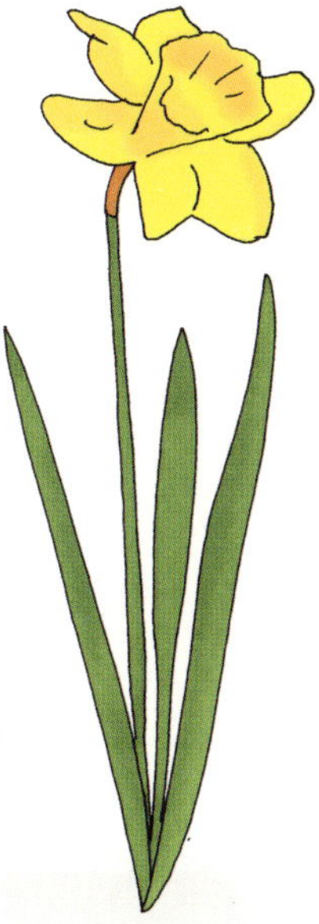

Aubusson *Histoire d'Amour*

Damen

Die Geschichte der Liebe wird von dieser Kreation aus dem Jahr 1984 erzählt. Akkorde von Orangenblüten, Galbanum, Jasmin, Ylang-Ylang, Rose und Narzisse verkörpern alle Facetten dieses intensiven Gefühls.

A

Christian Audigier *Ed Hardy Women*

Damen

US-amerikanische Lifestylemarke des kalifornischen Modeschöpfers und Tattookünstlers Ed Hardy; fruchtiger Floralduft mit Mango, Erdbeeren, Grapefruit, Freesie, Ambra und Rose. Nunmehr gibt es zwei weitere Düfte der Linie – schon die Lancierung der ersten beiden zählt zu den weltweit erfolgreichsten.

Christian Audigier *Ed Hardy Men*

Herren

Die Zusammenarbeit von Designer Christian Audigier und Ed Hardy, »Godfather of Modern Tattoo«, kulminiert auch bei dem Herrenduft in einem unvergleichlich charismatischen und farbenfrohen Konzept.

Auguste *Esprit de Chine*

Damen

Französisches Nischenhaus, von Catherine Fructus 1994 gegründet. Dies ist eine Version des Klassikers *Crêpe de Chine* von Jean Desprez aus dem Jahr 1925. Der florale Chypreduft wird in einem handgemachten Porzellangefäß mit Korkenstopper und in nummerierter Auflage vertrieben.

Aus Liebe zum Duft *No. 1*

Damen / Herren

Zum zehnjährigen Firmenjubiläum 2010 kreierte das Unternehmen »Aus Liebe zum Duft« sein erstes eigenes Parfum. Das Unternehmen hat es sich zur Aufgabe gemacht, das Kulturgut Duft zu pflegen und erlesene Gerüche zu präsentieren.
Gemeinsam mit dem Parfümeur Marc vom Ende entstand ein Parfum, in dessen Kopfnote eine zitrisch-frische Herbe auftritt, die zentrale Duftnote aber ist das Leder.

Azzaro *Azzaro Couture*

Damen

Anziehend und aufregend präsentiert sich diese Neuinterpretation des ersten Damenduftes von Loris Azzaro (1975), kreiert von Aurélien Guichard.

Azzaro *Azzaro pour Homme*

Herren

Parfümeur	Gérard Anthony u. a.
Jahr	1978
Duftnoten	Fougère, blumig-holzig

Loris Azzaro, Designer edler Abendroben für berühmte Frauen, präsentierte mit *Azzaro pour Homme* 1978 einen Herrenduft, der sich über alle Regeln hinwegsetzte. Die Kreation von Gérard Anthony, Martin Heiddenreich und Richard Wirtz beinhaltet 320 Ingredienzien, von denen über die Hälfte natürlichen Ursprungs sind; sie schaffen damit eine neue maskuline, relaxte und dabei gleichzeitig stilsichere Eleganz.

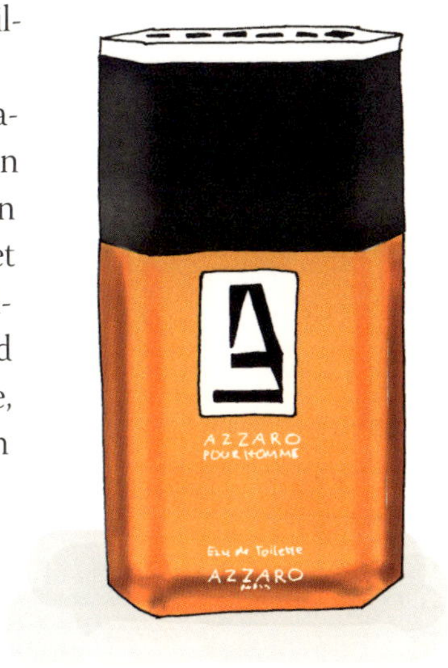

Anis, Zitrone, Bergamotte, Lavendel, Basilikum, Iris eröffnen den Duft, blumige Akzente in der Herznote werden begleitet von Wacholderbeeren, Sandelholz, Eichenmoos, Geranie und Vetiver. Amber, Tonkabohne, Holznoten lassen die Kreation ausklingen, die sich treffend als aromatischer Fougèreduft einordnen lässt.

Azzaro *Azzaro pour Homme Elixir*

Herren

Michel Girard kreierte 2009 diesen orientalisch-würzigen Fougèreduft, der Bergamotte, Lavendel, Geranium, Eichenmoos, Coumarin, Tonkabohne, Vanille, Benzoin, Mandarine, Limone, Birne sowie Schwarze Johannisbeere enthält.

Azzaro *Azzura*

Damen

1999 auf den Markt gekommen, präsentiert sich dieser Duft mediterran, lebensfroh und floral-fruchtig mit Jasmin, Rose, Aprikose, Vanille, Mandarine, Schwarzer Johannisbeere sowie Bergamotte.

Azzaro *Chrome*

Herren

Gérard Haury von Charabot kreierte 1996 diesen kühlen Herrenduft mit Aqua-, Zitrus- und Muskatnoten.

Azzaro *Visit for Woman*

Damen

Feuriger Chili, Indischer Jasmin und Zeder kündigen auf der Haut den »Besuch« einer wahren Duftsymphonie an. Der Duft von 2003 ist heute kaum noch erhältlich.

B

Frauen benutzen Parfum, weil die Nase des Mannes leichter zu verführen ist als sein Auge.
Jeanne Moreau

Badgley Mischka *Badgley Mischka*

Damen

Erster Duft des US-amerikanischen Designerduos, das seit 1988 Mode entwirft. Mark Badgley und James Mischka wurden durch die Traumfabrik Hollywood 2006 zu diesem klassisch-eleganten Duft inspiriert: rote Beeren, Pfirsich und Zimt bilden den Auftakt, gefolgt von Osmanthus, Pfingstrose und Jasmin. Basis sind Moschus, Sandelholz, Ambra und Patschuli.

Baldessarini *Baldessarini*

Herren

Holzig-elegant, kostbar und mit der Patschuliblüte verfeinert, kommt dieser Duft ebenso edel wie die Mode von Werner Baldessarini daher. Dies war die erste Duftkreation des Labels.

Baldessarini *Baldessarini Del Mar*

Damen

Die Komposition des Parfümeurs Alberto Morillas aus edelsten Ingredienzien wurde inspiriert von den blauen Wellen des Mittelmeeres.

Balenciaga *Balenciaga Paris*

Damen

Parfümeur	Olivier Polge
Jahr	2010
Duftnoten	Veilchen, Mohnblume, pfeffrig

Das Modehaus Balenciaga, Inbegriff edler Couture, wurde 1915 von Cristóbal Balenciaga in San Sebastian, im Nordwesten von Spanien, gegründet. Cristóbal Balenciaga setzte sich zum Ziel, das geheimnisvolle Zusammenspiel von Kleidung und Schönheit in der Haute Couture zu erforschen. Er machte sich einen Namen mit der Einfachheit des Schnittes – seines Schnittes, der nunmehr schon legendär ist.
Nun ließ er den Veilchenduft neu interpretieren – und dem Parfümeur Olivier Polge ist wahrlich eine Überraschung gelungen. Das Ergebnis ist eine strahlend frische Veilchennote, die durchgängig das gesamte Dufterlebnis prägt. Faszinierende Blumenakkorde und raffiniert angeordnete Holznoten umranken die frischen Veilchenblätter in einer modernen, neuartigen Art und Weise.

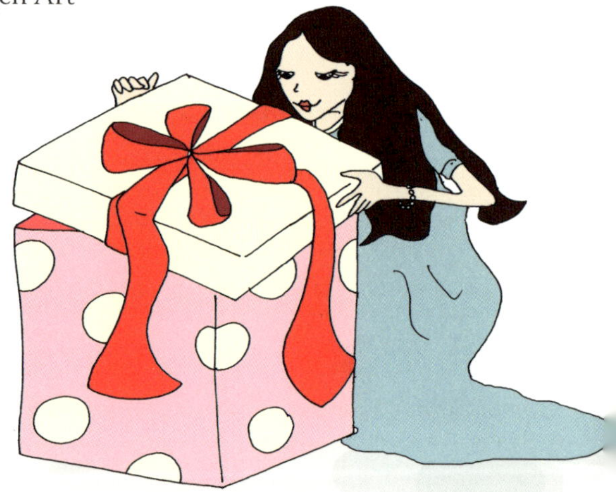

Parfums Balmain Ivoire

Damen

Mandarine, Bergamotte, Galbanum über die Herznoten Rose, Jasmin, Ylang-Ylang, Iris, Maiglöckchen, Nelke, Himbeeren, Muskat, Pfeffer bis hin zur Basis mit Vetiver, Sandelholz, Patschuli, Eichenmoos, Labdanum, Tonkabohne: floral-waldig.

Parfums Balmain Vent Vert

Damen

Ursprünglich 1945 kreiert, erneuerte Germaine Cellier 2000 diesen Trendsetter der blumig-grünen Duftfamilie.

Banana Republic *Black Walnut Men*

Herren

Banana Republic ist ursprünglich ein US-amerikanisches Modelabel, das im Jahr 1983 von GAP übernommen wurde. *Black Walnut Men* komponiert Zitrus, Minze sowie Gletscherwasser zu einem sinnlichen Ganzen, das warm ausklingt.

Antonio Banderas *Diavolo*

Damen

Der bekannte spanische Schauspieler beauftragte im Jahr 1997 Rosendo Mateu, einen würzig-orientalischen Duft mit fruchtig-frischer Kopfnote, würziger Herznote und Ambra und Hölzern in der Basis in seinem Namen zu kreieren.

Betty Barclay *Betty Barclay Woman No. 1*

Damen

Parfums, Taschen, Uhren, Schmuck und Brillen werden unter dem Namen Betty Barclay über Produktlizenzen vertrieben. Diese Komposition von 1998 zeigt sich unbeschwert, mit leichtem Blütenduft.

Barneys New York *Route du Thé*

Damen / Herren

Diese US-amerikanische Exklusivboutique mit dem aus »Sex and the City« bekannten Flagshipstore auf der 5th Avenue in New York kreierte diesen Teeduft mit Zitrus-, Ambra- und Maiglöckchennoten 1986 für Damen und Herren.

Damien Bash *Lucifer No. 1*

Damen / Herren

Dieser exklusive Hersteller aus Großbritannien ließ einen floral-orientalischen Duft mit den Ingredienzien Neroli, Galbanum, Iris, Ylang-Ylang, schwarzem Pfeffer, Vanille, Mandarine und Jasmin kreieren.

Battistoni *Marte 61*

Herren

Guglielmo Battistoni aus Rom gründete das Hemdmacherunternehmen 1946; heute bringt er auch verschiedene Düfte auf dem Markt.

becker.eshaya *b.e.*

Damen

Kleine Designerparfummarke von Kristen Becker und John Eshaya, die 2005 diesen fruchtigen Floralduft herausbrachten.

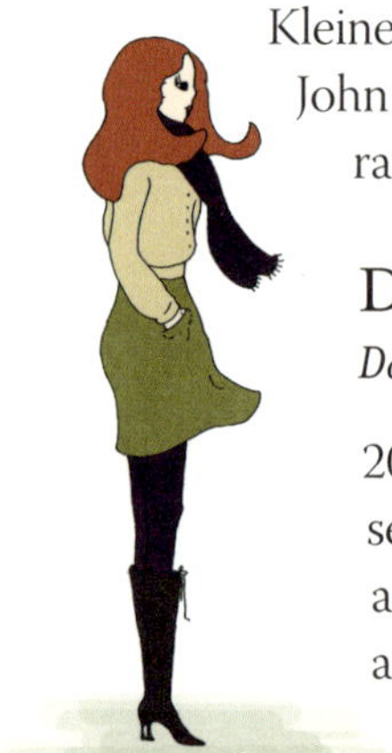

David Beckham *Instinct*

Damen

2005 ließ Fußballstar David Beckham diesen Duft in seinem Namen kreieren. Mit Fougèrenoten, Sternanis, Kardamom und rotem Piment ist er würzig und ausdrucksstark geworden.

Geoffrey Beene *Grey Flannel*

Damen

Parfümeur	André Fromentin
Jahr	1976
Duftnoten	Veilchen, Zitrone, Orange, Moos und Sandelholz

»Der graue Flanell ist zeitlos und überlebt die Moden, und das seit Generationen.« An dieses Motto lehnte der Modedesigner Geoffrey Beene, 1924 – 2004, die Botschaft für seinen Duft an. Anfang der 1960er-Jahre eröffnete er seinen ersten Showroom auf der 7th Avenue in New York, zu seinen Kundinnen zählte er unter anderen Lady Bird Johnson, Pat Nixon, Nancy Reagan, Faye Dunaway und Glenn Close. Der Chypreduft ist bei Insidern noch heute beliebt.

Charakteristisch für die Kreation ist die dezente Frische, die durch Zitrone und Neroli in der Kopfnote hervorgerufen wird.

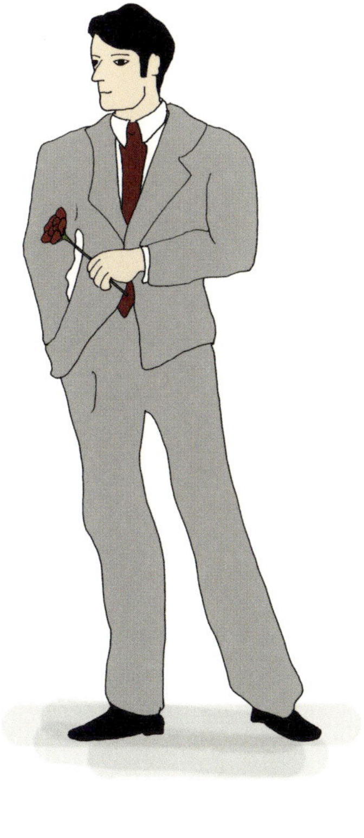

Benefit *Maybe Baby*

Damen

Blumiger Duft von 2003 der Kosmetik- und Make-up-Marke.

Benetton *Colors de Benetton*

Damen

1987 bringt die italienische Trendmodemarke ihr erstes Parfum heraus.

Michele Bergman *Black Amber*

Damen

Diese Linie will nur mit wenigen Materialien und Ingredienzien arbeiten und sich dabei auf das Wesentliche beschränken. *Black Amber* zeigt sich dominant und erinnert an Gardenien als Inbegriff sommerlicher Nächte in südlichen Gefilden; das Ergebnis: ein floraler Duft mit Akzenten von Jasmin.

Beyoncé *Heat*

Damen

Claude Dir und Olivier Gillotin setzten für den Popstar diesen Duft, den man als »orientalische Vanille« beschreiben könnte, um.

Laura Biagiotti *Laura*

Damen

Die italienische Designerin ist wegen ihrer ersten Kollektionen aus den 1970er-Jahren als »Queen of Cashmir« bekannt. 1994 brachte sie das blumig-fruchtige, aquatisch anmutende und erfolgreiche *Laura* auf den Markt.

Laura Biagiotti *Roma*

Damen

Parfümeur	Laura Biagiotti
Jahr	1988
Duftnoten	Zitrusnoten, sinnlich, orientalisch

Dies ist der erste Duft der römischen Modedesignerin. Ihre Designphilosophie verschreibt sich der Romantik, und das schlägt sich auch in ihren Parfums nieder.
Das Bouquet aus Jasmin, Schwarzen Johannisbeeren, Rose, Orangen- und Mandelblüte wird abgerundet von der Sinnlichkeit der Vanille. Das orientalische Parfum ist sehr bekannt und beliebt.
Der klassische Flakon erinnert an die Marmorsäulen der ewigen Stadt und ist Laura Biagiottis Hommage an ihre italienische Heimatstadt. Entworfen wurde er von dem deutschen Gestalter Peter Schmidt. Laura Biagiotti lebt heute in einem Schloss in der Nähe Roms.

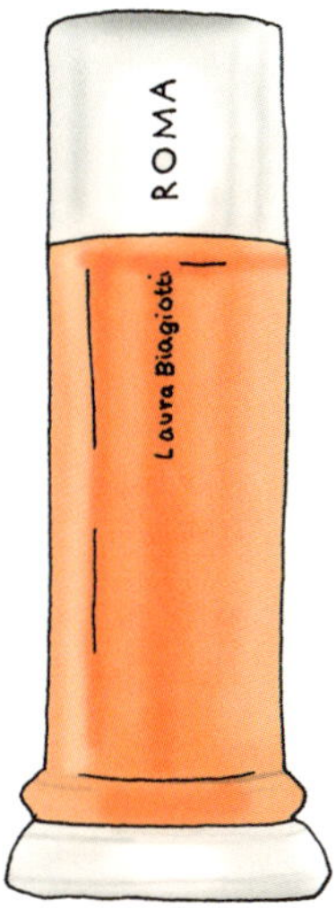

Laura Biagiotti *Roma Uomo*

Herren

1994 erscheint auch das männliche Pendant zu Laura Biagiottis *Roma*. Es duftet aromatisch nach Basilikum und Lorbeerblättern sowie sinnlich nach Vanille.

Biehl.Parfumkunstwerke *gs02*

Herren

Geza Schön komponierte hier ein charismatisches Erlebnis und verwendete dafür unter anderem aromatisierende Tabakblätter sowie Absolue Castoreum, das aus den Drüsen des Bibers gewonnen wird.

Biehl.Parfumkunstwerke *mb01*

Herren

2007 stellte Mark Buxton diese Kreation zusammen. Er arbeitete mit Blumennoten, Gardenien, Champak sowie Mimose (beide natürlich gewonnene Duftingredienzien in Reinform).

Bijan *Bijan*

Damen

1986 kam dieser Duft des im Iran geborenen Modeschöpfers auf den Markt. Bijans Flagshipstore auf dem Rodeo Drive verkauft exklusiv für die gehobenere Schicht – und nur nach Voranmeldung. Zitrusfrüchte und Blumenaromen vereinen sich in dieser Kreation.

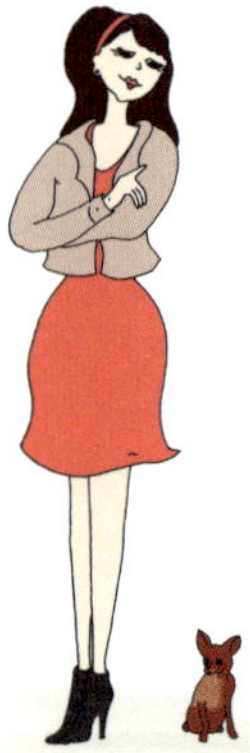

Bijan *Bijan for Men*

Herren

Dieser Duft von 1987 präsentiert sich als Chypreduft und strahlt eine holzig-warme Eleganz aus.

Bijan *DNA*

Damen

Diese Komposition schafft eine ausgeglichene Balance genau zwischen Herb und Süß.

Biotherm *Aquafitness*

Herren

Dieser zitrus-holzige und erfrischende Duft wurde 1999 lanciert. Bei der Pflegeserie Biotherm steht neben der gezielten kosmetischen Wirksamkeit die Natürlichkeit aller Produkte an erster Stelle. Verwendet werden nur ausgewählte und auf natürlichem Wege gewonnene Inhaltsstoffe.

Biotherm *Aquarelax*

Damen

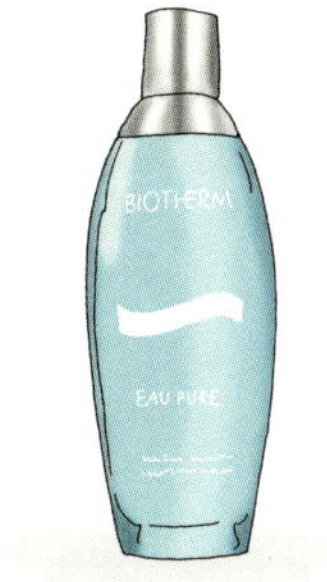

Biotherm selbst beschreibt das Erlebnis der Anwendung folgendermaßen: »Ein wahrlich entspannender, beruhigender Moment für Körper und Seele, der all Ihre Sinne in Anspruch nimmt. Ätherische Öle sorgen gleichzeitig für Pflege und Entspannung.«

Biotherm *Biotherm Force Homme*

Herren

Männlich, holzig und muskulös präsentiert sich dieser 2010 kreierte Duft der Pflegeserie.

Mark Birley *Mark Birley for Men*

Herren

1996 entstand diese Kreation in Zusammenarbeit mit Pierre Bourdon. Der britische Unternehmer und Gründer des Annabel's (exquisiter Club in London) Mark Birley verleiht dem leichten Duft aus Bergamotte und Mandarine, gewürzt mit Sandelholz, Zeder, Patschuli und Leder den Namen.

Bill Blass *Nude*

Damen

Erfrischend, sanft, blumig-moosig, weckt dieser 1990 kreierte Damenduft Erinnerungen an romantische Momente. Der US-amerikanische Modedesigner kleidete die Großen der Musik- und Filmbranche ein.

Blumarine *Bellissima*

Damen

Anna Molinari spendete 2004 diese Ode an die Schönheit der Damenwelt. Moschus, holzige und florale Noten ergeben einen orientalischen Duft, der der Weiblichkeit huldigt.

Boadicea The Victorious *Agarwood Collection*

Damen / Herren

Parfümeur	Boadicea The Victorious
Jahr	2009
Duftnoten	Rose, Jasmin, Oudholz

Der Gründer der Marke, Michael Boadi, arbeitete ursprünglich als Hairstylist. 1994 hatte er sein erstes Shooting mit der »Vogue«, welches er wie die folgenden nutzte, sein Netzwerk auszubauen. Er arbeitete unter anderen für Kampagnen von Gucci, Missoni, Karl Lagerfeld und Chanel.

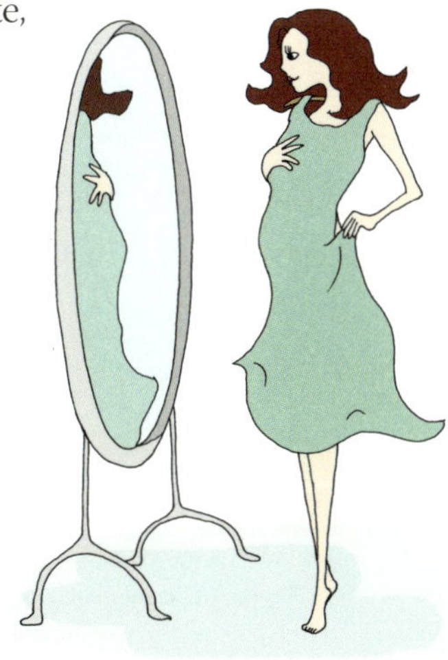

Diese Luxusparfums wollen vier Duftfamilien entdecken. Jede Kreation von Boadicea The Victorious ist einer von ihnen zugeordnet: blumig (*Floral*), Zitrusdüfte (*Zitrus*), Moschus (*Musk*) und Adlerholz, das auch Agarbaum genannt wird und dessen Ertrag das Oudholz ist (*Agarwood*).

Die Flakons zeigen auf die Düfte abgestimmte keltische Symbole. Fan dieser Marke, die 2009 gegründet wurde, ist zum Beispiel Michelle Obama.

Boellis *Panama 1924*

Herren

Boellis ist ein italienisches Familienunternehmen seit 1924, dessen Name auf eine Adelsfamilie des Hauses Savoyen zurückgeht. Liebhaber von *Panama 1924* sind der spanische König Juan Carlos und der ehemalige italienische Staatspräsident Carlo Ciampi.

Jacques Bogart *Bogart*

Herren

1975 lanciertes Herrenparfum, das mit einer Kombination aus Ambra- und Fougèrenoten einen gehobenen, eleganten Eindruck hinterlässt.

Jacques Bogart *One Man Show*

Herren

Dieser ausgefallene Chypreduft stammt aus dem Jahr 1980. Trockene Hölzer, Anklänge von Moos und Tabak machen ihn zudem sehr männlich.

Bogner *B – Bogner Man*

Herren

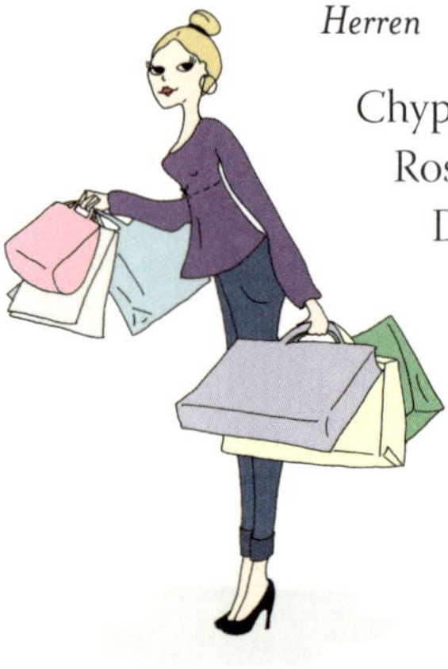

Chypreduft von 2005, der mit Orangenblüten, Ägyptischer Rose und schwarzem Tee eine frische Kreation darstellt. Der Flakon ist der Form einer Hantel nachempfunden.

Bogner *Bogner Man Classic*

Herren

1990 wiederaufgelegter und modernisierter Duft von dem Klassiker, der 1985 lanciert wurde. Erfrischend, natürlich, mit Zitrus- und blumigen Noten im Herzen, rundet er klassisch ab mit Vetiver und Eichenmoos.

Bogner *Bogner Woman No. 1*

Damen

Die blumig-feminine Note mit einem warmen, sanften Fond verleiht dieser Duftkreation von 1985 eine optimistische Ausstrahlung.

Bois 1920 *Agrumi Amari di Sicilia*

Damen / Herren

Der Unternehmensgründer Guido Galardi begann um 1920, aus Naturessenzen, besonders aus Lavendel, neue Düfte zu kreieren. Seinen Traum verwirklichte er mit der Eröffnung der Bottega Italiana Spigo (BOIS) in Florenz. Dieser Zitrusduft wurde 2006 auf den Markt gebracht.

Bois 1920 *Classic 1920*

Herren

Ebenfalls im Jahr 2006 wurde *Classic 1920* lanciert: Blumig, aber auch harzig und durch exotische Fruchtnoten ergänzt, erobert dieses Parfum einen Stammplatz in den Badezimmern vieler Herren.

Bois 1920 *Vento di Fiori*

Damen / Herren

In der Kopfnote dieser Komposition aus dem Jahr 2008 warten exotische Gewürze und ein Hauch sizilianischer Zitrone auf ihren Einsatz. Abgelöst werden die beiden von einer grünen Herznote aus Patschuli, Galbanharz und Jasmin. Auch der Flakon ist etwas ganz Besonderes: Durch das schimmernde Blattgold hindurch lässt sich der luxuriöse Inhalt erahnen.

Bond No. 9 *Andy Warhol Montauk*

Damen / Herren

Die Idee hinter diesem Konzept: ein spezieller Duft für jeden Stadtteil und die Menschen von New York. Die kreative Duftdesignerin Laurice Rahmé lebt schon seit über 25 Jahren in New York und kreiert in Zusammenarbeit mit führenden Parfümeuren diese Kollektion.

Bond No. 9 *Central Park*

Damen

Ein spezieller Duft für jeden Stadtteil, den Menschen in New York als Gedenken: dieser grüne, frische Duft wurde ebenfalls von Laurice Rahmé und ihrem Team kreiert.

Bond No. 9 *Chinatown*

Damen

Ein Duft wie aufplatzende Pfirsichblüten, Frucht aus der chinesischen Mythologie; Hölzer mit dem Duft chinesischer Lackdosen. Teil der Parfumkollektion der New Yorker Düfte von 2005.

Bond No. 9 *Eau de New York*

Damen

Ebenfalls Teil der Parfumkollektion, genauso wie *Wall Street* und *Fashion Avenue* (2003 respektive 2004).

Bond No. 9 *Wall Street*

Herren

Laurice Rahmé hatte die Idee, für jeden Stadtteil New Yorks und für die dort lebenden Menschen einen eigenen Duft zu kreieren. So entstand 2004 *Wall Street,* ein klassischer Duft für den klassischen Mann, der an der Wall Street seine Geschäfte macht.

Borghese *Il Bacio*

Damen

»Bacio« heißt auf Italienisch »Kuss«. Seit 1993 auf dem Markt, präsentiert sich dieser Duft aus einer Mischung von Pflaume, Pfirsich, Birne, abgerundet mit Moschus, Ambra, Zeder.

Borsalino *Borsalino*

Herren

Borsalino ist ursprünglich ein Designer von ewig modernen Herrenhüten. Dieser Duft, 1984 lanciert, strahlt zeitlose und klassische Eleganz sowie italienische Lebensfreude aus.

Borsari 1870 *Acqua Classica*

Herren

Bereits im Jahr 1897 kreierte Ludovico Borsari dieses klassische Eau de Cologne. Spritzig und frisch, weich und würzig, abgerundet mit Efeu, Salbei, Sandelholz. Der Klassiker wurde 2008 neu lanciert, überarbeitet von Parfümeurin Francesca Stratta.

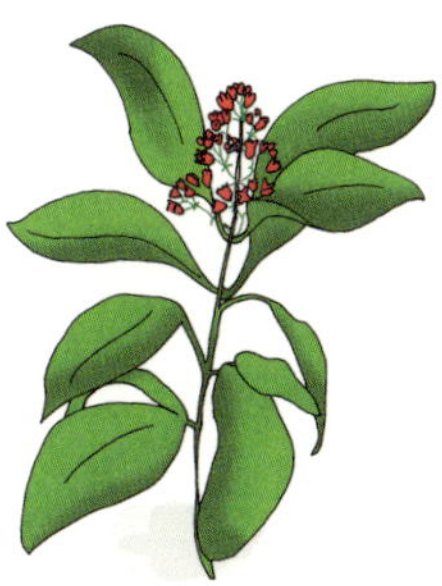

B

Borsari 1870 *Violetta di Parma*

Damen

Erstmals kam dieser Duft des Parfümeurs Ludovico Borsari 1982 auf den Markt. Diese Kreation mit Veilchen, Jasmin, Ingwer und Vanille ist Ausdruck wahrer italienischer Parfumkunst. Nach respektvoller Überarbeitung durch Parfümeurin Francesca Stratta wurde *Violetta di Parma* 2008 neu lanciert.

Hugo Boss *Boss Bottled*

Herren

Überaus beliebter und auch erfolgreicher Herrenduft des internationalen Herrenausstatters.
Der Signaturduft des 1923 gegründeten Modelabels Hugo Boss beginnt mit prickelnd frischen Zitrusnoten. Seine Besonderheit verdankt er der warmen, blumig-würzigen Geranie, die in Parfumkreisen auch als »männliche Rose« bezeichnet wird. Olivenholzaroma steht im Einklang mit Zedernholz, Vetiver und Sandelholz.

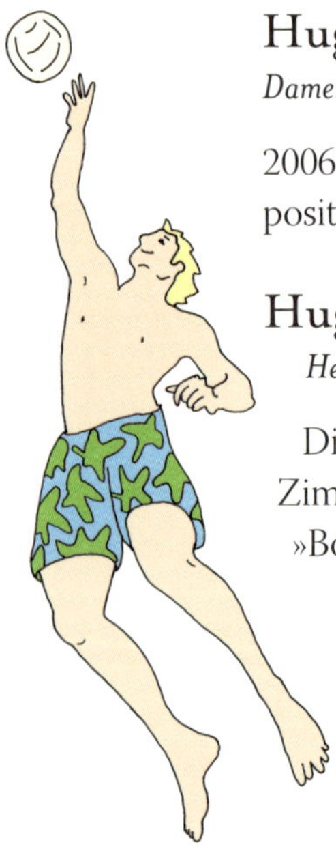

Hugo Boss *Boss Femme*

Damen

2006 wurde dieser blumig-fruchtige Duft lanciert, dessen Komposition von Stephanotis, weißer Lilie und Holznoten lebt.

Hugo Boss *Boss in Motion*

Herren

Dieser Herrenduft, der aus Basilikumblüten, rotem Pfeffer, Zimt und Kardamom besteht, wurde 2002 in der Kollektion »Boss Orange Label Sportswear« herausgebracht.

Hugo Boss *Boss Intense*

Damen

Für Frauen, die leidenschaftliche, starke Düfte mögen, wurde dieser Duft 2003 lanciert. Vanille, Ingwer, Jasmin, Sandelholz sowie Patschuli ringen um die Vorherrschaft.

Hugo Boss *Boss Number One*

Herren

1988 wurde dieser Fougèreduft lanciert, der klassische Eleganz versprüht.

Hugo Boss *Boss Orange*

Damen

Dieser temperamentvolle Damenduft kam 2009 auf den Markt. Süßer Apfel, weiße Blüten, Zimt und Vanille mit Sandelholz sind in der Kreation enthalten.

Hugo Boss *Boss Pure*

Herren

Die Kreation von 2008 zeigt die pure Frische des Wassers, balanciert mit einer Feigen- und Massoiaholznote.

Hugo Boss *Boss Selection*

Herren

Diese Komposition präsentiert sich als typischer Fougèreduft der Modefirma, die 1923 gegründet wurde. Sie zeigt eine Balance zwischen Klassik und Moderne. In der Kopfnote treten spritzige Mandarine und Grapefruit auf.

Hugo Boss *Boss Soul*

Herren

Dieser frische und dabei sinnliche Duft wurde 2005 lanciert. Die Lakritzakkorde in Verbindung mit Sternanis und Zimt sowie das facettenreiche Tambotiholz sorgen für Verführung durch Charisma.

Hugo Boss *Boss Woman*

Damen

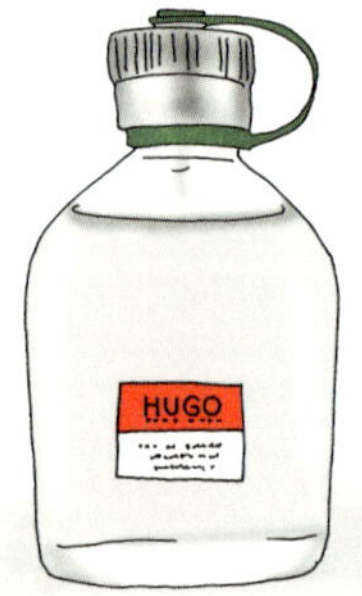

Die Parfümeurin Sophie Labbé kreierte 2000 diese Komposition mit spritzig-fruchtigen Aromen und einem Hauch femininisierender Passionsblume.

Hugo Boss *Hugo*

Herren

Mit den Noten Grapefruit, grüner Apfel, Pinienkern, Thymian, Basilikum, Zeder und Rum komponierter Duft der Modefirma. Der Flakon macht auf sich aufmerksam, weil er die Form einer Feldflasche hat.

Hugo Boss *Hugo Dark Blue*

Herren

Alain Astori komponierte 1999 diesen frisch-provokanten Chypreduft. In der Kopfnote finden sich Indische Limette, Ingwer, im Herzen Zypresse, Salbei und Geranie; als Basis dienen Patschuli und Ledernoten.

Hugo Boss *Hugo Deep Red*

Damen

Béatrice Piquet und Alain Astori erschufen 2001 diesen bekannten und erfolgreichen Duft, der orientalisch-fruchtige Moschusnoten aufweist.

Hugo Boss *Hugo Energise*

Herren

Quest International, eine international tätige Firma, die Geruchs- und Geschmacksstoffe herstellt, wurde mittlerweile vom Konkurrenten Givaudan übernommen. Seit 2005 toppen Mandarine, Kumquat sowie Kardamom Freesie und Amyrisholz auf einer Basis von Kakaobohnen.

Hugo Boss *Hugo Woman*

Damen

Ursula Wandel kreierte 1997 diesen blumig-fruchtigen Duft, der seine prickelnde Frische von exotischer Mango, Kiwi und Kumquat erhält. Passionsblüte, Freesien, Iris, Canangablüten runden die Kreation ab. Das Design des Flakons stammt von Peter Schmidt.

Hugo Boss *Hugo XX*

Damen

2007 erschien dieser orientalische Duft, der blumig und unkonventionell daherkommt. Mandarine, Schwarze Johannisbeere und Litschi im Kopf, Basmatireis, Jasmin und Rose sowie Sandelholz und Moschus in der Basis sorgen für diesen Eindruck.

Hugo Boss *Hugo XY*

Herren

Ein Herrenduft von 2007. Die Kopfnote wird völlig unkonventionell durch Akkorde von Birnenblättern dominiert. In der Herznote folgen Minze, Basilikumblätter und zerstoßenes Eis und verleihen dem Duft eine frische, männliche Brise. Den Abschluss der Duftpyramide bilden Zedernholz und Pinie.

Boucheron *Boucheron*

Damen

1988 ließ das Juwelierhaus diesen Duft aus Orangenblüte, Jasmin und Ambra von Francis Deleamont kreieren.

Boucheron *Boucheron pour Homme*

Herren

1991 gelangte dieser elegante Duft aus Eisenkraut, Koriander und Sandelholz auf den Markt.

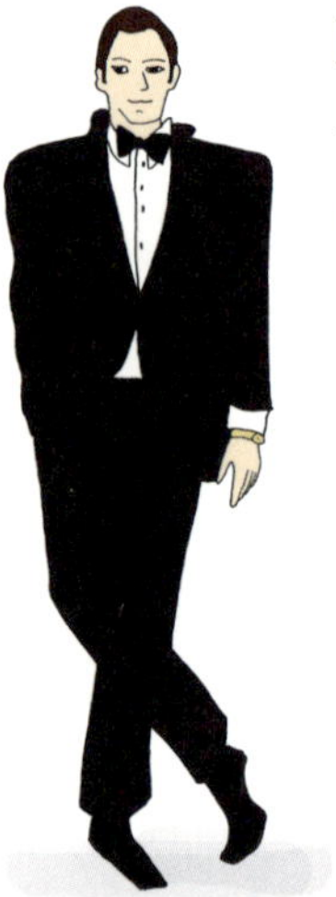

Boucheron *Jaipur Homme*

Herren

Dieser Duft von 1997 eignet sich für den eleganten Gentleman, er symbolisiert moderne Maskulinität und stilsicheres Selbstbewusstsein mit seinem fein-würzigen Charakter aus Bergamotte, Vanille und Zimt.

Boucheron *Trouble*

Damen

Startet diese Kreation noch mit frischen Noten, warten die schwer-opulenten Nuancen wenig später auf ihren Einsatz. Diese orientalische Komposition von 2004 beinhaltet eine würzige Holznote von Blauer Zeder, die ihr einen modernen Charakter verleiht. Den Flakon ziert eine Schlange.

Bourjois *Soir de Paris*

Damen

1928 kreiert, wurde der Duft 1991 überarbeitet. Das Konzept: das elegante Flair der französischen Metropole zu transportieren. Im Kopf Veilchen, Bergamotte, Estragon; Herznoten: Linde, Maiglöckchen, Flieder, Nelke; die Basis zeigt Vetiver, Styrax, Ambra und Weihrauch.

Brandy *Brandy*

Damen

Parfum einer Nischenherstellerin aus den USA; fruchtige Kopfnoten, aromatische Basis- und Herznoten.

Christian Breton *For A Woman*

Damen

Pflegemarke aus Frankreich, die 1990 gegründet wurde und nun in mehr als 50 Ländern weltweit erhältlich ist. *For A Woman* präsentiert sich mit dem typischen Pariser Duft: modern-grün, floral mit Moschus und Hölzern.

Jean-Charles Brosseau *Fruit de Bois*

Herren

Seit 2005 ist dieser fruchtige Fougèreduft erhältlich. Er enthält Ananas, Melone und Teeakkorde. Zu der Duftkollektion für den Mann von Jean-Charles Brosseau gehören außerdem *Thé Brun* und *Atlas-Cedar*.

Jean-Charles Brosseau *Ombre Rose*

Damen

1981 bringt Brosseau das erfolgreiche *Ombre Rose* auf den Markt. Rosenholz und Rose ergeben eine gelungene pudrige Komposition.

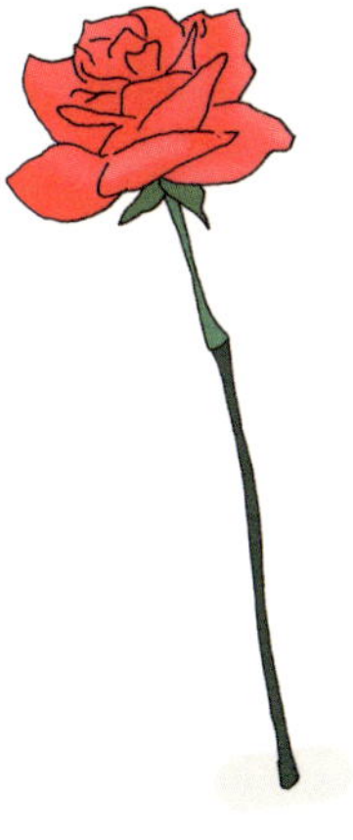

Bobbi Brown *Bobbi*

Damen

1998 bringt die amerikanische Make-up-Visagistin Bobbi Brown ihren ersten Duft heraus: Er besticht durch zitrus-grüne und florale Aromen. Bobbi war eine der ersten, die den natürlichen Make-up-Look propagierte, indem sie tragbare Farben für Frauen jeden Alters und für jeden Hautton kreierte.

Bruno Banani *Bruno Banani Man*

Herren

Seit dem Jahr 2001 verzaubert dieser frische und aromatische Duft mit Akkorden von Sternanis, Kaffee und Edelhölzern.

Bruno Banani *Bruno Banani Woman*

Damen

Der Designer Bruno Banani, dessen Modelabel bekannt ist für seine Unterwäsche, veröffentlichte 2001 dieses fruchtig-süße Damenparfum. Orange, Freesie und Vanille verleihen ihm den letzten Schliff.

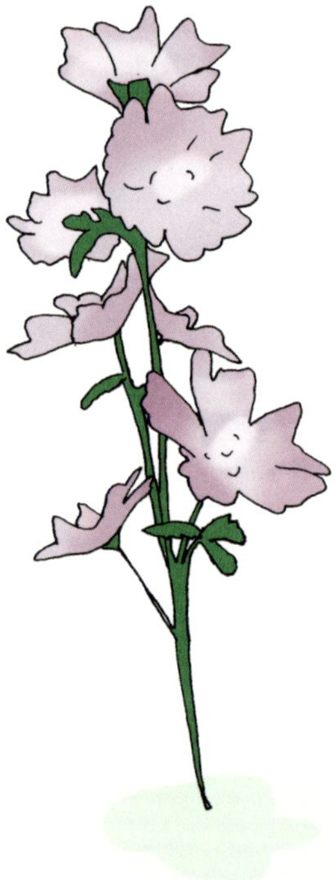

Bugatti *Bugatti Homme*

Herren

Der Flakon dieses Duftes von 2006 zeigt ein ungewöhnliches Design: Die 3-D-Skulptur ist inspiriert vom Bugatti-Kotflügel. *Bugatti Homme* wirkt einerseits bekannt-familiär, andererseits ist es wahrhaftig einzigartig. Dies ist nicht darin begründet, dass es Patschuli-, Zedern-, Vetiver-, Vanille- oder Moschusnoten enthält. Es ist das perfekte Zusammenspiel, welches dieses Parfum auszeichnet.

Bulgari *Aqua pour Homme*

Herren

Bulgari bietet mit seinen Parfumkreationen der Aqualinie eine frische Meeresnote durch die Verwendung von Posidonia, einer Wasserpflanze aus den Tiefen der Ozeane.

Bulgari *BLV Notte*

Damen

Alberto Morillas komponierte 2004 diesen Duft, den man wahrlich als Gourmet entdecken kann. Etwas Iris und Galanga eröffnen, doch dann kommen in Herz und Basis Wodka- und Schokoladenaromen.

Bulgari *BLV Notte pour Homme*

Herren

Auch hier wurde mit der würzigen Tabakblüte und anziehenden Aromen der dunklen Schokolade gearbeitet.

Bulgari *BLV pour Homme*

Herren

Im Jahr 2001 kommt dieses männliche Pendant zu »BLV« (ausgesprochen: »blu«) heraus. Beide Düfte sind ähnlich aufgebaut. Wacholder-, Ginkgo-, Teak- und Sandelholzaromen prägen die männliche Variante.

Bulgari *Bulgari Black*

Damen / Herren

Annick Menardo entwirft diesen Unisexduft 1998. Das avantgardistische Parfum enthält, wie die meisten von Bulgari, eine Note von schwarzem Tee. Der Flakon aus Metall, Glas und Gummi wurde von Thierry de Baschmakoff gestaltet.

Bulgari *Bulgari Eau Parfumée au thé blanc*

Damen / Herren

Jacques Cavallier, der auch *Bulgari pour Homme* entwarf, kreierte 2003 diesen Duft, der Noten von weißem Tee, Moschusmalve und Pfeffer enthält.

Bulgari *Bulgari Eau Parfumée au thé rouge*

Damen / Herren

Dieser Duft von 2005 enthält Noten von rotem Rooibostee aus Südafrika und von rotem Yunnantee aus China.

Bulgari *Bulgari pour Femme*

Damen

Dieser 1994 lancierte Duft wurde von Sophia Grojsman kreiert. Die Besonderheit: Rose Prélude wurde zum ersten Mal in einem Parfum verwendet. Der Gesamteindruck: vornehme Zurückhaltung.

Bulgari *Bulgari pour Homme*

Herren

Der Parfümeur Jacques Cavallier schuf 1995 diese Fougèrekomposition, die sich ausdrucksstark und kraftvoll mit Moschus und Noten von Darjeelingtee zeigt.

Bulgari *Bulgari pour homme extrême*

Herren

Ein Fougèreduft aus dem Jahr 1996 mit intensivem Darjeelingaroma und Akkorden von Grapefruit.

Bulgari *Omnia*

Damen

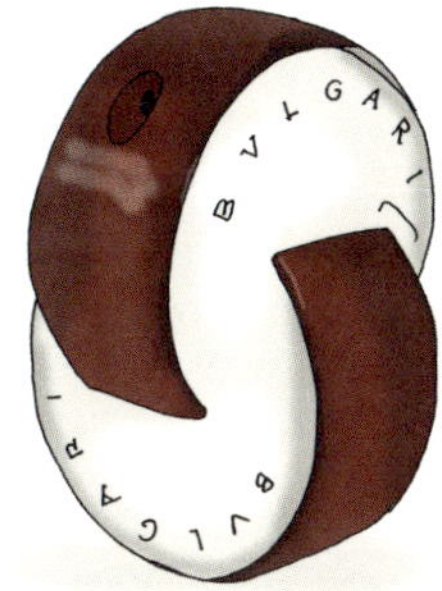

2003 erschien dieser florientale Damenduft, der sich aus Muskat, Zimt und Mandelmilch zusammensetzt. Der Flakon ist in Form des Unendlichkeitssymbols gestaltet und zeigt die Juwelierkunst von Bulgari.

Bulgari *Omnia Crystalline*

Damen

Bambus, Nashi, Lotusblume und eine sinnliche Holznote kennzeichnen diese Komposition von 2004. Inspiriert ist der Duft durch die Lichtreflexe eines Kristalls.

Bulgari *Petits et mamans*

Damen

1997 kreiert, zeigt sich dieser Duft mild, sanft wie ein heilsamer Kamillentee. Ein Duft für Junge und Junggebliebene, der sich gerade in Japan sehr erfolgreich zeigt.

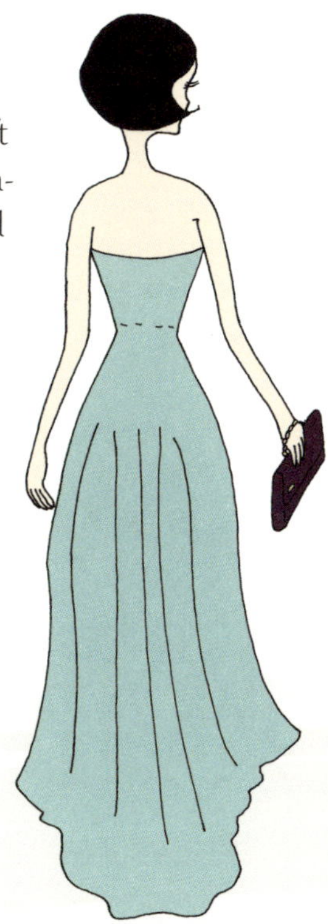

Burberry *Burberry Brit*

Damen

Parfümeur	Nathalie Gracia-Cetto
Jahr	2003
Duftnoten	blumig-fruchtig

Ein sportlicher Klassiker, der auch im Flakondesign von Fabien Baron unverkennbar den Karostil des Labels widerspiegelt. Die Parfümeurin Nathalie Gracia-Cetto hat eine blumig-fruchtige, süße Kreation aus spritzigen Limetten, grünen Mandeln, Amber, Mahagoni und Tonkabohne komponiert.

Mit der Traditionsmarke Burberry sind Meilensteine der wetterfesten Luxusbekleidung verbunden. 1880 entwickelte Burberry das Gewebe Garbadin, ein robustes, wasserdichtes und atmungsaktives Baumwollmaterial. 1891 eröffnete im Londoner West End das Geschäft »Burberry & Sons«, das noch heute existiert. Vier Jahre später präsentiert Burberry in London den ersten Regenmantel aus Garbadin, den Vorläufer des Trenchcoats. Seit 1955 ist Burberry Königlicher Britischer Hoflieferant, seit 1989 Lieferant des Prince of Wales.

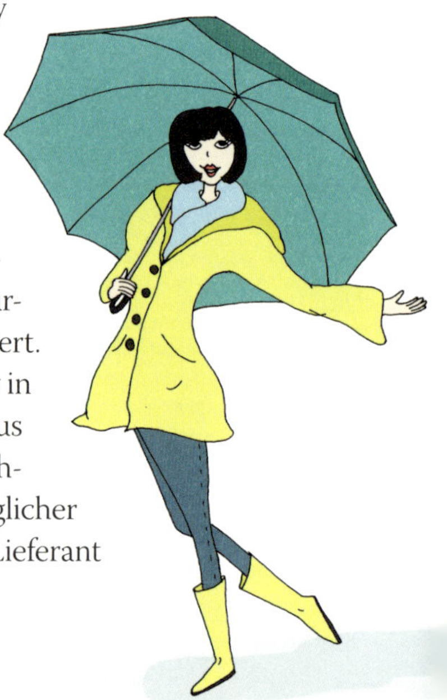

Burberry *Burberry Brit for Men*

Herren

Parfümeur	Antoine Maisondieu
Jahr	2004
Duftnoten	Chypre, kräutrige Blumen

Das männliche Pendant, ebenfalls ein sportlicher Klassiker. Im Kopf mit Ingwer, Bergamotte und Kardamom, im Herzen mit Wildrose, Zeder sowie Muskat versehen und als Basis orientalische Holznoten, Moschus und Tonkabohne: Dies ergibt ein individuelles, erfrischendes, lässiges Dufterlebnis, mit dem sich der Liebhaber des Burberry-Stils identifiziert.

Das 1856 gegründete Traditionsunternehmen hatte im Verlauf seiner Geschichte immer wieder bemerkenswerte Aufträge. So wurde Burberry übertragen, Uniformen für britische Offiziere zu entwerfen. Das markenprägende »Burberry-Muster« fand sich erstmals in den frühen 1920er-Jahren im Futter eines Trenchcoats. Zur Jahrtausendwende wurde das Erscheinungsbild deutlich verjüngt: So beschäftigte man auch das Starmodel Kate Moss und die Schauspielerin Emma Watson, bekannt aus den Harry-Potter-Filmen, als Models.

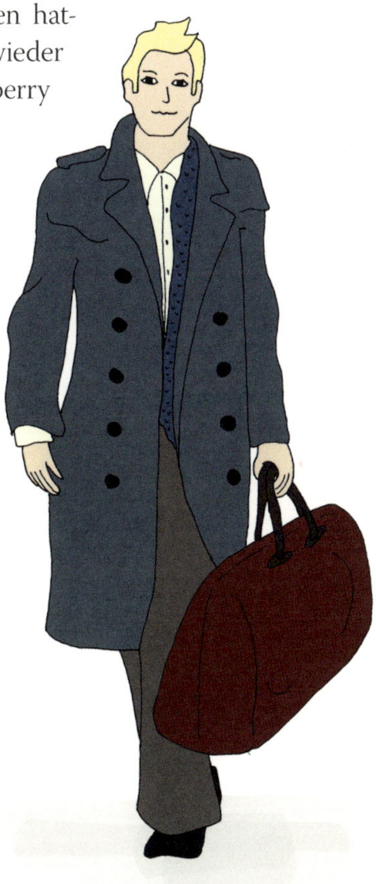

Burberry *Burberry London for Women*

Damen

Christophe Laudamiel ist der Parfümeur hinter diesem Duft von 2006: weiße Blüten, Geißblatt, Clementine und Patschuli.

Burberry *Burberry London for Men*

Herren

Antoine Maisondieu kreierte 2006 diesen Leder- und Portweinduft als männliches Pendant. Er strahlt Eleganz und Stilsicherheit aus.

Burberry *Burberry Touch for Men*

Herren

2000 komponierte Jean-Pierre Bethouart diesen eleganten, würzigen Duft aus Veilchen, Moos und Tonkabohne. Der konisch geformte Flakon wird von einem Verschluss aus Rosenholz getoppt.

Burberry *Burberry Touch for Women*

Damen

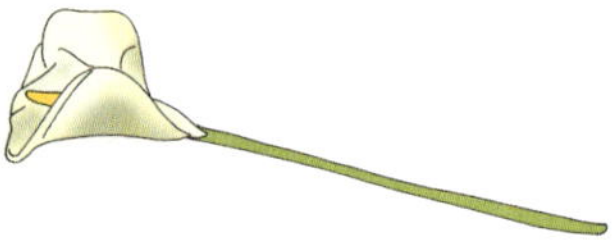

Im Jahr 2000 wurde dieser frisch-orientalische Duft lanciert, der mit den Kopfnoten Beere und Pfeffer, im Herzen Jasmin, Lilie und Tuberose mit einer Basis von Zeder, Eichenholz und Vanille elegant und feminin wirkt.

Stephen Burlingham *Truly*

Damen

Aus der Tiffany-Familie stammender Fotograf, dessen Flakons handsigniert und immer außergewöhnlich sind. Der grün-florale Duft setzt sich aus Hyazinthen, Pfirsich, Jasmin und Moschus zusammen.

Mark Buxton *Black Angel*

Damen

Die Inspiration Mark Buxtons für dieses 2008 lancierte Parfum war eine hübsche blonde Dame in schwarzem Kleid in einem New Yorker Club.

Byredo Parfums *Bal d'Afrique*

Herren

Der romantische Vetiverduft fand seine Inspiration in der afrikanischen Kultur. Byredo Parfums aus Stockholm zeichnen sich durch handwerkliche exquisite Duftkreationen aus.

Byredo Parfums *Fantastic Man*

Herren

Der Gründer von Byredo Parfums, Ben Gorham, arbeitete eng mit den Parfümeuren von *Fantastic Man* zusammen. Sie fanden einen Duft, der sowohl die Zeitschrift als auch die Parfummanufaktur widerspiegelt. Kopfnoten: Bergamotte, Sternanis, Kardamom, im Herzen Geranien, Weihrauch, Lavendel und als Basis Vetiver, Moos und Patschuli.

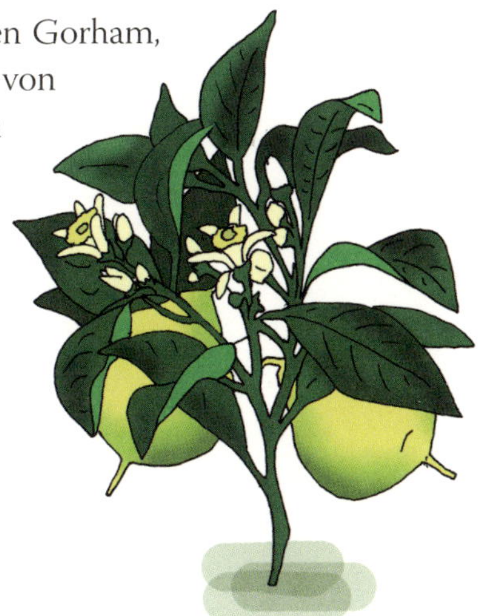

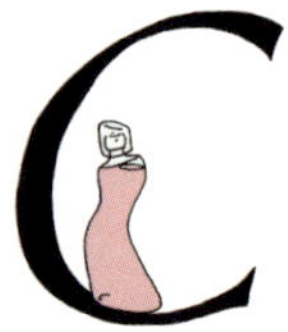

Glück ist ein Parfum, das man nicht über jemanden verschütten kann, ohne selbst etwas abzubekommen.
Ralph Waldo Emerson

Téo Cabanel *Alahine*

Damen

Die erste Duftkreation unter dem Namen von Téo Cabanel ist um 1893 in Algerien erschienen, seit 1908 hat das Unternehmen seinen Sitz allerdings in Paris.
Der Parfümeur Jean-François Latty hat 2007 mit *Alahine* eine blumig-orientalische Komposition geschaffen, die von Bulgarischer und Marokkanischer Rose dominiert wird.

Téo Cabanel *Julia*

Damen

Dieser blumige Duft steht jeder Frau zu jeder Gelegenheit. Die Herznote wird bestimmt durch Jasmin, Veilchen und Hyazinthe. Auch dieser Duft entstand im Jahr 2005 unter der Hand des Parfümeurs Jean-François Latty.

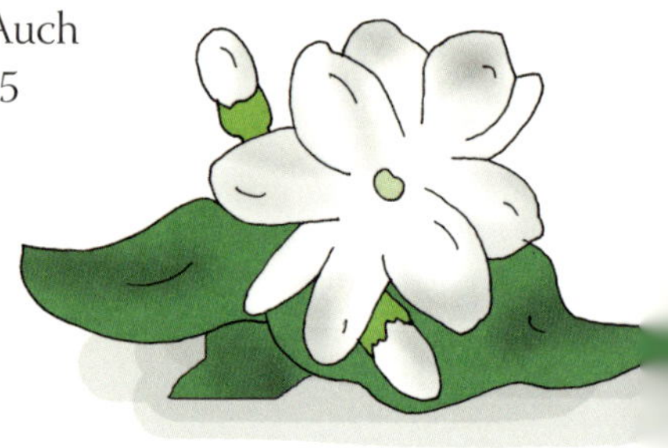

Téo Cabanel *Méloé*

Damen

Dieser leichte, fruchtige Duft passt perfekt zu einem heißen Sommertag.
Zitrus, Orangenblüten, Jasmin, Muskat, Moschus- und Ambranoten harmonieren in perfekter Weise und verleihen diesem 2008 erschienenen Duft seine Spritzigkeit. So schafft es *Méloé*, die moderne Frau in jeder Trägerin zu wecken.

Téo Cabanel *Oha*

Damen

Wie bei den anderen Düften des Hauses Cabanel legte auch bei diesem Parfum wieder Jean-François Latty Hand an. Im Jahr 2005 erschien dieser klassische Duft für den Abend. Während er in der Kopfnote zunächst erfrischend anmutet, entfaltet sich im Herzen ein schwerer blumiger Duft. Tee, Rose, Jasmin, Vanille und exotische Hölzer verleihen diesem Duft seinen Charme.

Cacharel *Amor Amor*

Damen

Dieser aus dem Jahr 2005 stammende Duft hat eine überraschend klare floral-fruchtige Note. Durch die angenehme Süße und seine unkomplizierte Leichtigkeit kann man ihn zu vielen Gelegenheiten tragen.

C

Cacharel *Anaïs Anaïs*

Damen

Parfümeur	Jean Bousquet
Jahr	1978
Duftnoten	blumig-frisch

Der romantische Duftklassiker aus dem Hause Cacharel ist eine gefühlvolle blumig-frische Komposition um Maiglöckchen und Tuberose, begleitet von Galbanum, Blattgrün, Vetiver und Moschus.

Der Slogan »das zarteste Parfum« charakterisiert die feminine Komposition, deren Idee die »Lust am Mädchensein« ist.

Der Flakon in Opalinweiß mit blumigem Liberty-Dekor ist ganz im Sinne der geblümten Kleider der Modemarke in sanften Farben, die Jean Bousquet, der Firmengründer, für junge Frauen kreierte.

1978 präsentierte Cacharel mit *Anaïs Anaïs* seinen ersten Damenduft.

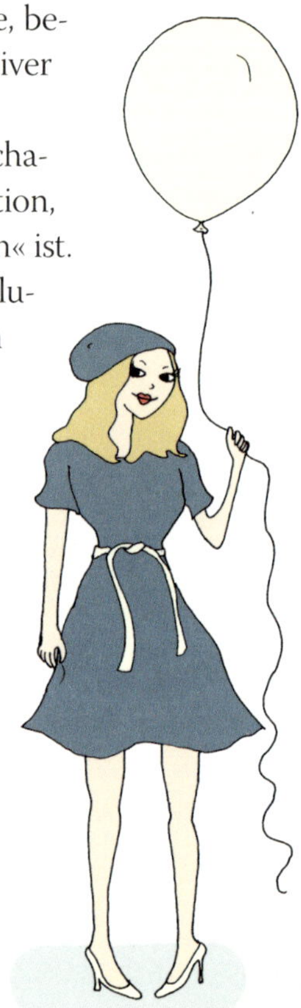

Cacharel *Cacharel pour l'homme*

Herren

Dieser Duft riecht nach Freiheit. Die klassische Frische und leichte Sportlichkeit laden den Träger ein, die ganze Welt zu erkunden. *Cacharel pour l'homme* zeichnet sich durch das harmonische Spiel zwischen Gewürzen und Blumen aus.
Der Flakon erinnert an einen Flachmann.

Cacharel *Loulou*

Damen

Im Jahr 1987 bringt Cacharel diese Komposition heraus, die durch ihre floral-fruchtige Note besticht.
Loulou passt perfekt zu den geblümten Kleidern des Mode- und Dufthauses Cacharel.

Cacharel *Noa*

Damen

Würziger Koriander, Weiße Pfingstrosen, Kaffee, Weihrauch und weißer Moschus verleihen diesem Duft aus dem Jahr 1998 seine Frische und gleichzeitig auch seine Intensität.
Der Flakon präsentiert sich als Kugel, in deren Mitte eine Perle durchschimmert.

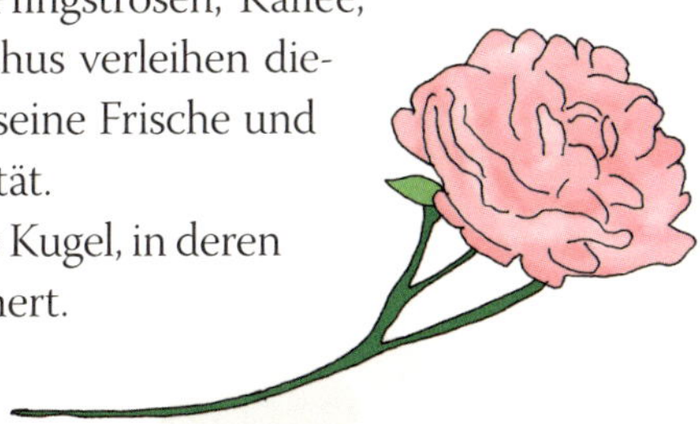

Cacharel *Promesse*

Damen

Im Jahr 2005 entstand dieses blumig-fruchtige »Versprechen«. Mandarine und Bergamotte in der Kopfnote werden im Herzen von Jasmin, Orchidee und Brombeere abgelöst. Die Basis bilden Amber, Moschus, Sandelholz und Zeder.

Naomi Campbell *Naomi Campbell*

Damen

Im Jahr 1999 brachte das Supermodel Naomi Campbell ihr erstes Parfum auf den Markt. Sternanis, Jasmin und Vanille zeichnen diesen Duft für die sinnliche und geheimnisvolle Frau von heute aus.

Canali *Canali Men*

Herren

Mit diesem holzig-blumigen Duft aus dem Jahr 2005 kann ein Mann nichts falsch machen. Er ist vielschichtig und passt zu jeder Gelegenheit. Der Frische in der Kopfnote, die unter anderem durch Orange, Ananas und Mandarine erzeugt wird, folgt ein blumiges Bouquet in der Herznote. Die Basis bilden Leder, Iris, Sandelholz, Tonkabohne, Moschus, Vetiver und Zeder.

Manuel Canovas *Pink Riviera*

Damen

Im Jahr 1963 gründete der Designer Manuel Canovas sein Textilunternehmen. Bei *Pink Riviera* handelt es sich um einen Duft aus der Linie »Les Fantaisies Parfumées«. Inspiriert wurde der Parfümeur durch die französische Stadt Saint Tropez. Bergamotte, Zitrone, Grapefruit, Mandarine, wilde Minze, Jasmin, Rose, Sandelholz, weißer Moschus und Ambra kennzeichnen diese Geruchsfantasie.

Calé Fragranze d'Autore *Dolce Risio*

Damen / Herren

»Risio«, der Reis, gilt schon seit langer Zeit als Symbol von Gemeinschaft und Harmonie. In der Kopfnote begrüßen Apfel, Limette und Beifuß, bevor sie von Reis, Getreide und weißem Pfeffer abgelöst werden. In der Basisnote finden sich Moschus, Vanille und Tonkabohne.

Calypso St. Barth

Neben einem bunten Mix verschiedener Düfte stellt die Marke auch Damen- und Kinderbekleidung sowie Innendekoration her.
Einige Düfte:
Lea: orientalische Vanille
Lily: saftige Früchte
Jala: opulente tropische Blumen

Gianni Campagna *Ciuri Ciuri*

Damen

Mit diesem Duft, dessen Name übersetzt so viel bedeutet wie »Blume, Blume«, setzte Gianna Campagna seiner Heimat, der Insel Sizilien, im Jahr 2010 ein Denkmal. Die frische Kreation erinnert an die Insel, an den Duft der Zitronenbäume und die vorherrschende Farbenpracht. So verwundert es nicht, dass einen nach dem Aufsprühen Zitronen, Limonen und rote Mandarinen begrüßen.

Isabela Capeto *Isabela Capeto*

Damen

Die brasilianische Designerin veröffentlichte diesen Duft im Jahr 2007, der von der Parfümeurin Carmita Magalhães entwickelt wurde. Zeder, Vetiver, Sandelholz, schwarzer und roter Pfeffer, Zimt und Kardamom verleihen dieser Kreation einen hohen Wiedererkennungswert.

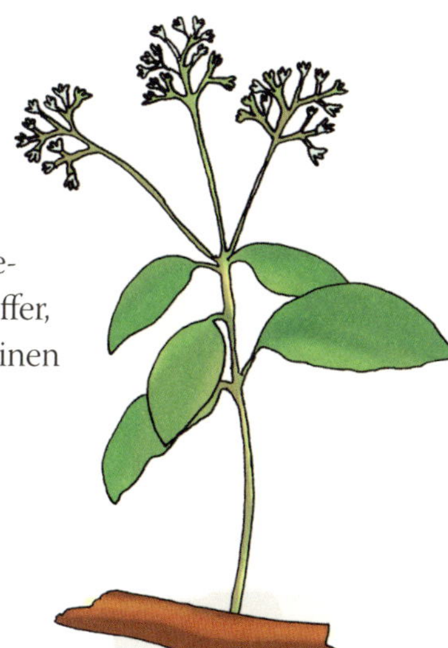

Domenico Caraceni *Domenico Caraceni 1913*

Herren

Domenico Caraceni gründete 1913 in Rom ein Herrenausstatterunternehmen. Es wurde schnell bekannt, da es viele Stars einkleidete. Dieser Duft aus dem Jahr 2003 ist gekennzeichnet durch einen Chypreduft mit Neroli, Styrax, Geranium, Rose, Tabak, Weihrauch und Zypresse.

Pierre Cardin *Bleu Marine*

Herren

Im Jahr 1986 kreierte der Designer und Modeschöpfer diesen Duft mit Zitrusnoten und Meeresaromen.

Pierre Cardin *Bleu Marine pour elle*

Damen

Auch das weibliche Pendant zu *Bleu Marine* aus dem Jahr 2001 besticht durch seine frische Meeresbrise und den blumigen Anklang.

Pierre Cardin *Revelation*

Herren

2004 veröffentlichte der Modeschöpfer diese holzig-warme »Offenbarung«. Diese Kreation versah er mit den Noten von Teak, Weihrauch und weißem Jasmin.

Caron *Aimez-Moi*

Damen

Dieser blumig-sinnliche und zugleich pudrige Duft stammt aus dem Jahr 1996. Jasmin, Iris, Pfirsich, Magnolie und Vanille verleihen ihm seine Unvergleichlichkeit.
»Lieben Sie mich« – diesen Satz hat Caron in die Sprache des Parfums übersetzt. Die Flakons des 1903 in Paris gegründeten Dufthauses sind begehrte Sammlerobjekte.

Caron *Bellodgia*

Damen

Diese Schöpfung aus dem Jahr 1997 erinnert an Nelkenfelder. Benannt ist sie nach einer Stadt am Comer See. Auch hier zeichnet Ernest Daltroff verantwortlich.

Caron *Infini*

Damen

Dieser Duft zeichnet sich durch sein volles Blumenbouquet aus: Anklänge von Narzisse, Jasmin, Maiglöckchen, Lilie, Iris, Rose und Turberose liegen in dieser Kreation, die Ernest Daltroff 1912 auf den Markt brachte.

Caron *Lady Caron*

Damen

Lady Caron ist eine Hommage an die Freiheitsstatue. Ursprünglich wurde der Duft 2000 für die Madison Avenue in New York kreiert. Die Kopfnote bilden Magnolie, Jasmin und Orangenblüte, in der Herznote entfaltet sich dann ein fruchtiger Duft von Rose, Himbeere und Pfirsich.

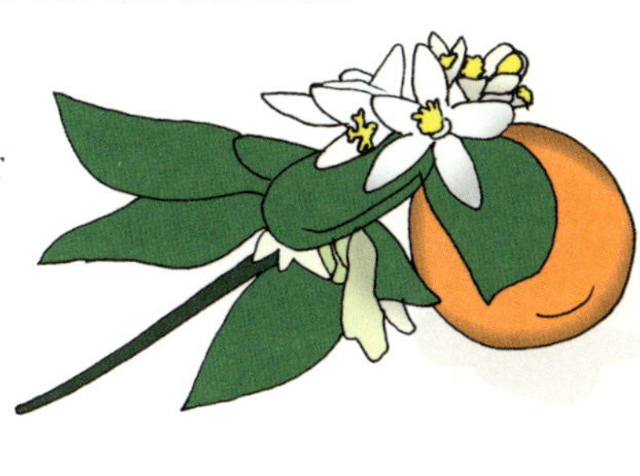

Caron *L'Anarchiste*

Herren

Das ist Anarchie: ein Bündel voller Gegensätzlichkeiten, frisch und warmherzig zugleich. Orangenblüte, Zimt, Sandelholz, Vetiver, Zedernholz und Moschus verleihen dieser Kreation aus dem Jahr 2000 ihre unverkennbare Aura.

Caron *Miss Rocaille*

Damen

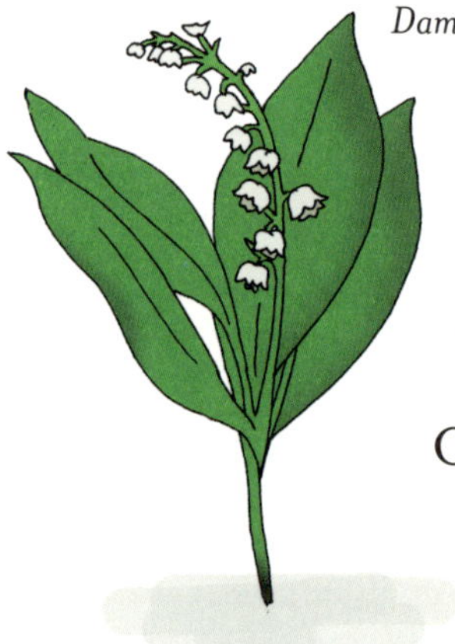

2004 wird *Miss Rocaille* als eine heitere Neuinterpretation des Klassikers *Fleur de Rocaille* auf den Markt gebracht. Maiglöckchen und Seerosen geben ihre Einzigartigkeit an diesen Duft weiter.

Caron *Narcisse Noir*

Damen

Der Duft für die Femme Fatale. Rose, Jasmin, Vetiver und Sandelholz lassen ihn verführerisch duften. Mit *Narcisse Noir* gelang Ernest Daltroff, dem Gründer des Modehauses Caron, der erste Erfolg in den USA.

Caron *Nocturnes*

Damen

1981 ließ sich Richard Fraysse durch die Musik von Chopin zu *Nocturnes* inspirieren. Tuberose, Jasmin, Moschus, Sandelholz und Vetiver verleihen eine blumige und zugleich holzige Note.

Caron *Parfum sacré*

Damen

1990 entstand diese neuartige Komposition aus Blumen und delikaten Gewürzen. In der Kopfnote sind Pfeffer, Koriander und Zimt zu erkennen, die Herznote bilden Jasmin, Orange, Gewürznelke und Rose.

Caron *Pour une Femme*

Damen

Die »Nase« hinter diesem 1942 entstandenen Duft ist Richard Fraysse. Mandarine, Orange, Weihrauch und Rose klingen ausgezeichnet zusammen.

Caron *Pour un Homme*

Herren

Aus dem Jahr 1934 stammt dieser luxuriöse, unvergängliche und verführerische Duft, der zugleich pudrig und angenehm feinfühlig ist. Durch Lavendel- und Vanillenoten strahlt der Duft verführerische Männlichkeit aus.
Pour un Homme war der erste Herrenduft von Caron. Die überzeugende Rezeptur wurde bis heute nie verändert.

Caron *Royal Bain de Caron*

Damen

Dieser Duft wurde 1941 für einen kalifornischen Millionär kreiert, der nicht länger in Champagner baden wollte. Der Duft sollte ihn an diese Bäder erinnern. In der Kopfnote dominieren Rose und Flieder, die dann aber langsam in orientalische Noten übergehen.

C

Caron *Yatagan*

Herren

Bei einem Yatagan handelt es sich um einen türkischen Säbel mit gebogener Klinge. Genauso selbstbewusst erscheint dieser Duft, der für die anatolischen Berge und Hügel steht. Anhaltend warm und holzig und ohne florale Aromen umhüllt dieser Duft seinen Träger. Weihrauch, Minze, Basilikum, Castoreum, Eichenmoos und ein Hauch Patschuli verleihen diesem Duft seine Einzigartigkeit.

Carthusia *Aria di Capri*

Damen

Diesen Duft aus dem Jahr 2002 umgeben die Aromen von Mimose, reifen Pfirsichen, Zitronen und aromatischen Orangen. Nach einer Legende wurden 1948 vom Prior der Kartause auf Capri die alten Parfumformeln aus dem 14. Jahrhundert wiederentdeckt. Die Flakons werden von Hand abgefüllt und verpackt.

Carthusia *Caprissimo*

Damen / Herren

Die Düfte der Insel Capri stehen in der Tradition der Karthäusermönche. Die Komposition riecht grün und zugleich würzig mit Noten von blauer Hyazinthe, Frangipani, Osmanthus und Myrrhe.

Carthusia *Fiori di Capri*

Damen

Dieser Duft von 1948 wird kreiert aus den Blüten Capris und hergestellt von einer der ältesten Duftfabrikationen der Welt.

Carthusia *Mediterraneo*

Damen

Sonnendurchflutet wie das Meer. Diese Worte beschreiben den Duft aus dem Jahr 2002 am besten. Die Aromen von Zitronenblättern und kräftigem grünen Tee stehen bei dieser Komposition im Mittelpunkt.

Cartier *Must de Cartier pour Homme*

Herren

Im Jahr 2000 entsteht der Herrenduft zum weltberühmten *Must de Cartier*. Sandelholz, Vanille und Tonkabohne verleihen ihm seine verführerische Sinnlichkeit.

Cartier *Panthère de Cartier*

Damen

Benannt nach dem Lieblingstier des Juwelier- und Parfumhauses Cartier entsteht 1987 dieser balsamische Duft mit seiner honigartigen Basis. Freesie, Tuberose, Jasmin und Gardenie verleihen ihm zusätzlich Eleganz.

Cartier *Pasha de Cartier*

Herren

Die einzig treffende Beschreibung für diesen Duft ist Fougère. Koriander, Rosenholz, Steinkraut, Eichenmoos, Sandelholz und Patschuli machen diesen fantasievollen Duft aus dem Jahr 1992 zu dem, was er ist.

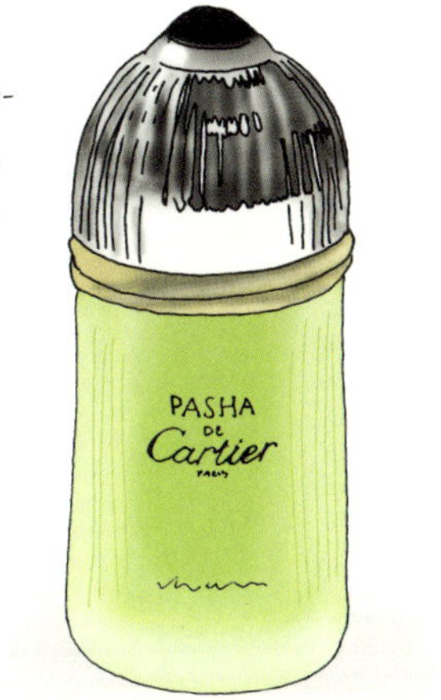

Cartier *Santos de Cartier*

Herren

Im Jahr 1991 brachte das Haus Cartier diesen zeitlosen Duft auf den Markt. Lavendel, Bergamotte und aromatische Edelhölzer verleihen ihm seine Unaufdringlichkeit und gleichzeitig seine Exklusivität, die durch das lange Anhalten des Duftes gestärkt wird.

Cartier *So Pretty de Cartier*

Damen

1995 wurde dieser Duft ins Rennen geschickt. Diamant-Orchidee, Centifolia-Rose, Florentinische Iris umhüllen die Trägerin. Der Flakon wurde mit den drei Cartier-Ringen gestaltet.

Cartier *Déclaration*

Herren

Diese sehr markant und männlich riechende »Erklärung« stammt aus dem Jahr 1998. Wacholder, Koriander und rauchiges Birkenholz verleihen ihm seine Prägnanz.

Cartier *Must de Cartier*

Damen

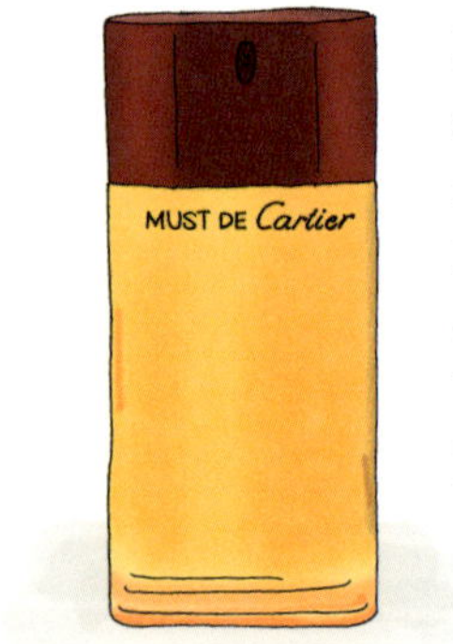

Rose und Jasmin vertreten in der Herznote klassische Eleganz, während die Kopfnote waldig-grün ist.

Der leicht orientalische, grün-blumige Duft aus dem Jahr 1981 zählt zu den erfolgreichsten der Welt.

Der Flakon ist von dem berühmten vergoldeten Feuerzeug des Juwelierhauses Cartier inspiriert, das seit Mitte des 19. Jahrhunderts exklusive Schmuckkollektionen präsentiert.

Cartier *Délices de Cartier*

Damen

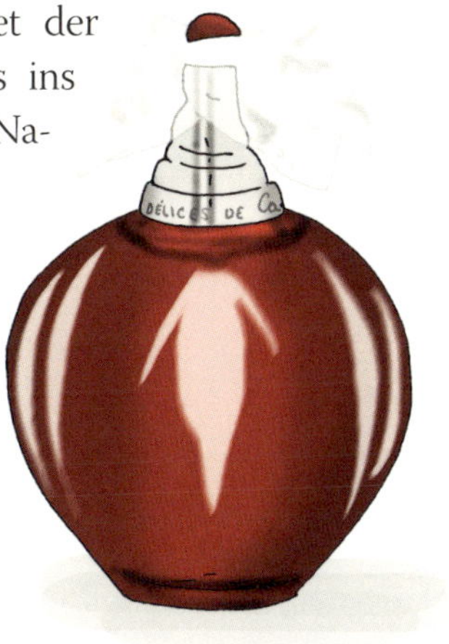

»Die Kostbarkeiten von Cartier«, so lautet der Name dieses 2006 veröffentlichten Duftes ins Deutsche übersetzt. Und er macht seinem Namen alle Ehre. Herbe rote Weichselkirsche, Bergamotte und Rosa Pfeffer erklingen in der Kopfnote. Die Herznote bilden Jasmin, Veilchen und Freesie, gefolgt von Tonkabohne, Amber und Moschus in der Basis.
Der Flakon ist granatroten Dekorobjekten des Schmuckhauses Cartier nachempfunden.

Cartier *Le Baiser du Dragon*

Damen

Auch diese Komposition aus dem Jahr 2004 macht ihrem Namen alle Ehre.
Das holzig-blumig-orientalische Aroma nach Mandel, Vetivergras und Benzoe entführen die Trägerin in eine andere Welt.

Carven *Ma Griffe*

Damen

Im Jahr 1946 entsteht dieser Pionier der Duftfamilie, ein Meilenstein der Parfumherstellung. Deshalb war er in der Vergangenheit auch sehr beliebt. Der Geruch kann am besten als grün-aldehydige Chypre beschrieben werden.

Oleg Cassini *Oleg Cassini for Men*

Herren

Oleg Cassini, Designer und Courturier, unter anderem von Jackie Kennedy-Onassis, kreierte 1979 diesen eleganten Duft aus edlen Substanzen: Zitrone, Lavendel, Amber und Eichenmoos.

Jean-Charles de Castelbajac *Castelbajac*

Damen

Im Jahr 2001 entwickelte der Parfümeur Maurice Roucel diese blumige Verführung. Die Kopfnote bilden Orange und Mandel, die Herznote Alpenveilchen und Lilie. In der Basis finden sich Patschuli, Moschus, Vanille und Zedern.

Castle Forbes Collection *Chatelaine*

Damen

Diese Schöpfung erhielt ihren Namen nach der Hausherrin von Castle Forbes. Dominiert wird die Kreation von Ginster – der sich auch im Wappen des Clans der Forbes findet.

Castle Forbes Collection *Eau Deux*

Damen

Das Castle Forbes wurde 1815 vom 17. Lord Forbes erbaut. Inspiriert von der Umgebung beschlossen er und seine Frau, in der schlosseigenen Parfümerie eine Kollektion von Düften zu schaffen, die die Geschichte der Familie Forbes widerspiegeln sollte.

In dieser Kollektion entstand auch diese blumig-fruchtige Kreation. Ylang-Ylang, Bergamotte, Kräuter und Basilikum verleihen dem Duft seine starke Anziehungskraft.

Castle Forbes Collection *Gentlemen's Cologne*

Herren

Dieses Cologne atmet die klare Luft der weiten und freien Highlands. Grüner Farn und kostbare Hölzer entführen den Träger in das Umland von Castle Forbes.

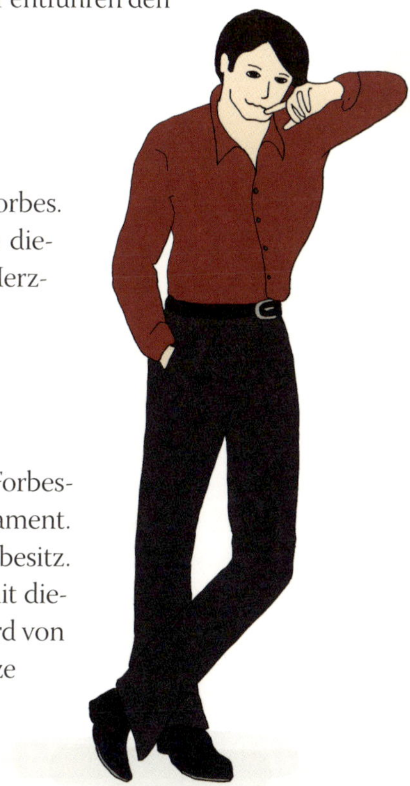

Castle Forbes Collection *Keig*

Herren

Keig ist ein alter Steinkreis nahe des Castle Forbes. Zitrone, Limone und Bergamotte verleihen diesem Duft seinen frischen Charakter. Die Herznote bilden Zedernholz und Lavendel.

Castle Forbes Collection *1445*

Herren

Im Jahr 1445 wurde das Oberhaupt des Forbes-Clans »Senior Lord« im Schottischen Parlament. Das Schloss ist auch heute noch in Familienbesitz. Diesem Ereignis gedachte der Schlossherr mit diesem leichten, frischen Duft, mit einem Akkord von Farnen und Gräsern. Edle und kostbare Harze runden die Komposition ab.

Roberto Cavalli *Just Cavalli*

Damen

Bei *Just Cavalli* handelt es sich um die junge Modelinie des italienischen Designers Roberto Cavalli. Genauso jung mutet auch *Just Cavalli* aus dem Jahr 2004 an.
Zimt, Kardamom, Bambus und florale Noten verleihen dem Duft seine Spritzigkeit.

Céline *Céline Fever pour Homme*

Herren

Bei Céline handelt es sich um ein traditionsreiches Accessoire- und Modehaus. *Céline Fever pour Homme* aus dem Jahr 2005 ist gekennzeichnet durch Anklänge von Pimentblättern, Vetiver und Moschus.

Céline *Céline Fever pour Femme*

Damen

Das französische Mode- und Lederaccessoire-Label wurde 1946 gegründet, mittlerweile gehört es zur LVMH-Gruppe. Dieser warme orientalische Damenduft mit holziger Basisnote, die von Mandarine, Orange, Jasmin, Frangipaniblüten, Blutorange und Sandelholz umgarnt wird, stammt aus dem Jahr 2006.

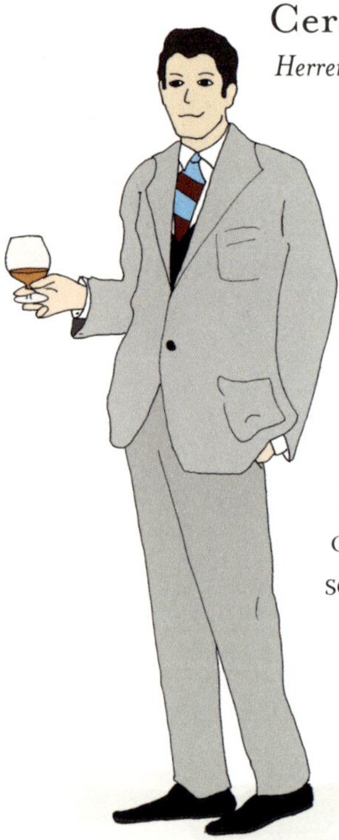

Cereus *Cereus pour Homme No. 4*

Herren

Cereus ist ein Nischenhaus aus den USA, das 2004 gegründet wurde. In dieser Serie entstanden vier Schöpfungen für den wahren Mann ab 35 Jahren. Die *No. 4* enthält Zitrus, Papyrus und grünen Apfel.

Cerruti *1881 Amber*

Herren

Dieser Duft aus dem Jahr 2002 hat eine holzig-orientalische Note. Dominiert wird er, wie dies schon der Name vermuten lässt, von Amber.

Cerruti *1881 Black*

Herren

Auch wenn der Name anderes nahelegt, so riecht dieser Duft von 2006 doch holzig-frisch. Schwarzer Pfeffer, Baumwoll-Lavendel-Akkord, Marzipan, Guajak-, und Agarhölzer verleihen ihm seine charakteristische Note.

Cerruti *1881 Collection*

Damen

Dieser 2005 veröffentlichte moderne Klassiker ist italienischen Impressionen nachempfunden: Olivenblätter aus Corregiolo, Sangiovese-Trauben, Florentinische Iris und Toskanische Zypresse entführen die Trägerin nach Italien.

Cerruti *1881 Pour Femme*

Damen

Seinen Namen erhielt dieser Duft aus dem Jahr 1995 vom Gründungsjahr des Modeunternehmens in Piemont: 1881. Leinenblume und blonde Hölzer umhüllen die Trägerin.

Cerruti *1881 Pour Homme*

Herren

Nino Cerruti wagte sich 1990 auf ungewohntes Terrain: Er kreierte mit *1881 Pour Homme* sein erstes Parfum. Ursprünglich designte er Herrenmode. Der Duft ist holzig-aromatisch. Nelke, Schwarze Johannisbeere, Lavendel, Wacholder, Galbanum und Bergamotte bilden die Kopfnote.

Cerruti *Cerruti 1881 pour Homme*

Herren

Im Jahr 2007 folgt eine Neuauflage von *1881 pour Homme*. Dieser Fougèreduft mit frischer Note hat im Akkord Tautropfen auf frischen Blättern, Guajak- und Sandelholz.

Cerruti *Cerruti Image*

Herren

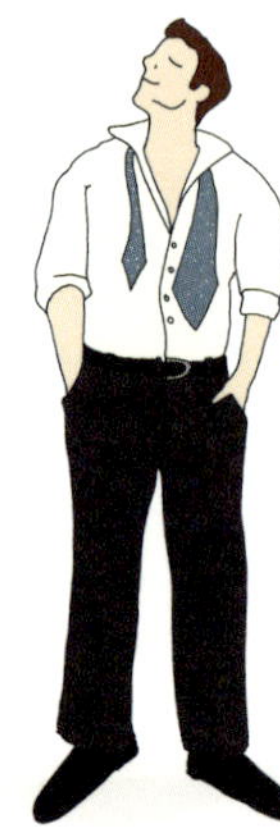

»Optimismus, Kreativität, Inspiration, Vision, Zukunft«, das ist das Motto des Hauses Cerruti, dem diese Kreation aus dem Jahr 1998 nachempfunden ist. Gräser verleihen ihr eine aromatisch-grüne Note.
Das erwähnte Motto des Hauses befindet sich ebenfalls auf dem Flakon.

Cerruti *Cerruti Image Woman*

Damen

Wie das männliche Pendant steht auch dieser Duft im Jahr 2000 unter dem Motto des Hauses. Die grün-metallische Note verleiht ihm seine Spritzigkeit und Energie.
Auch hier wird der Flakon mit einem Schriftzug des Mottos geziert.

Cerruti *CerrutiSi*

Herren

Im Jahr 2004 veröffentlicht Cerruti diese Fougère-puderige Neuheit. Sie mutet frisch und orientalisch an. In der Kopfnote finden sich Mandarine und Ingwer, in der Herznote Rosmarin, Zeder, Geranie und Harz. Als Basis wurden Patschuli, Eichenmoos, Benzoin und Heliotrope verwendet.

Chanel *Allure*

Damen

»Allure« meint hier treffend »das gewisse Etwas«.
Und das gewisse Etwas besitzt diese elegante Komposition mit Blumennoten von Jasmin, Mairose, Magnolie, Geißblatt und Seerose in der Tat. Kreiert wurde dieses Parfum 1996 von Jacques Polge.

Chanel *Allure Sensuelle*

Damen

Im Jahr 2005 veröffentlicht das Haus Chanel diesen sinnlich-eleganten Duft. Patschuli-, Ambra- und Vanillenoten, warm abgerundet mit Weihrauch und einem Aroma von rosa Pfefferbeeren verleihen ihm seine Einzigartigkeit. Wie bei vielen Parfums von Chanel war Jacques Polge der Créateur.

Chanel *Allure Homme*

Herren

Parfümeur Jacques Polge entwickelte dies Parfum im Jahr 1998. *Allure Homme* tritt würzig und ausdrucksstark auf und bringt damit die Eigenart, Besonderheiten und das gewisse Etwas eines Mannes zum Ausdruck.

Chanel *Allure Homme Sport*

Herren

Bei *Allure Homme Sport* handelt es sich um eine sportlich-frische Variante, die 2004 in die Läden kam.

Chanel *Allure Homme Cologne Sport*

Herren

Eine Neuinterpretation im Jahr 2006 von *Allure Homme Sport*, in der die frische und belebende Facette den Ton angibt.

Chanel *Allure Homme Édition Blanche*

Herren

Im Jahr 2008 kommt eine cremig-feine Kreation, der dritte Duft der Serie *Allure Homme* auf den Markt. Sie zeichnet sich durch eine belebende, explosive Frische mit einem weichen, orientalischen Duftakkord aus. Auch hier zeichnet Jacques Polge verantwortlich.

Chanel *Antaeus*

Herren

Dieser ausdrucksvolle Duft aus dem Mode- und Dufthaus Chanel verleiht viel Präsenz. Der Duft ist exotisch-warm mit frischem Lavendel. Chypre- und Ledernoten begleiten den Träger über den Tag. Verantwortlich für diese Kreation im Jahr 1981 ist einmal mehr Jacques Polge.

Chanel *Bois des Îles*

Damen

Für Chanel 1926 von Parfümeur Ernest Beaux kreiert. In den 1980ern wurde dieser floral-holzige Duft wiedereingeführt in Chanels »Rue Cambon Collection«. Er ist nur in Chanel-Boutiquen erhältlich.

Chanel *Chance*

Damen

Mode- und Duftschöpferin Coco Chanel sagte selbst: »Die Chance bot sich mir, und ich habe sie ergriffen.« Jacques Polge ergriff 2002 die Gelegenheit, nochmals sein Können zu beweisen. Hyazinthe und Jasmin waren diesmal seine Lieblinge.

Chanel *Chance Eau Fraîche*

Damen

Bei diesem Duft aus dem Jahr 2007 handelt es sich um eine fruchtig-frische Eau-Version von *Chance*. Auch hier war der Parfümeur Jacques Polge.

Chanel *Chance Eau Tendre*

Damen

2010 entstand abermals unter der Hand von Meister Jacques Polge dieser leicht zitronige Duft, abgerundet mit Jasmin und femininem weißem Moschus. Beim Aufsprühen überkommt die Trägerin ein weicher, wonniger Schauer, der sanft mit der Haut verschmilzt.

Chanel *Chanel No. 19*

Damen

Mit dieser Kreation entstand 1970 ein Klassiker der grünen Duftfamilie. In *Chanel No. 19* wurden Aromen von Mairose, Florentinischer Iris und Maiglöckchen verarbeitet, eine energetische Ausstrahlung ist der Lohn des Aufwands.
19 war die zweite Glückszahl von Coco Chanel, der einflussreichsten Modeschöpferin Frankreichs. Ihr Geburtsdatum: 19. August.
Auch Männer lieben diesen Duft. Der Parfümeur war Henri Robert.

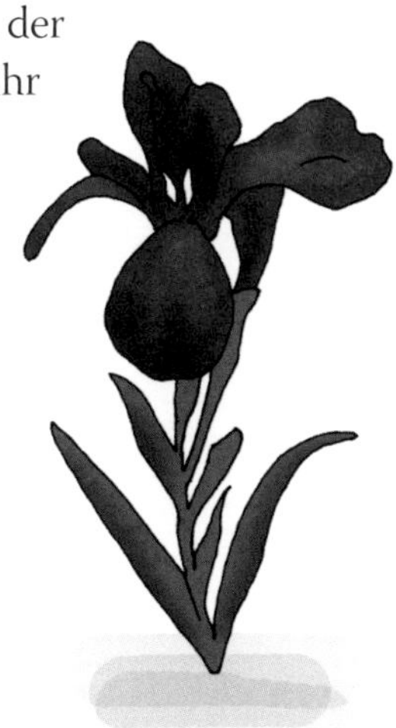

Chanel *Chanel No. 5*

Damen

Parfümeur	Ernest Beaux
Jahr	1921
Duftnote	aldehydig

Das wohl berühmteste Parfum der Welt. Der Parfümeur Ernest Beaux kreierte mit *Chanel No. 5* das erste aldehydige Parfum, es wurde ein Welterfolg. Die Modeschöpferin Coco Chanel hatte Ernest Beaux den Auftrag gegeben, ein »Parfum für eine Frau mit dem Duft einer Frau« zu kreieren.

Aldehyde sind synthetische Verbindungen, mit denen neuartige, fantasievolle Duftnoten kreiert werden können. Sie verleihen einem Duft eine besondere fruchtige, blumige Strahlkraft. In Verbindung mit Mairose und Jasmin aus Grasse und über achtzig geheimen Ingredienzien prägen sie das unnachahmliche erste Parfum von Coco Chanel.

Sie wählte den Namen *No. 5*, weil ihr die fünfte Duftprobe ihres Parfümeurs gefiel und weil die Fünf ihre Glückszahl war.

Wie die Duftformel war der Parfumflakon mit seiner nüchternen rechteckigen Form modern und bahnbrechend.

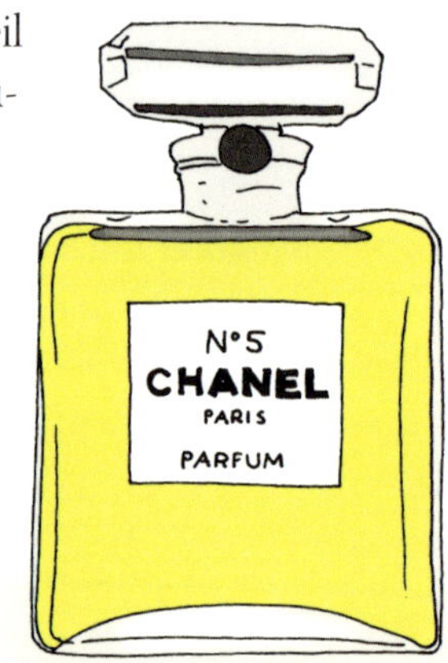

Chanel *Chanel N°5 Eau Première*

Damen

2008 kam es in Zusammenarbeit mit dem Parfümeur Jacques Polge zu einer Neuinterpretation von *Chanel No. 5*. Die altbekannten Duftkomponenten von *No. 5* wurden neuartig und erfrischend anders umgesetzt. Der Duft ist dezent, klar, luftig, aber immer noch aldehydig.

Chanel *Coco*

Damen

»Coco« war der Kosename der Mode- und Duftschöpferin Gabrielle Chanel. Im ersten Eindruck erscheint das Parfum orientalisch würzig mit zahlreichen zarten Blütennoten. Auch hier fungierte wieder Jacques Polge als Parfümeur.

Chanel *Coco Mademoiselle*

Damen

Jacques Polge zauberte 2001 diesen intensiv-frischen, Chypre-blumigen Duft.
Mairose, Jasmin und Florentinische Iris in der Herznote verleihen ihm seine blumige Eleganz.

Chanel *Cristalle*

Damen

Im Jahr 1974 entstand dieser unkomplizierte frische Duft, der eine ausgesprochene Transparenz an den Tag legt. Henri Robert vermischte grüne, blumige und zitronige Noten.

Chanel *Cristalle Eau Verte*

Damen

Jacques Polge kreierte im Jahr 2009 diese spritzig-frische Kreation. Diese ist nur in ausgewählten Boutiquen erhältlich. Das Parfum hüllt seine Trägerin in den Duft eines zarten Sommerregens.

Chanel *Cuir de Russie*

Damen

Eine Rarität, die nur in bestimmten Boutiquen erhältlich ist, brachte Chanel mit dem Parfümeur Ernest Beaux 1924 auf den Markt. Ende des 19. Jahrhunderts war das *Cuir de Russie* oder auch russisches Leder ein beliebtes Motiv, und viele Parfumhersteller kreierten Parfums für rauchende Frauen. Und genau diese Frauen spricht dieser Duft an. Die Hauptbestandteile dieses Duftes sind: dunkles Leder, Jasmin, Mandarine, Ylang-Ylang, Rose, Iris und Jasmin im Zusammenspiel mit Zedernholz, Vetiver, Amber und Vanille.

Chanel *Égoïste*

Herren

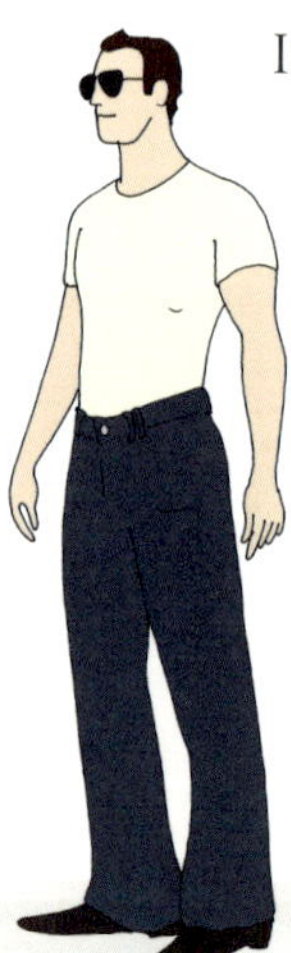

Im Jahr 1990 entsteht ein Duft für entschlossene, frei denkende Männer, die sich nicht an feste Regeln halten und keine Kompromisse eingehen. Um die ironisierend »égoïste« genannten Individualisten zu gewinnen, verwendete Jacques Polge Mandarine, Koriander, Rosen, Sandelholz und Ambrettekörner.

Chanel *Pour Monsieur*

Herren

Noch heute lieben Gentlemen diesen Duft, der den englischen Sinn für Humor und Werte wie Tradition, Raffinesse, Treue und Diskretion nach außen trägt.
Henri Robert kreierte 1955 einen Duft voller Energie mit Chypre- und Zitrusnote. 1989 wurde dieser Duft unter dem Namen *Pour Monsieur* mit unveränderter Rezeptur neu aufgelegt.

Chantecaille *Tiare*

Damen

Das Beautyhaus Chantecaille wurde von Sylvie Chantecaille 1997 gegründet. Im selben Jahr erscheint diese orientalisch-florale »Krönung« mit roter Rose, Tiare, Cyclamen, Ylang-Ylang, Jasmin, Bergamotte und Maiglöckchen.

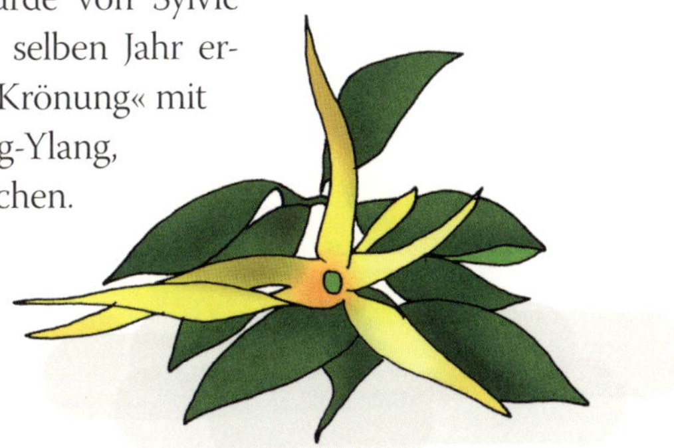

Chaumet *Chaumet*

Damen

Bei Chaumet handelt es sich um ein französisches, alteingesessenes Juwelierhaus aus Paris. In dessen Auftrag kreierte 1999 die Parfümeurin Louise Turner diesen floral-fruchtigen Duft mit Bergamotte, Tee und Johannisbeere.

C

Chloé *Chloé*

Damen

Parfümeur	Michel Almairac und Amandine Marie
Jahr	2008
Duftnoten	floral-pudrig

Junger Charme, neuer Auftritt …
Das neue Parfum *Chloé* unterscheidet sich deutlich von dem Tuberosenduft, mit dem das 1952 in Paris gegründete Modehaus in das Duftgeschäft einstieg.
Das neue *Chloé* löst das *Chloé* von 1975 ab und symbolisiert den jungen Auftritt des Unternehmens. *Chloé* ist feminin, aber weder klassisch noch »girlie-hip«, es ist ausgewogen, elegant und kühn zugleich.
Es ist dazu bestimmt, seine Trägerin jeden Tag zu begleiten.
Die Parfümeure Michel Almairac und Amandine Marie haben einen floral-pudrigen Duft geschaffen, mit den Noten von Pfingstrose, Litschi, Freesien, Rose, Magnolie, Maiglöckchen, Amber und Zedernholz.

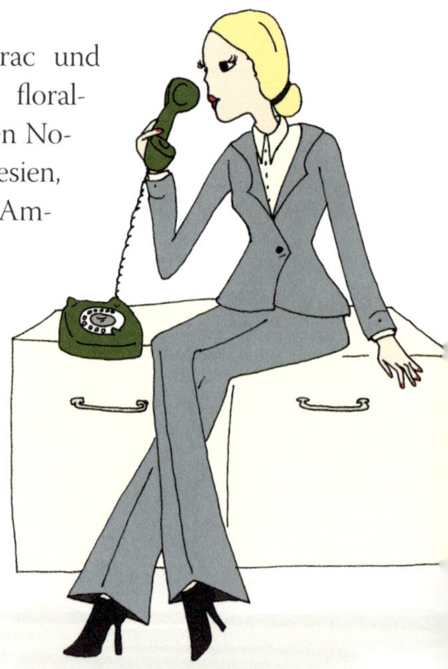

Chopard *Cascade*

Damen

Das Haus Chopard ist eigentlich für seine edlen Chronometer, Juwelen und andere Luxusgüter bekannt. Wozu man inzwischen zweifelsohne auch die Parfums zählen muss. Die Parfümeurinnen Béatrice Piquet und Juliette Karagueuzoglou haben im Jahr 2009 eine bezaubernde Geruchskaskade geschaffen. Mit Anklängen von Belle de Nuit (Wunderblume), Evening-Maiden-Orchidee, Heliotrop, edlen Hölzern, Moschus und Ambra riecht dieser Duft wunderbar weiblich und orientalisch.

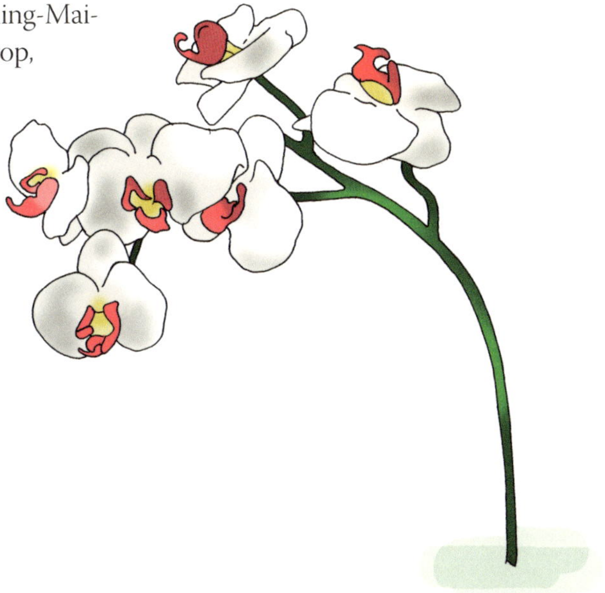

Chopard *Casmir*

Damen

Parfümeur	Michel Almairac
Jahr	1991
Duftnoten	fruchtig-orientalisch

Mit der Idee, Indische Lotusblüten in ein umfassendes Dufterlebnis einzubetten, erschuf der Parfümeur Michel Almairac für das Haus Chopard, das sich als Synomym für Luxus einen Namen gemacht hat, einen richtungsweisenden Klassiker.

Die opulente, reichhaltige, warme Komposition ist der erste fruchtig-orientalische Duft des Hauses. Kulinarische Noten von Mango, Kokosnuss, Pfirsich und Vanille verbinden sich mit Jasmin, Geranie und Maiglöckchen.

Der Flakon, gestaltet wie eine Pagode, verkörpert den hohen stilistischen Anspruch.

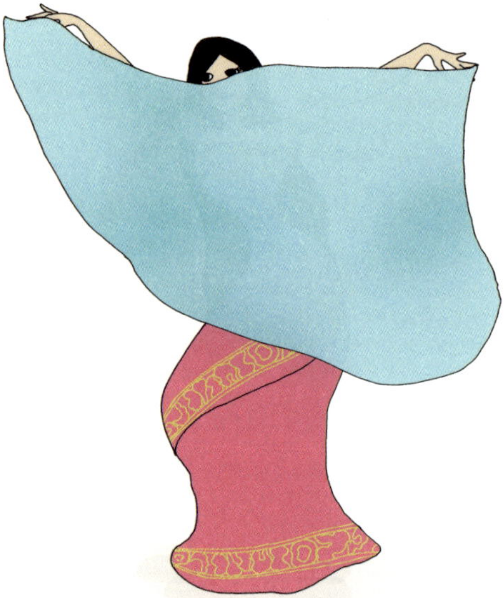

Chopard *Infiniment*

Damen

Dieser Duft aus dem Jahr 2004 mutet sinnlich-opulent und glamourös an. Der Parfümeur Alberto Morillas verwendete Absolues der Bulgarischen Rose und der Tuberose.

Chopard *Wish*

Damen

Die Parfümeurin Nathalie Lorson kreierte 1997 im Auftrag des Hauses Chopard diesen floral-orientalischen Traum. Akazienblüte, Kapstachelbeere, Geißblatt und Chinesische Goldblume verleihen ihm sein unverwechselbares Aroma. Der Flakon wurde wie ein Diamant des Juwelierhauses Chopard gestaltet.

Clive Christian *Clive Christian No. 1 for Men*

Herren

Clive Christian, führender Innenausstatter Englands, und die traditionsreiche The Crown Perfumery komponieren Düfte aus edelsten Essenzen. So entstand 2001 dies Feuerwerk von Ingredienzien. Auch der Flakon ist etwas ganz Besonderes, ihn zieren Brillanten und ein Monogramm des Besitzers.

Clive Christian *Clive Christian No. 1 for Women*

Damen

Der Damenduft, ebenfalls 2001 veröffentlicht, steht seinem männlichen Pendant in nichts nach. Auch für ihn wurden nur die edelsten Ingredienzien verwendet. Den Auftakt macht ein üppiges Blumenbouquet mit sanften fruchtigen Noten: Ananas, Pflaume, Mirabelle, Zitrus, Bergamotte und Kardamom vermischen sich mit Rosen, Jasmin, Ylang-Ylang und Orchidee. Die Basis hingegen ist cremig mit Vanille, Tonkabohnen, Sandelholz, Zedern, Ambra und Moschus.

Clive Christian *Clive Christian X for Men*

Herren

Dieses berauschende und zugleich unkonventionelle Parfum ist die neueste Kreation aus dem Hause Clive Christian, ein sehr modernes Londoner Duftwasser. Noten von Kardamom, Bergamotte, rotem Pfeffer, Zimt und Zedern verleihen dieser Kreation ihren integren Charakter.

Clive Christian *Clive Christian X for Women*

Damen

Seinen modernen Duft erhält dieses Parfum aus dem Jahr 2001 durch Essenzen von Weinbergpfirsichen, Mandarinen und Maiglöckchen. Diese hat der Parfümeur auf geschickte Weise mit Jasmin und Damaszener Rose abgerundet.

Clive Christian *1872 for Men*

Herren

Seinen Namen verdankt dieser Duft dem Gründungsjahr der Crown Perfumery. Unverkennbar in dieser Kreation von 2001 ist die Mandarinennote. Mandarine bedeutet »kleines Herz der Sonne« – und so erinnert auch der Duft an die Freuden des Sommers.

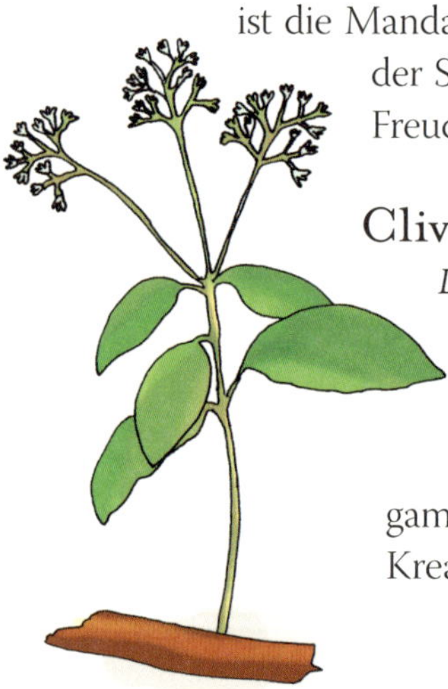

Clive Christian *1872 for Women*

Damen

Das Absolue der Mairose verleiht diesem Duft seine Exklusivität: Für einen Tropfen Mairosenöl werden 170 Blüten benötigt. Bergamotte, Guajakholz-Öl und Jasmin ergänzen die Kreation eindrucksvoll.

Liz Claiborne *Curve for Men*

Herren

Liz Claiborne ist eine US-Modeschöpferin, ihr Unternehmen gründete sie 1976 in New York. Frisches Grün, warmer Wind, Pfeffer, Mahagoni und der Duft nach Wasser verleihen dieser Schöpfung ihren charakteristischen Charme.

Liz Claiborne *Curve for Women*

Damen

Ein fruchtig-frischer Duft aus dem Jahr 1996.

Liz Claiborne *Liz*

Damen

Akkorde von Mimose, Mandarine, Sandelholz, Melone, Heliotrop, Birne, Geißblatt, Pfingstrose, Rosa Pfeffer, Ambra, Magnolie und Hyazinthe kennzeichnen diesen Duft aus dem Jahr 1996.

Clarins *Par Amour*

Damen

Im Jahr 2005 kommt dieser sinnlich-blumige Duft auf den Markt. Die Früchte des Rosa Pfefferbaumes und der Schwarzen Johannisbeere sind auf Anhieb erkennbar. Dazu gesellt sich eine subtile Nuance dér Türkischen Rose.
Der Sprühkopf ist der Form eines Herzens nachempfunden und funkelt wie ein Rubin.

Clean Parfums *Clean*

Damen

Orangen, Litsea cubeba, süße Limette und Grapefruit machen diesen Duft von 2002 zu einem sehr leichten, frischen und dezenten Duft. Hier werden, wie beim Männerduft, nur natürliche Aromen verwendet.

Clean Parfums *Clean Men*

Herren

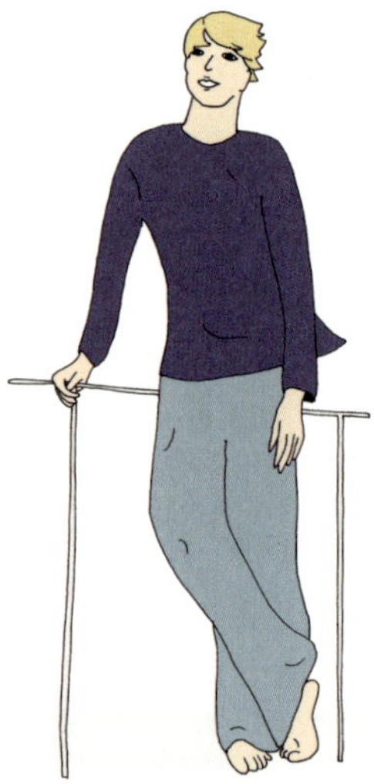

Ein klarer, unbeschwerter Duft mit natürlichen Aromen, der sich dezent auf die Haut seines Trägers legt. Die zitronig-fruchtige Frische von roter Grapefruit, Zitrone und wilder Himbeere zeichnen diesen Duft aus dem Jahr 2003 aus.

Van Cleef & Arpels *first*

Damen

Parfümeur	Jean-Claude Ellena
Jahr	1976
Duftnoten	blumig-aldehydig

Der erste Duft des Juwelierhauses. 1976 wollte Jacques Arpels seine Juwelen durch duftende Kostbarkeiten ergänzen. Der Parfümeur Jean-Claude Ellena verwirklichte den Wunsch mit einer blumig-aldehydigen Komposition. Einem spritzigen Auftakt folgen Blütennoten wie Jasmin, Tuberose und Orchidee. Der warme Ausklang beruht auf Vetiver, Moschus, Honig und Sandelholz. Der Flakon des Klassikers mit dem Ringdekor ist unverkennbar.

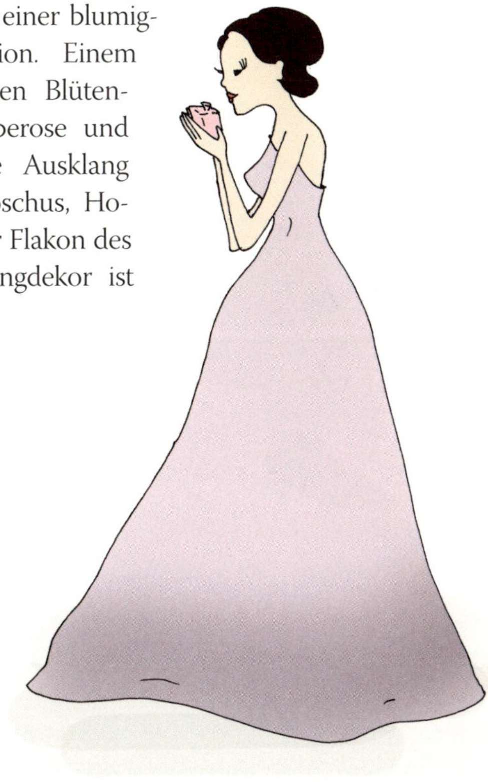

Van Cleef & Arpels *Tsar*

Herren

Holzig-eleganter Fougèreduft, aromatische und holzige Noten verbinden sich zu einem kraftvollen, männlichen Zusammenklang. Der Duft von 1989 aus dem Juwelierhaus Van Cleef & Arpels ist für den eleganten, weltgewandten und außergewöhnlichen Mann kreiert.

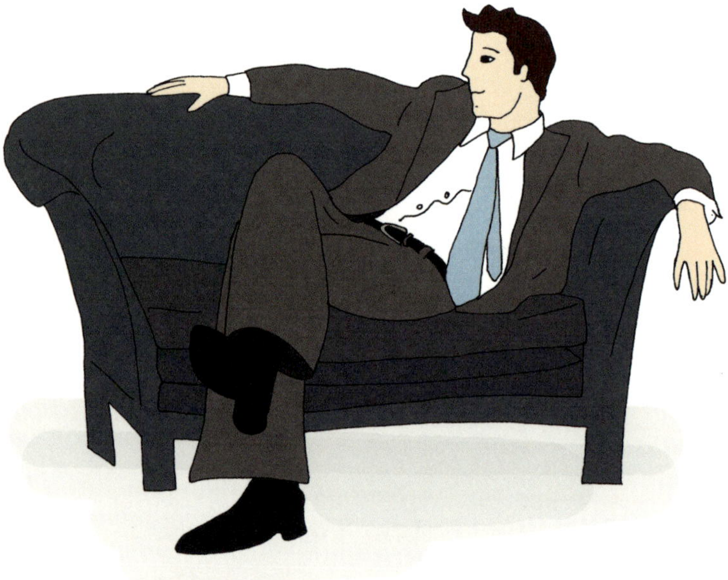

Van Cleef & Arpels *Van Cleef*

Damen

Unter Mithilfe des Parfümeurs Jean-Claude Ellena entstand 1993 ein weiterer Duft des Juwelierhauses. Orangenblüte und Ambra machen ihn sehr blumig und ladylike.

Clinique *Aromatics Elixir*

Damen

Parfümeur	Bernard Chant
Jahr	1972
Duftnoten	chyprig-holzig

Würzige, anregende Noten von Bergamotte, Koriander, ausgleichendes Rosenholz und Palmarosa, Ausstrahlung durch Aldehyde verbinden sich harmonisch mit femininem Ylang-Ylang, Orangenblüten, Jasmin und warmem Sandelholz.

Aromatics Elixir ist ein Parfum mit Kultstatus: einer der ersten Düfte aus der Aromatherapie, würzig, unverkennbar und mit über 90 Ingredienzien.

Clinique war die erste Pflegemarke, die allergiegetestete und parfumfreie Produkte anbot. Und bemerkenswerterweise wollte man nun in den Markt der Parfums eindringen. Die spezielle Komposition vertrat einen besonderen Anspruch: Sie wollte Stimmung durch Aromen, der Philosophie der Aromatherapie folgend, beeinflussen.

Der Duft ist ausgesprochen vielseitig, symbolisiert Verführung und Wohlbefinden und vereint dabei stimulierende und beruhigende Essenzen. Mit seinem chypre-holzigen Charakter ist er ein Prototyp dieser Damenduft-Richtung. Eine unvergessliche Erfahrung.

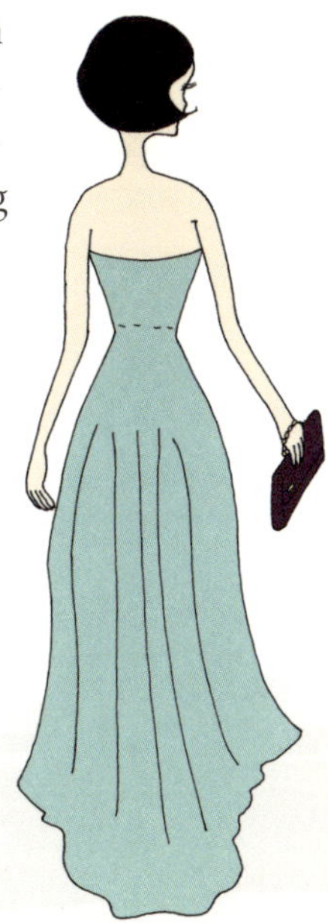

Clinique *Happy*

Damen

Aus diesem Duft spricht der Optimismus. Mit seiner starken Zitrusnote und dem intensiven Blütenbouquet tritt dieser Duft von 1998 erfrischend unkonventionell auf.

Clinique *Happy for Men*

Herren

Wie schon der Damenduft ein Jahr zuvor, ist auch die Herrenvariante optimistisch und unkonventionell. Seine Fougèrenote mit Anklängen von Zeder, Zypresse und Guajakaholz machen ihn aquatisch, belebend und luftig.

Clinique *Simply*

Damen

Sojamilch, geröstete Sojanuss und geräuchertes Holz zeichnen diesen Duft aus dem Jahr 2003 aus.

Clinique *Wrappings*

Damen

Im Jahr 1990 entstand dieser holzig-grün-aldehydige Duft, eine anspruchsvolle und wiedererkennbare Rarität.

Kenneth Cole *Black – Kenneth Cole for her*

Damen

2005 geht auch der New Yorker Designer Kenneth Cole unter die Parfumproduzenten. Er beauftragte die Parfümeurin Amandine Marie, diesen femininen, floralen Duft zu kreieren. Es dominieren frische weiße Blumennoten und dunkles Schwarzes Veilchen.

Kenneth Cole *Black – Kenneth Cole for him*

Herren

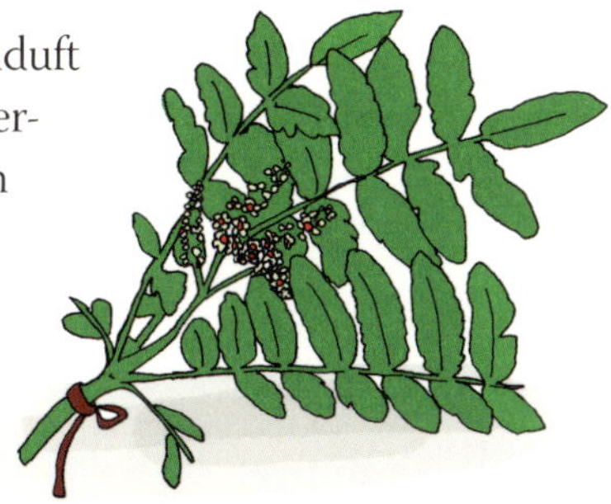

In demselben Jahr, in dem der Frauenduft herauskam, bringt Kenneth Cole einen Herrenduft auf den Markt. Durch Noten von Minze und Mandarine, Weihrauch, exotischen Hölzern sowie schwarzem Wildleder gelang den Parfümeuren Harry Fremont und Sabine de Tscharner eine holzig-warme Kreation.

Kenneth Cole *Reaction for her*

Damen

Laurent Le Guernec schuf 2006 im Auftrag des Modeschöpfers diesen frischen Duft mit seiner fruchtig-floralen und exotischen Note: Wassermelone, Gelber Mohn, Wicken und Baumwollholz geben diesem Duft seine Einzigartigkeit.

Kenneth Cole *Reaction for him*

Herren

Zitrusfrisch, grün, holzig, sinnlich und maskulin: Diese Attribute beschreiben diesen Herrenduft am besten. Parfümeur Frank Voelkl verwendete Nuancen von Grapefruit, Wassermelone und Sandelholz.

Kenneth Cole *R.S.V.P.*

Herren

Im Jahr 2008 kreierte Frank Voelkl einmal mehr ein maskulinsinnliches Duftereignis: Pfeffer, feuchtes Gras, Orchidee, Zedernholz, Vetiver und Kaschmir verleihen ihm seine Rassigkeit.

Kenneth Cole *Signature*

Herren

Diese maskuline Kreation von Frank Voelkl aus dem Jahr 2009 versprüht durch die Kombination von Veilchen, Pimentbeeren, Espressobohnen, Guajakholz und Papyrus Wärme und Eleganz.

Atelier Cologne *Grand Neroli*

Damen / Herren

Bei Atelier Cologne handelt es sich um einen Hersteller ausdrucksvoller Colognes mit Sitz in Paris und New York. Eröffnet wird das Duftfeuerwerk aus dem Jahr 2009 von Neroli und Orangeblüte, gefolgt von Limone sowie Petit Grain. Hinzu kommt ein leicht salziger Geruch, der an eine leichte Brise am Strand erinnert.

Carlo Colucci *Carlo Colucci Uomo*

Herren

Bekannt ist Carlo Colucci durch seine sportive Männermode. 2001 bringt er sein sehr würziges Parfum auf den Markt, das durch Nuancen von Zimtblättern, Vetiver und Muskatnuss eine große Strahlkraft entwickelt.

Comme des Garçons *Comme des Garçons*

Damen

Parfümeur	Mark Buxton
Jahr	1994
Dufnote	holzig

Erste Duftkreation der japanischen Modedesignerin. Rei Kawakubo, die avantgardistische Modedesignerin aus Japan, die für das Label Comme des Garçons arbeitet, präsentierte mit ihrem ersten Duft eine Kombination aufregender Noten, die jede für sich eigenständig ist. Erst auf der Haut zeigt sich, welche Komponente der sehr würzigen, aromatischen Holz- und Harznoten sich am stärksten entfalten. Darum ist die Schöpfung des Parfümeurs Mark Buxton ein Erlebnis – für Frauen und auch für Männer.

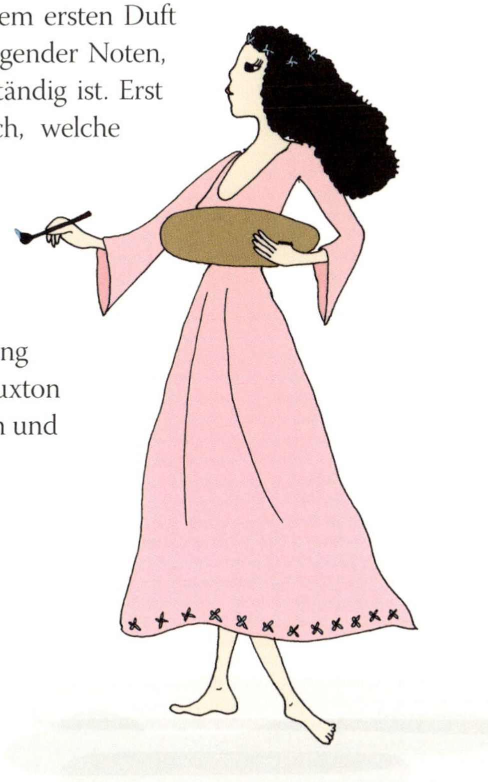

Comme des Garçons *Comme des Garçons 2*

Damen

Dieser Duft ist eine Ergänzung zum ursprünglichen Duft, aber andererseits auch wieder ein kompletter Gegensatz. Seine Unvergleichlichkeit erhält der Duft von Parfümeur Mark Buxton aus dem Jahr 1999 durch Duftnoten von Labandum, Zedernholz, Angelikawurzel, Magnolie, Weihrauch, japanischer Tinte, Patschuli und Kumin.

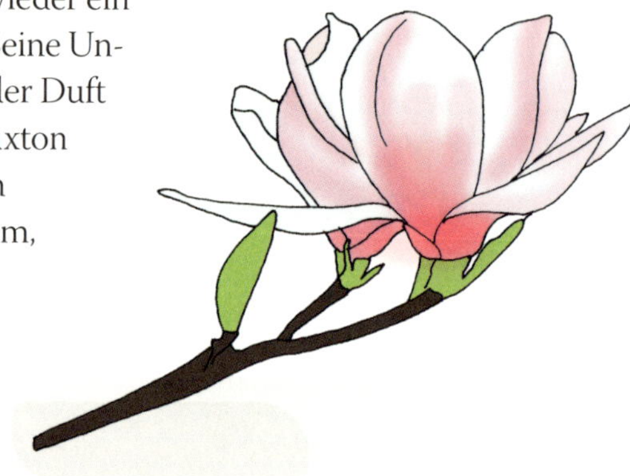

Comme des Garçons *Comme des Garçons 2 Men*

Herren

Im Jahr 2004 entstand unter der Hand von Mark Buxton dieser orientalische und eigenwillige Duft. Weihrauch, Safranblüten, Kreuzkümmel, Vetiverwurzeln, Mahagoniholz verleihen ihm Eigenständigkeit.

Comme des Garçons *Series 8: Guerrilla 2*

Damen

Das Label Comme des Garçons ist bekannt für seine Düfte mit ihrer eigenen Dynamik. Auch diese Komposition von 2006 mit ihrer blumig-aldehydigen Note versprüht einen ganz eigenen Esprit.

Comptoir Sud Pacifique *Mora Bella*

Damen / Herren

Gefühle und Sehnsüchte des Südpazifiks – über 20 Schöpfungen gibt es von Comptoir Sud Pacifique. Dieser Duft von 1987 hieß ursprünglich *Fruit Sauvage*, und genauso duftet er auch: nach Früchten, tropischen Blüten und Sandelholz.

Comptoir Sud Pacifique *Musc Alizé*

Damen / Herren

Im Jahr 1978 entstand dieser Duft mit seiner blumig-holzigen Moschusnote.

Comptoir Sud Pacifique *O'Pomelo*

Damen / Herren

Wie schon der Name ankündigt, dominieren Pomelo und Pampelmuse diesen Duft von 1978. Dazu gesellt sich eine zarte Note weißer Moschus.

Comptoir Sud Pacifique *Vanille Passion*

Damen / Herren

In dieser »Leidenschaft« aus dem Jahr 1978 findet sich die ganze Kraft der Vanilleschote wieder.

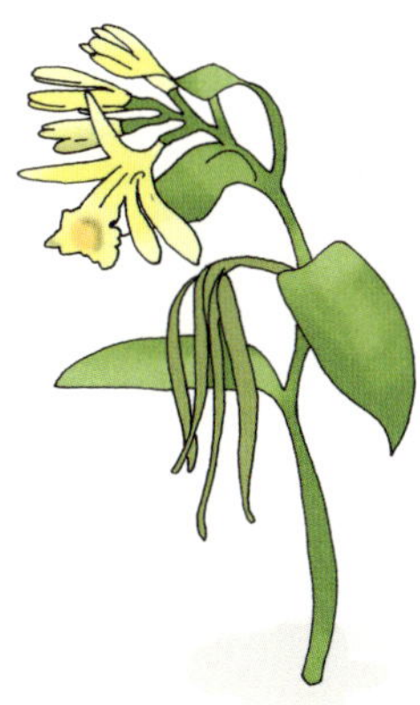

Comptoir Sud Pacifique *Aloha Tiaré*

Damen / Herren

Parfümeur	Comptoir Sud Pacifique
Jahr	1976
Duftnoten	Düfte der Südsee

Der Duft um die Tiaré-Blüte weckt Gefühle und Sehnsüchte nach den Paradiesen des Südpazifiks – die Spezialität von Comptoir Sud Pacifique.

Frangipaninoten bilden den Auftakt zu einem üppigen Dufterlebnis aus Tiaré-Blüten und Ylang-Ylang, dessen Wirkung mithilfe von Patschuli vertieft wird. Die warme Basis aus Vanille, Moschus, Kokosnuss und Benzoe führt zu einem sinnlichen Ausklang.

Aloha Tiaré zählt zu den Eaux de Voyage von Comptoir Sud Pacifique. Diese intensiveren Eaux de Parfums werden im edlen Glasflakon präsentiert. Die feine Silberlackierung und der Aludeckel erinnern an die ursprünglich für Comptoir Sud Pacifique typischen Aluminiumflakons.

Das Kosmetikunternehmen mit Sitz in Paris bietet Düfte, Hautpflege, Duftkerzen, Handtücher, Pareos und Schmuck an. Alle Artikel erinnern an Hawaii und Haiti und finden dafür ihre Inspiration bei der Blüten- und Duftvielfalt, der exotischen Schönheit der Südsee.

Fans der Marke: Denise Richards, Sienna Miller, Nicole Kidman, Brittany Murphy.

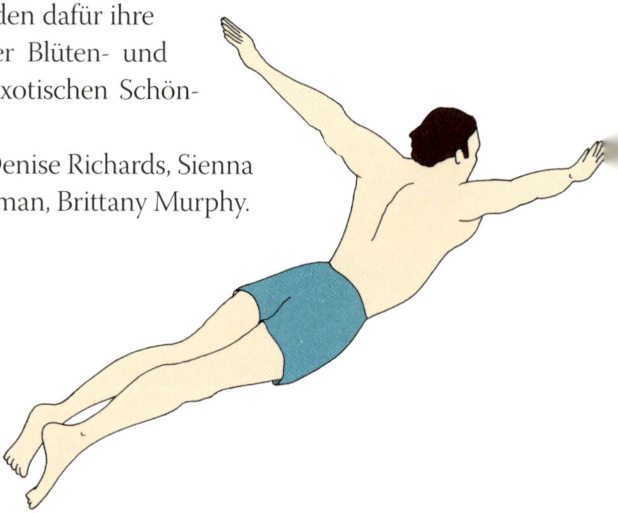

Comptoir Sud Pacifique *Aqua Motu*

Damen / Herren

Dieser Duft von 1992 erinnert an die sehnsuchtsvolle Exotik des Südpazifiks. Es sind über 20 Schöpfungen von Comptoir Sud Pacifique auf dem Markt.

Jasper Conran *Man*

Herren

Man ist die erste Kreation des führenden Mode- und Lifestyledesigners Großbritanniens – und stammt von 2003. Sein Duft ist männlich, individuell und verführerisch.
Es gibt einen Partnerduft dazu mit dem Namen *Woman*.

Jasper Conran *Mister*

Herren

Durch Noten von Balkantabak und Moschus wirkt dieser Duft von 2007 sehr britisch und dabei auch provokativ.

Jasper Conran *Mistress*

Damen

Ebenfalls im Jahr 2007 entstand dieser Partnerduft zu *Mister*. Auch dieser riecht sehr britisch, provokativ und voll. Es dominiert milchiger und süßer Moschus.

Jasper Conran *Woman*

Damen

Dieser Damenduft von 2003 vereint Minimalismus und Einfachheit mit Glamour. Die Kopfnoten von Zitrone und Ingwer machen diesen Duft sehr spritzig und energiereich.

Contessa di Castiglione *Gold*

Damen

Die Rezeptur zu diesem Duft fand der Parfümeur Stefano Frecceri 1986. Sie stammte von einer Contessa aus dem 19. Jahrhundert. Die Kreation riecht frisch-floral mit einem kräftigen Akkord von Ambra.

10 Corso Como *10 Corso Como*

Damen

Parfümeur Olivier Gullotin kreiert 1999 einen Duft mit Noten von Rose, Geranie, Vetiver, Moschus, Sandelholz und malaysischem Oudholz.
Gründerin Carla Sozzani verkauft in einem Mailänder Concept-Store, was ihr gefällt: nicht nur eine Auswahl der neuen Designerkollektionen, sondern auch Lifestyletrends aus Bereichen wie Interior Design oder Musik.

Costume National *Scent*

Damen

Ennio Capasa gründete das Unternehmen Costume National und arbeitet dort auch als Designer. Diese Schöpfung aus dem Jahr 2002 besticht durch ihre erfrischende Wärme.

Costume National *Scent Intense*

Damen

Ebenfalls im Jahr 2002 entstand dieser intensivholzige Duft. Ambra macht ihn sehr speziell und markant.

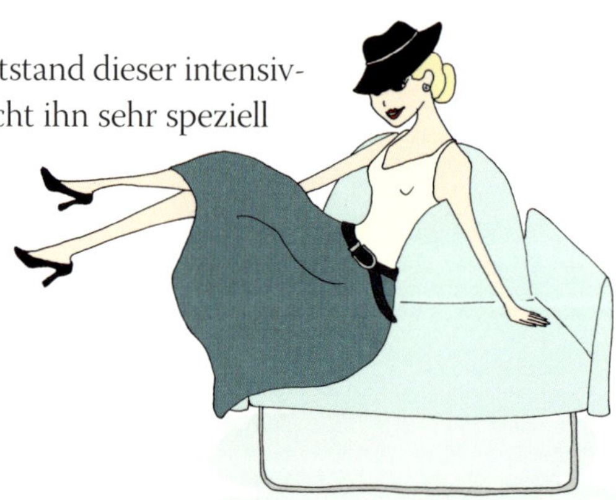

Costume National *Scent 21*

Damen

Zum 21. Jubiläum seines Hauses 2008 brachte der Designer Ennio Capasa diesen Duft auf den Markt. Weiße Milch, Orangenblüten und Safran verleihen ihm seine spezielle Note.

Costume National *Costume National Scent Gloss*

Damen

Im Jahr 2004 entstand dieser frische und zugleich süßliche »Scent« mit Noten von Orchideen und Moschus.

Costume National *Costume National Homme – Men's Fragrance*

Herren

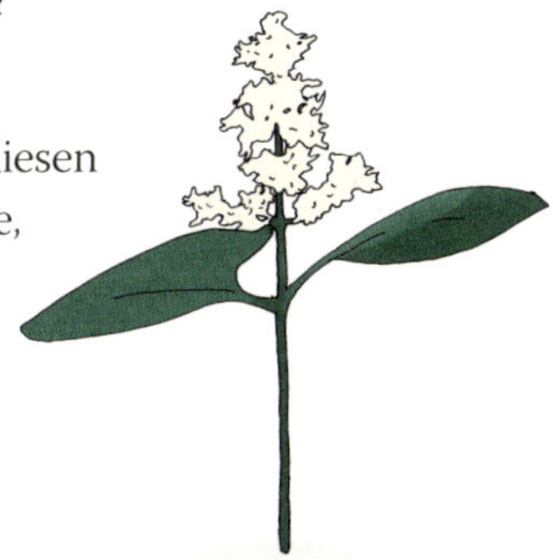

Dominique Ropion wurde 2009 beauftragt, diesen Duft zu kreieren. Bergamotte, Pampelmuse, Zimt, Thymian, Gewürznelke, Patschuli, Sandelholz und Labandum machen ihn aromatisch-holzig.

Coty *Chypre*

Damen

Schon der Name verrät die Note dieser Kreation: Chypre. Noch mehr, dieser Klassiker begründete 1917 erst die Familie der Chypredüfte. Heute ist er leider nicht mehr erhältlich.

Coty *Route 66*

Herren

Einmal auf einem Motorrad die Route 66 entlangfahren, sich den Fahrtwind um die Nase wehen lassen und nur der Fahrer, sein Motorrad und die Landschaft, vorbei an den weiten Tabak- und Blumenfeldern Kaliforniens. Davon träumen viele Männer nicht nur in den USA. Genau diese Eindrücke und Wünsche sind es, die dieser Duft aus dem Jahr 1995 einfängt. Der einfach-klare Flakon zeigt die nahezu cognacfarbene Duftkomposition, die von Nutzern oft als gleichzeitig süß und herb-männlich beschrieben wird.

E. Coudray *Givrine*

Damen

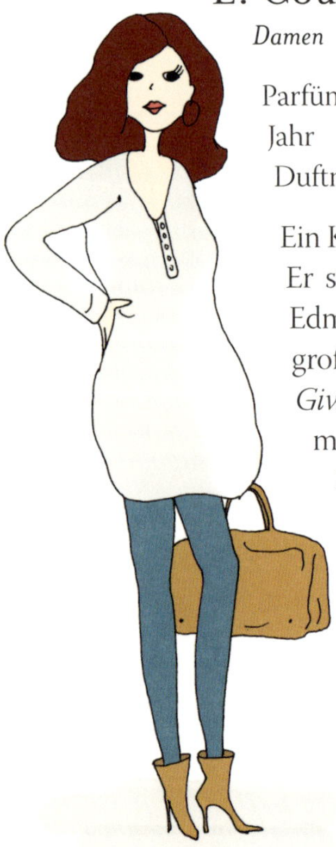

Parfümeur	E. Coudray
Jahr	1950
Duftnoten	zitronig-frisch

Ein Klassiker!

Er stammt aus dem Hause Coudray, das 1882 von Edmond Coudray gegründet wurde und zu den großen Parfumherstellern des 19. Jahrhunderts zählt. *Givrine* ist prickelnd frisch wie ein Zitronensorbet, mit hellem Ambra und transparentem Moschus.

Die Flakons sind im Stil des Art déco gehalten, wie eine Skulptur aus mattiertem Glas.

Courrèges *Courrèges 2020*

Damen

Die Kopfnoten dieses Duftes von 1997 sind Birne, Pfirsich, Rosenholz und Aprikose. In der Herznote folgen Jasmin, Rose, Lilie und Iris. Die Basis bilden Zeder, Ambra, Moschus und Sandelholz.

Courrèges *Empreinte*

Damen

Elegant und verwegen, so ist dieser Duft aus dem Jahr 1971. André Courrèges ist bekannt durch seinen architektonischen Stil und als Erfinder des Minirocks. Mit *Empreinte* kreierte er ein Zeitgeistsymbol.

Courvoisier *Courvoisier L'Edition Imperiale*

Herren

Bei Courvoisier handelt es sich um einen Cognac- und Brandyhersteller. Der Duft wurde 2006 für 25 bis 30 Jahre junge, stilsichere und dynamische Männer designt. Um dies zu unterstreichen, ist der Flakon in klassischem Design gehalten.

Jean Couturier *Coriandre*

Damen

Im Jahr 1973 entstand dieser chyprig-blumige Duft, der allerdings im Fachhandel schon seit Längerem nicht mehr erhältlich ist. Liebhaberinnen chyprischer Noten vermissen ihn sehr. In der Herznote fanden sich Veilchen, Lilie, Jasmin, Rose und Geranie.

Enrico Coveri *Paillettes*

Damen

Enrico Coveri ist eigentlich bekannt für seine farbenfrohen italienischen Modekrawatten. Mit Nuancen von Neroli, Freesie, Rosa Pfeffer, Sandelholz, Vanilleorchidee, Tonkabohnen und Ambra mutet *Paillettes* orientalisch-blumig an.

Cindy Crawford *Cindy Crawford*

Damen

Im Jahr 2002 ging das Model Cindy Crawford unter die Parfumdesigner. Mit zarter Magnolie riecht ihre Kreation blumig-süß.

Creed *Fantasia de Fleur*

Damen

Dieser Duft entstand im Jahr 1862 für Elisabeth von Österreich. Bulgarisches Rosenbouquet und Ambra verleihen ihm seine Unvergleichlichkeit. Eine Liebhaberin dieses Dufts ist Isabelle Adjani.

Creed *Green Irish Tweed*

Herren

Olivier Creed kreierte den großen Erfolg *Green Irish Tweed*: Ambra, Veilchenblätter sowie Iris lassen ihn duften wie irische Wiesen. 1760 war James Henry Creed, der Gründer dieses Labels, englischer Schneidermeister und Lieblingsschneider von Königin Victoria.

Fans dieses Duftes sind unter anderen der britische Thronfolger Prinz Charles und die Schauspieler Robert Redford und Clint Eastwood.

Creed *Himalaya*

Herren

Im Jahr 2002 brachte der exklusive Dufthersteller dieses Parfum auf den Markt, das ausschließlich wertvolle Ingredienzien verwendet.
Robbie Williams ist ein großer Fan dieser Kreation.

Creed *Love in White*

Damen

Magnolie, Bulgarische Rose, Florentinische Iris und Französische Narzissen geben diesem Duft von 2008 seine Einzigartigkeit. *Love in White* ist eine Hommage des Dufthauses Creed an die Liebe.

Creed *Love in Black*

Damen

Diese Liebe riecht nach Veilchen. Mit diesem Duft setzte das Dufthaus Creed der berühmten Schauspielerin Audrey Hepburn 2008 ein Denkmal.

Creed *Spring Flower*

Damen

Im Jahr 1996 entstand diese Schöpfung, die an Frühling und Jugend erinnert.
Ein großer Fan des Duftes ist die Sängerin Madonna.

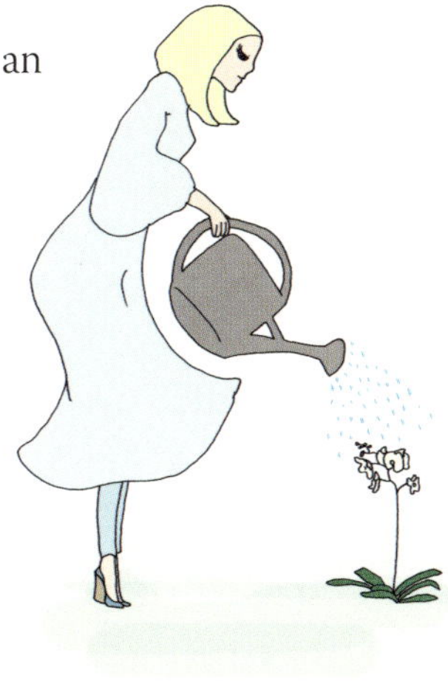

Creed *Bois du Portugal*

Herren

Parfümeur	Creed
Jahr	1806
Duftnoten	holzig-frisch

Ein triumphaler Duft für den selbstbewussten Kenner.
Der exklusive Dufthersteller Creed wurde 1760 von James Henry Creed in London gegründet. 1854 ließ sich das Familienunternehmen in Paris nieder.
Zu seinen Kunden zählten der Hochadel, und heute sind viele VIPs in seiner Fangemeinde zu finden. So ist Kevin Costner ein Liebhaber der holzigen Kreation *Bois du Portugal*.
Napoleon Bonaparte soll in drei Monaten 162 Flaschen verbraucht haben, weil er sich angeblich ständig von Kopf bis Fuß damit beduftet hatte.
Sandelholz und Vetiver stehen im Mittelpunkt der charakterstarken, klaren Komposition. Koriander, Bergamotte, Mandarine finden sich in der Kopfnote, Weihrauch im Fond.

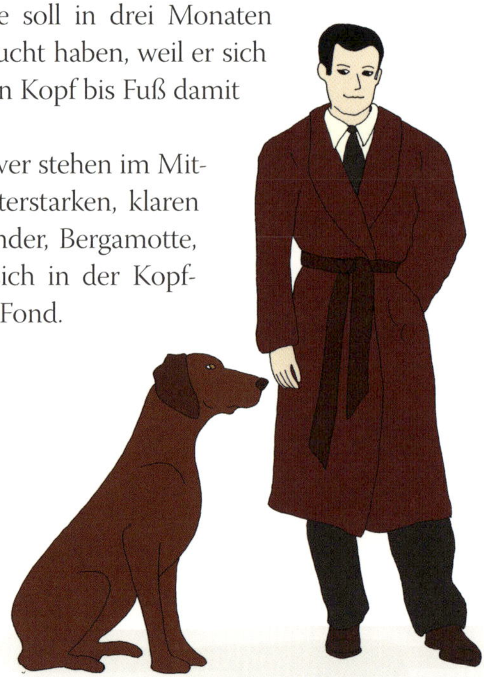

Custo Barcelona *Custo Barcelona*

Damen

Erster Duft des spanischen Designers Custo Dalmau. Ein fruchtiger Chypreduft für die mode-, kultur- und reisebegeisterte Frau. Als Parfümeur wurde Alberto Morillas 2008 beauftragt.

Czech & Speake *No. 88*

Damen / Herren

Voll holzig, frisch, markant.
Seit 1978 ist das Londoner Haus Anbieter von luxuriösen Designeraccessoires. Mit diesem Duft kreierte es 1981 ein volles, holziges, aber zugleich frisches und markantes Parfum, das Damen und Herren gleichermaßen tragen können.

Czech & Speake *Cuba*

Herren

Exotisch, entspannt und fröhlich-maskulin, so riecht dieses kubanische Abenteuer aus dem Jahr 2001.

D

Ein Duft muss die besten Augenblicke des Lebens wachrufen.
Karl Lagerfeld

Dana *Heaven Sent*

Damen

1936 brachte das Designhouse diesen klassischen Duft für den Abend auf den Markt. Das Parfum riecht feminin nach Apfelblüte, Mandarine, Jasmin, Lilie, Rose, Patschuli, Moschus, Eichenmoos und Sandelholz.

Dana *Incognito*

Damen

Blumig, frisch und exotisch, so riecht der Duft aus dem Jahr 1992. Im Gegensatz zu *Heaven Sent* ist dieser Duft für den Tag gedacht. In seiner Basis riecht er nach Moschus und Vanille.

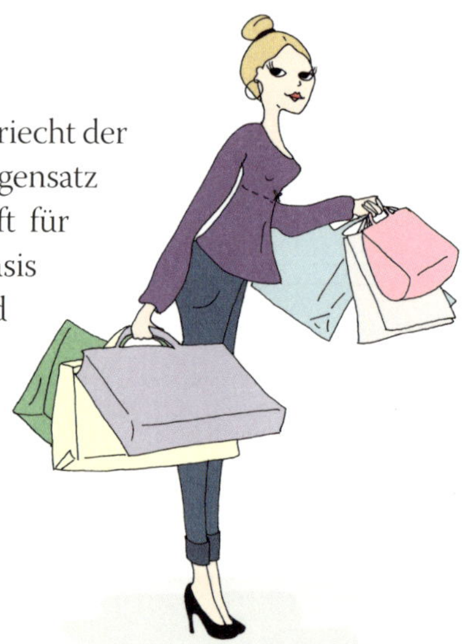

Dana *British Sterling*

Herren

Mit seinen warmen Hölzern, Zitrus, Ambra und Moos ist dieser Duft von 1965 eher etwas für den Abend.

Dana *Canoé*

Herren

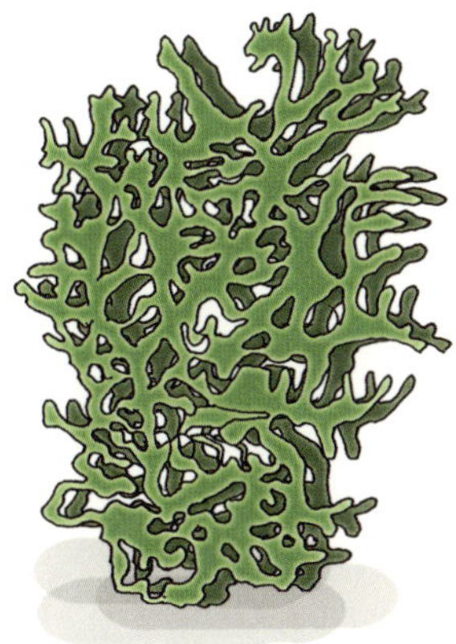

Auch dieser Duft aus dem Jahr 1936 ist für die Abenteuer der Nacht geschaffen. Er riecht spritzig nach Zitrone und Eichenmoos.

Dana *Chantilly*

Damen

Sandelholz, Moos und Orange verleihen diesem Abendduft von 1941 seine besondere Note.

Dana *Tabu*

Damen

Maître Jean Charles schuf im Jahr 1932 diesen Duft. Er hatte den Auftrag erhalten, »un parfum de putain« zu entwickeln. Es ist also kein Wunder, dass *Tabu* ein sinnlich-schockierendes Erlebnis ist, in dem Jasmin, Rose und Ylang-Ylang wetteifern. Ambra, Sandelholz und Patschuli sorgen für eine wohligwarme Basis.

D

Davidoff *Adventure*

Herren

Parfümeur	Antoine Lie
Jahr	2008
Duftnoten	frisch-holzig

Grün-frisch und zugleich würzig-weich mutet dieser Duft an. Antoine Lie schuf 2008 diese Kreation mit Mateblättern, schwarzem Pfeffer, schwarzem Sesam und Südamerikanischem Pfeffer. Der Duft polarisiert seine Anwender. In einem bekannten Internetforum werden von Anwendern völlig widersprüchliche Eindrücke geschildert. *Adventure* wird dabei als sowohl frisch, holzig, zitrisch, ledrig, pudrig, erdig als auch würzig-animalisch beschrieben. Ein wahrlich vielseitiges Duftabenteuer.

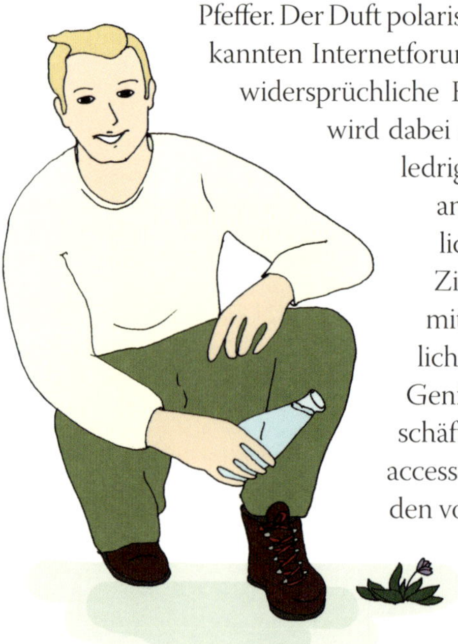

Zino Davidoff (1906 – 1994) floh mit seiner Familie vor judenfeindlichen Pogromen von Kiew nach Genf, wo der Vater ein Zigarrengeschäft eröffnete. Die Zigarren, Luxusaccessoires, Spirituosen und Düfte werden von der Trading AG produziert.

Davidoff *Cool Water*

Herren

Parfümeur	Pierre Bourdon
Jahr	1988
Duftnoten	blumig-holzig

Der Favorit bei Europas Männern!
Dieser Duft des Lifestylelabels Davidoff setzte Maßstäbe. Mit seiner fruchtig-ozeanischen Frische, dem Provence-Akkord von Lavendel, Rosmarin und Minze ist er seit seiner Einführung ein Erfolg.
In der Herznote ist Parfümeur Pierre Bourdon ein reizvoller Kontrast aus blumigen und holzigen Noten von Geranium, Jasmin und Sandelholz gelungen.
Der schlichte Flakon in Cool-Water-Blau mit glänzendem Verschluss ist Kult und wurde von dem deutschen Designer Peter Schmidt entworfen.
So ist es auch nicht verwunderlich, wenn Duftschöpfer niederen Ranges sich dieser Duftrichtung allzu wohlfeil anschlossen.

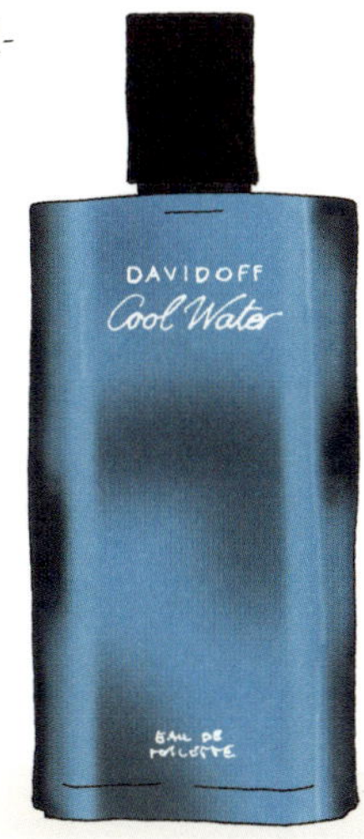

Davidoff *Cool Water Game Woman*

Damen

Wie auch *Cool Water* riecht *Cool Water Game Woman* aus dem Jahr 2006 nach einer Ozeanbrise. Akkorde von Granny-Smith-Äpfeln runden den frischen Duft ab.

Davidoff *Cool Water Game Man*

Herren

Wassermelone, Guajakholz und Moschus verleihen diesem Parfum, das 2006 auf den Markt kam, seine fruchtig-zitronige Note. Jung, natürlich und frisch wie ein klarer Märzmorgen.

Davidoff *Cool Water Wave*

Damen

Fruchtig-frisch wie ein exotischer Obstsalat duftet dieses Parfum aus dem Jahr 2007: Wassermelone, Mango, Passionsfrucht und Guave verleihen ihm dieses fruchtige Aroma.

Davidoff *Cool Water Woman*

Damen

Dieser Duft riecht blumig-aquatisch. Akkorde von Lotusblüten, Wasserlilien und Bergamotte zeichnen diesen Duft von 1996 aus.

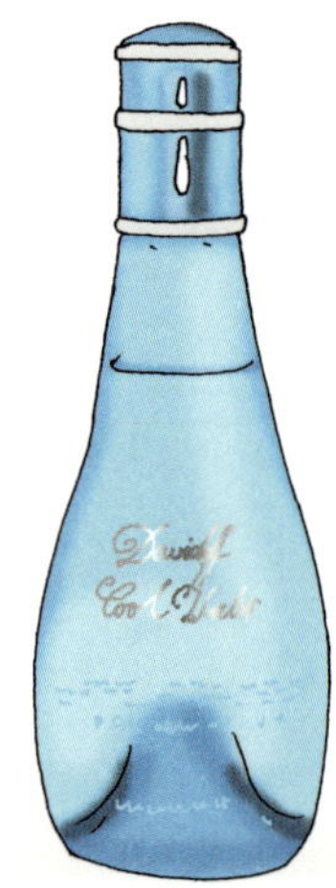

Davidoff *Echo*

Herren

2003 kreierte der Parfümeur Alain Astori diesen Duft für das Haus Davidoff, das neben seinen Düften noch Zigarren, Cognac und andere Luxusaccessoires anbietet.
Ein Metropolen-Duft mit stark maskuliner Note – metallische Akkorde mischen sich mit Holz- und Ledernoten.

Davidoff *Echo Woman*

Damen

Parfümeurin Françoise Caron schuf diesen Duft im Jahr 2004. Eine feine Grappanote und weißer Moschus verleihen diesem Duft seine Besonderheit.

Davidoff *Good Life*

Herren

Im Mittelpunkt dieses 1998 entstandenen Duftes von Parfümeur Pierre Bourdon stehen Feigenblätter. Eine fantasievolle Fougèrenote rundet dieses Parfum ab.

Davidoff *Hot Water*

Herren

2009 kommt das Gegenstück zu *Cool Water* auf den Markt. Dieser Duft riecht männlich und erotisch nach Rotem Basilikum, Absinth, Vermouth und Piment. Als Parfümeure waren hier Domitille Bertier und Olivier Polge tätig.

Davidoff *Silver Shadow*

Herren

Francis Kurkdjian kreierte 2005 diesen Duft mit warmem Ambra, würzigem Safran und frischer Bitterorange.

Davidoff *Silver Shadow Altitude*

Herren

Wacholderbeeren, grüner Pfeffer, Liebstöckel, Weiße Zeder und Kaschmirholz geben diesem Duft von 2007 seine holzige Frische.

Davidoff *Zino Davidoff*

Herren

Zino, so hieß der Gründer des Hauses Davidoff. Das Parfum duftet orientalisch nach Blüten, Rose, Sandelholz, Patschuli sowie Ambra. Lanciert wurde dieser Duft im Jahr 1986.

Alessandro Dell'Acqua *Alessandro Dell'Acqua Man*

Herren

Alessandro Dell'Acqua ist ein italienischer Couturier, der seine erste Damenkollektion 1996 in Mailand präsentierte. Diese Kreation aus dem Jahr 2005 versah er mit Zitrusnoten, Hölzern und Gewürzen.

Alessandro Dell'Acqua *Alessandro Dell'Acqua Woman*

Damen

Im Jahr 2002 ist dieser herrlich blumige Moschusduft entstanden.

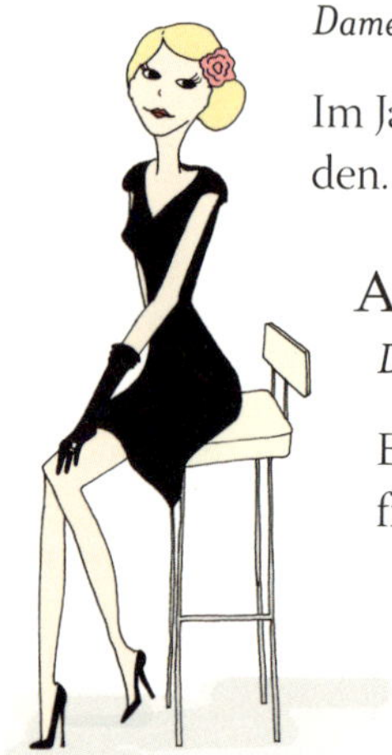

Alain Delon *Le Temps D'Aimer*

Damen

Eine würzig-blumige Duftkreation aus dem Jahr 1991 des französischen Schauspielers Alain Delon.

Designer Shaik *Blue Chic*

Herren

Mediterran frisch mit einem holzigen Fond, so duftet dieses Parfum des arabischen Luxuslabels von 1997. Der Träger fühlt sich jung und relaxt.

Designer Shaik *Blue Chic Shaik*

Damen

Gleichzeitig mit dem Männerduft erschien auch ein Partnerparfum für die Damenwelt. Anders als das männliche Pendant riecht es nicht holzig, sondern orientalisch-fruchtig nach Pfingstrose und Vanille. Auch hier fühlt sich die Trägerin nach dem Auftragen des Duftes jung und entspannt.

Designer Shaik *Blue Opulent Shaik No. 77 Men*

Herren

Im Jahr 2006 entstand dieser üppige Duft mit seiner zitronigholzigen Note.

Designer Shaik *Blue Opulent Shaik No. 33 Women*

Damen

Auch das Damenparfum duftet üppig-würzig nach Sandelholz und Rose.

Detaille *1905*

Damen

Mit den Kopfnoten Basilikum, Bergamotte, Chinesische Duftblüte und Mandarine über die Herznoten Orangenblüte, Jasmin und Narzisse entwickelt der Duft mit der Basis aus Patschuli und Eichenmoos ein orientalisches Muster.

Detaille *Aéroplane*

Herren

Hierbei handelt es sich um einen harmonischen Chypreduft der Pariser Parfummanufaktur für den trendbewussten Mann. Den Auftakt machen eine leicht zitronige Note und ein Aroma aus Limone, Bergamotte, Pimentblättern, Basilikum und Minze. Die Basis besteht aus Patschuli und Eichenmoos.

Detaille *Alizée*

Damen

Dieser Duft riecht sanft, puderig, mit holzigen und orientalischen Noten.
Die Comtesse de Presle erwarb Anfang des 20. Jahrhunderts in Paris eines der ersten Automobile. Sie beklagte sich über die trockene Haut, die sie durch den Fahrtwind erhielt, bei ihrem Freund, dem Chemiker Marcellin Berthelot. Daraufhin kreierte dieser »le Baume Automobile«, eine Feuchtigkeitscreme, die 1905 das erste Produkt der von der Comtesse gegründeten Firma Detaille werden sollte.

Detaille *Dolcia*

Damen

Blumig-fruchtig und zugleich sinnlich riecht dieser Duft. Die Wärme von Osmanthus, Ambra und holzigen Noten prägen den lang anhaltenden Eindruck.

Detaille *Escrimeur*

Herren

In diesem Duft versteckt sich eine Mischung aus Zitrone, Bergamotte und Orange. Im Herzen warten dann Vetiver, Eichenmoos und Sandelholz. Kardamom und frischer Lavendel runden das Parfum ab.

Diesel *Fuel for Life*

Damen

Auch das Modelabel Diesel brachte 2007 einen Duft auf den Markt. Dieser ist feminin und blumig-fruchtig. Eine feine Chyprenote und Jasmin unterstreichen seinen Charakter.

Diesel *Fuel for Life Homme*

Herren

Zeitgleich mit dem Damenduft ist auch der Männerduft erschienen. Er riecht kraftvoll, widersprüchlich und modern. Lavendel, Kumarin und Tonkabohne, Sternanis, Himbeere und Immortelle sorgen für ein aromatisches Feuerwerk.

Diesel *Only the Brave*

Herren

»Nur die Mutigen«, so lautet die Übersetzung des Duftnamens. Und dieses Parfum ist mit seiner Unkonventionalität wie geschaffen für den mutigen Mann. Pflanzliche Aromen und tierische Noten charakterisieren die Gegensätzlichkeit dieses Parfums von 2009. Abgerundet wird all das durch zitrische Akkorde und eine leichte Veilchennote.

The Different Company *Bergamote*

Damen / Herren

The Different Company ist ein französisches Nischenhaus, das 2000 von Jean-Claude Ellena und dem Designer Thierry Baschmakov gegründet wurde. Nach dem Weggang von Ellena zu Hèrmes wurde seine Tochter Celine Hausparfümeurin. Mit seiner Frische ist dieser Duft aus dem Jahr 2004 ideal für heiße Sommertage.

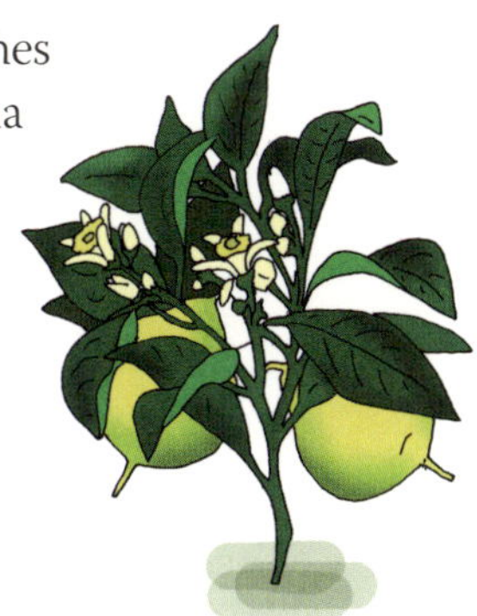

Christian Dior *Addict*

Damen

Thierry Wasser kreierte 2002 diesen pulsierenden, sexy Duft, dem Vanille, Königin der Nacht und eine seltene Kakteensorte seine Unvergleichlichkeit verleihen.

Christian Dior *Addict 2*

Damen

Inspiriert durch die Modekollektion »Dior Girly« folgte hiermit 2005 der Nachfolger des Duftes *Addict*. Charakteristisch ist das frische Blumenbouquet, das jung und lebhabft eine optimistische Weiblichkeit nachzeichnet. François Demachy war die »Nase« hinter diesem Duft.

Christian Dior *Cologne Blanche*

Damen

Im Jahr 2004 kreierte die Modedesignerin Hedi Slimane für Christian Dior das Cologne-Trio *Bois d'Argent*, *Cologne Blanche* und *Eau Noire*. *Cologne Blanche* riecht süß nach Orangenblüte und Vanille.

Christian Dior *Diorella*

Damen

Frisch und blumig, so duftet das Parfum von 1972, hinter dem der Parfümeur Edmond Roudnitska steht.

Christian Dior *Dior Homme*

Herren

Die puderige Eleganz der Iris unterscheidet *Dior Homme* von den vorherrschenden Herrenduftrends. Parfümeur Olivier Polge stellte sich im Jahr 2005 damit gegen den Mainstream.

Christian Dior *Diorissimo*

Damen

Parfümeur	Edmond Roudnitska
Jahr	1956
Duftnote	blumig

Unverkennbar und sehr beliebt: Der Duft des Maiglöckchens! Für den Modeschöpfer Christian Dior war das Maiglöckchen Talisman und Glücksbringer. Stets ließ er eine Blüte in den Saum seiner Haute-Couture-Modelle nähen.

Edmond Roudnitska komponierte – um das Maiglöckchen herum – mit Ylang-Ylang, Amaryllis und Rosenholz einen sehr romantischen Duft, der zugleich schlicht und voller Ausstrahlung ist.

Christian Dior betrachtete *Diorissimo* als den »duftenden Ausdruck seiner Seele«.

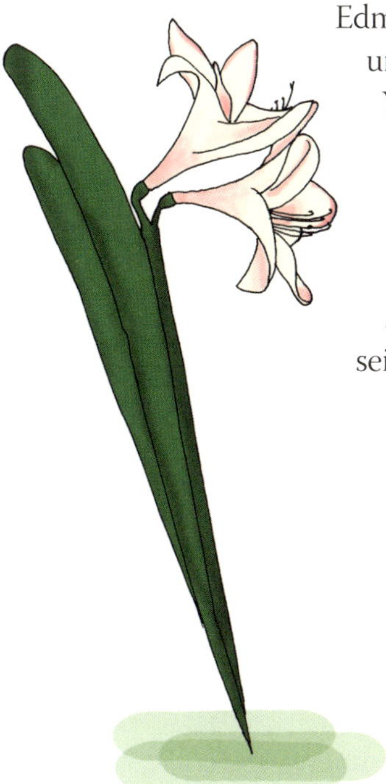

D

Christian Dior *Dolce Vita*

Damen

Rose, Magnolie, Zimt und Vanille machen diesen sinnlich-floralen Duft aus, den Pierre Bourdon im Jahr 1995 im Auftrag des Hauses Dior komponierte.

Christian Dior *Dune*

Damen

Parfümeur	Jean-Louis Sieuzac
Jahr	1991
Duftnoten	floral und erdig

Dune ist eine erdige Harmonie von Lilie, Goldlack und Pfingstrose. Diese sinnliche, florale und zugleich frisch-pudrige Komposition erinnert an goldene Dünen in der Wüste.

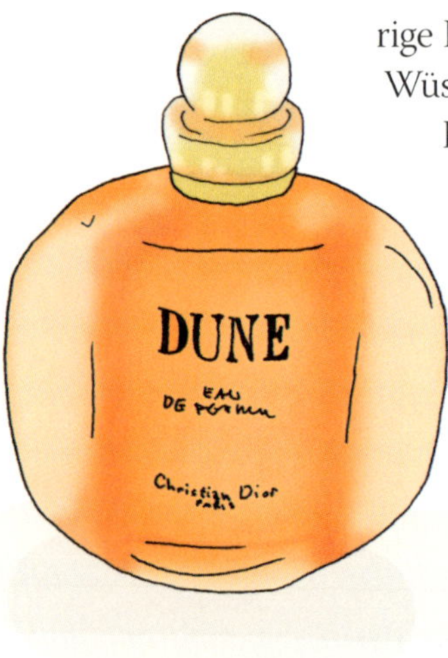

Fernweh wird mit dieser Duftmischung gleichzeitig geweckt und gestillt. Sieuzac gelang es, mit *Dune* an eine reiche Tradition des Hauses Dior anzuschließen, das kurz vor Weihnachten 1946 gegründet wurde. Offiziell wird dennoch das Jahr 1947 als Gründerjahr gefeiert. Dior wurde als Schöpfer des »New Look« berühmt. So trug er maßgeblich zum Wiederaufstieg von Paris zur Modestadt bei. Bald nach Gründung beschäftigte man sich bei Dior auch mit der Entwicklung eigener Duftlinien.

Christian Dior *Eau Sauvage*

Herren / Damen

Parfümeur	Edmond Roudnitska
Jahr	1966
Duftnoten	blumig-zitronig

Das *Eau Sauvage* aus dem Mode- und Dufthaus Dior spricht alle Männer an, die klassische, charaktervolle Düfte lieben. Auch viele Frauen zieht *Eau Sauvage* in seinen Bann.

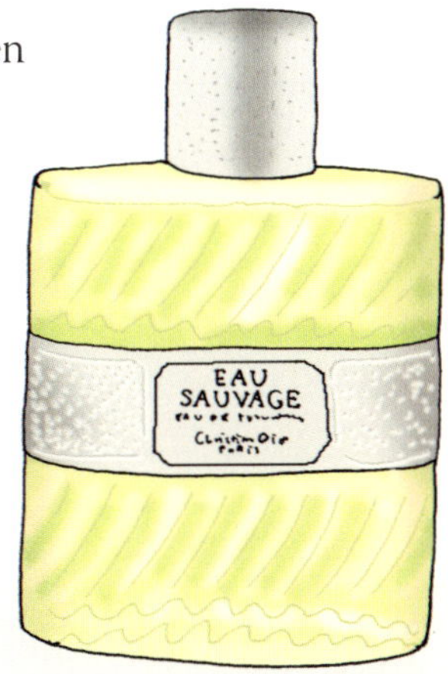

Eigentlich hatte Edmond Roudnitska einen Damenduft im Kopf, als er im Auftrag des Modehauses Dior *Eau Sauvage* erschuf, und er verlieh der Kompositon blumige Noten, die für einen Herrenduft sehr mutig waren. Aus diesem Grund wurde die frische, spritzige Komposition aus Zitrone und Petitgrain, Lavendel, Rosmarin und Basilikum, einer Spur Jasmin und Vetiver sowie einem warmen Unterton von Eichenmoos zum ersten Unisex- oder No-Gender-Duft, sprich zum Duft für Männer und Frauen.

Christian Dior *Fahrenheit*

Herren

Parfümeure	Jean-Louis Sieuzac
Jahr	1988
Duftnote	blumig

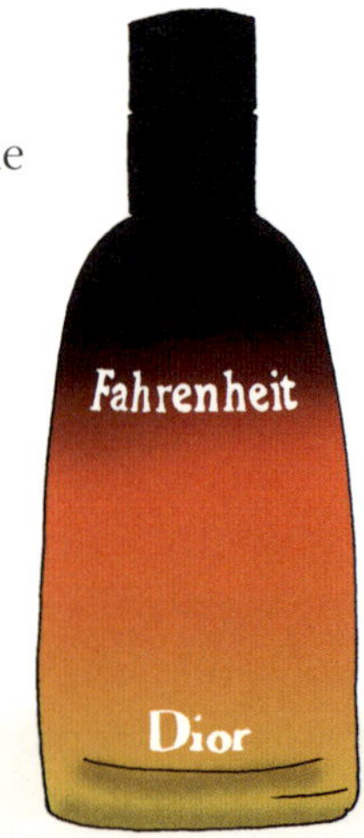

Veilchen für ihn!
Das Veilchenaroma in diesem Herrenduft ist eine Sensation. Es verleiht der Chyprekompositon eine ätherische, fast spirituelle Aura.
Die Parfümeure Jean-Louis Sieuzac und Maurice Roger haben diese Kreation mit Geißblatt, Maiglöckchen sowie Nelke zu einem harmonischen, für den Herrn absolut neuartigen Duftstil verbunden.

Christian Dior *Higher Energy*

Herren

Holznoten bestimmen diesen modernen Duft aus dem Jahr 2003. Charakteristisch ist auch sein mit klaren Linien gestalteter Flakon.

Christian Dior *Hypnotic Poison*

Damen

Die Parfümeurin Annick Menardo komponierte 1988 diesen orientalischen Duft mit Akkorden von Jasmin und Vanille. Es ist eine sehr betörende und verführerische Komposition, die nur noch von *Poison* übertroffen wird.

Christian Dior *J'adore*

Damen

Parfümeur	Calice Becker
Jahr	1999
Duftnote	blumig

Ein Kunstwerk!
Das Parfum *J'adore* ist in der Stimmigkeit von Duft, Flakon und Werbung einzigartig.
»Adorer« bedeutet, etwas zu lieben und es glühend zu verehren. »Or« (Gold) klingt im Namen an und wird in der Werbung durch ein Goldbad und beim Flakon mit dem goldenen Halsreifen umgesetzt.
In der Komposition lässt sich der typische Dior-Stil wiedererkennen. Aromatische Noten von Efeu und Mandarine vereinen sich mit dem zarten Duft der Champacablüten. Der üppige Duft von Rosen, Orchideen und Veilchennuancen bestimmen das Herz. Brombeere und Pflaume mit Mandarinenschale erhalten die Wärme von Cayenne und Mahagoni. Ein gefühlvoller Duft.

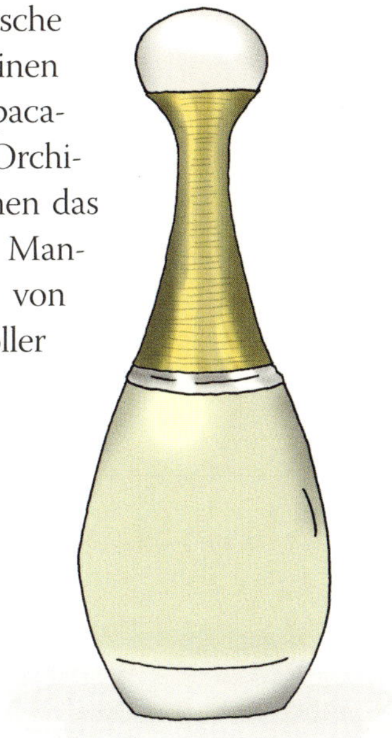

D

Christian Dior *Miss Dior*

Damen

Parfümeure	Paul Vacher und Jean Carles
Jahr	1947
Duftnoten	chyprig-blumig

Miss Dior wurde zeitgleich mit der ersten Modekollektion des Hauses präsentiert.
Ein zeitlos-eleganter Duft, definiert durch die Raffinesse klassisch grünen Chypres, ergänzt um Galbanum und Jasmin.
Christian Dior hat einmal über *Miss Dior* gesagt: »Ich kreiere dieses Parfum, um jede Frau in exquisite Weiblichkeit zu hüllen, so als ob jedes Stück Couture, das ich entworfen habe, eines nach dem anderen, dem geöffneten Flakon entströmt.« *Miss Dior* ist das erste Parfum des Hauses Dior. Zeitgleich mit dem New Look wurde *Miss Dior* im Jahr 1947 erschaffen und trägt zweifellos die Handschrift seines großen Designers.

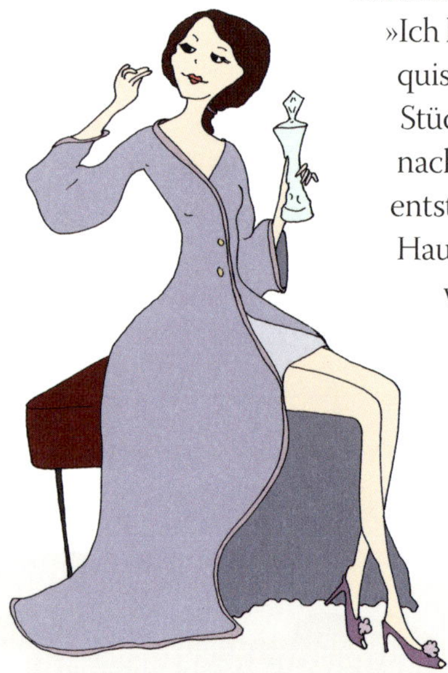

Christian Dior *Miss Dior Chérie*

Damen

Miss Dior Chérie aus dem Jahr 2005 ist die moderne Abwandlung des klassischen Duftes *Miss Dior*.
Rote Früchte, Erdbeersorbet, Popcorn, Veilchen und Jasmin sowie Patschuli lassen diesen Duft so fruchtig modern wirken. Aber auch die Chypre des Originals ist erhalten geblieben.

Christian Dior *Poison*

Damen

Provokant-verführerisch und geheimnisvoll wirken Koriander, wilde Beere, Nachthyazinthe, Orangenblütenhonig und Opoponax. Der Klassiker der Verführungskunst von 1985 wurde ein Welterfolg; ein mutiger floral-fruchtiger Duft mit besonderem Werbeauftritt.

Christian Dior *Pure Poison*

Damen

Orientalisch mutet dieser Duft des Jahres 2004 mit seinen Akkorden kostbarer Jasmin und zarter Orangenblüten an. Er setzt mit Schwung dem Erfolg von *Poison* noch eins drauf.

Diptyque *L'Eau*

Damen / Herren

Das Haus Diptyque begann 1961 mit Duftkerzen und Potpourris, *L'Eau* war 1968 die erste Duftschöpfung. Dieses meisterhafte Cologne besticht durch seine Sandelholzkomposition mit Zimt, Nelken und Geranie.

Diptyque *Philosophikos*

Damen / Herren

Im Mittelpunkt dieses Unisexduftes aus dem Jahr 1996 steht das volle Aroma der Feige.

Divine *Divine*

Damen

Bei *Divine* handelt es sich um ein Nischenparfumhaus von Yvon Mouchel aus Dinard in der Bretagne. Der Duft zeichnet sich durch eine floral-holzige Note mit Akkorden von Moschus aus.

Donna Karan DKNY *DKNY*

Damen

Im Jahr 1999 brachte die New Yorker Designerin Donna Karan ihren ersten Duft auf den Markt. Charakteristisch ist die blumig-grüne Note mit Anklängen von Zitrusfrüchten.

Donna Karan DKNY *DKNY Be Delicious*

Damen

Das Auffälligste an diesem Parfum von 2004 ist seine Apfelnote, die sich auch im Design des Flakons widerspiegelt.

Donna Karan DKNY *DKNY Be Delicious Men*

Herren

Wie auch bei der Damenvariante dominieren hier Akkorde pikanter Äpfel, zu denen sich allerdings noch der Duft nach aromatischem Kaffee gesellt. Auch dieses Parfum wird in einem apfelförmigen Flakon präsentiert.

Dolce & Gabbana *Dolce & Gabbana*

Damen

Domenico Dolce & Stefano Gabbana sind ein weltweit bekanntes italienisches Designerduo. Im Zentrum dieses elegant-blumigen Duftes stehen Mandarine, Nelke und Vanille.

Dolce & Gabbana *Light Blue pour Homme*

Herren

Ein sehr frischer, holzig-würziger und sinnlicher Duft, der das mediterrane Lebensgefühl verkörpert. Pfeffer und Rosmarin geben dem Duft seine starke männliche Nuance.

Adolfo Dominguez *Agua Fresca*

Herren

Adolfo Dominguez ist ein spanischer Modemacher mit eigenen Boutiquen. Im Jahr 1993 brachte er diesen frischen Duft mit verschiedenen Zitrusnoten sowie Holzakkorden auf den Markt.

Dorin *Un Air de Paris*

Damen

Das Maison Dorin ist für seine Luxusparfums bekannt. Schon 1780 wurde die Parfummanufaktur zum »fournisseur de la Cour«, also zum Hoflieferanten des französischen Königs, ernannt. Die Kopfnoten dieses Duftes aus dem Jahr 1888 sind Bergamotte, Mandarine und Galbanum sowie Moschus und Heliotrope. 2006 wurde der Duft neu aufgelegt.

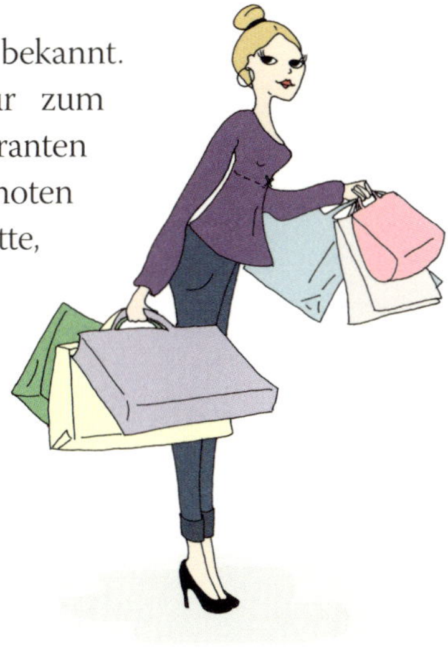

Dorissima *Goldmund*

Damen

Das Nischenparfumhaus von Doris Brugger kreierte zwei Düfte nach »Narziss und Goldmund«, dem Roman von Hermann Hesse. Charakteristisch für *Goldmund* von 2005 ist sein warmer, süß-würziger Duft.

Lucienne van Doz *Lucienne*

Damen

Erste Kreation der Comtessa van Doz, die mit Laurent Bruyère an dem Duft gearbeitet hat. Bulgarische Rose, Jasmin, Maiglöckchen, Sizilianische Bergamotte, Heliotrope und Gardenie verleihen dieser Komposition den besonderen Schliff.

Dsquared2 *She Wood*

Damen

Die Zwillinge Dean und Dan Caten aus dem kanadischen Willowdale in Ontario sind seit 1983 im internationalen Modegeschäft tätig. Ihren Firmensitz haben sie seit 1994 in Mailand. Große Erfolge feierte das Haus damit, dass es unter anderem Outfits für ein Madonna-Video und für die Fußballmannschaft Juventus Turin schneidern durfte.
Der Name des Duftes aus dem Jahr 2008 ist inspiriert von der Liebe zum Heimatland Kanada.

Dsquared2 *He Wood*

Herren

Nicht nur der Name des Duftes, sondern auch sein Geruch ist inspiriert von den Wäldern Kanadas. Der Flakon trägt einen hölzernen Rahmen. In der Kopfnote finden sich Veilchen und aquatische Noten, im Herzen folgen dann Vetiver und Zedernholz. Die Basisnote bilden Tanne, Ambra und Moschus.

Dunhill *London*

Herren

Alfred Dunhill gründete 1893 seine eigene Firma in London. Fortan stellte er Luxusartikel, Lederwaren, Uhren, Feuerzeuge und Schreibgeräte her. Sein Duft *London* aus dem Jahr 2007 riecht trotz Akkorden von Apfel, Rose, Vanille und Patschuli sehr maskulin und legt dabei noch eine orientalische Fougère an den Tag.

Olivier Durbano *Black Tourmaline*

Damen

Olivier Durbanos Duftkreationen werden allesamt von Edelsteinen inspiriert. Und dieser Duft von 2007 ist so schwarz wie der Turmalin: holzig, würzig und rauchig.

Olivier Durbano *Jade*

Damen / Herren

Im Jahr 2008 komponierte Durbano diesen aromatisch-holzigen Duft, den Männer und Frauen gleichermaßen tragen können. In der Kopfnote wird der Träger vom Duft von Pfefferminztee überrascht, der danach in Vetiver, Moos, Patschuli und Moschus übergeht. Ein sehr schöner grüner Duft.

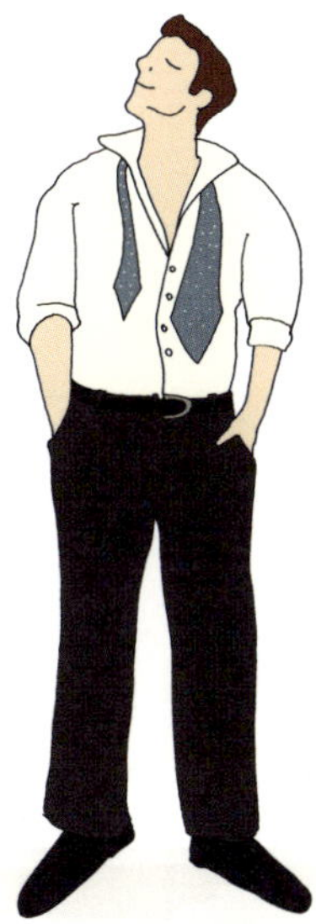

E

Pflanzendüfte sind wie Musik für unsere Sinne.
Altpersisches Sprichwort

Eau d'Italie *Paestum Rose*

Damen / Herren

Im Jahr 2006 kreierten Maria Sersale vom berühmten Hotel La Sireneuse in Positano und Sebastiàn Alvarez Morena mithilfe des Parfümeurs Bertrand Duchaufour ihren zweiten Duft. Er zeichnet sich durch eine langanhaltende Intensität der Mischung aus türkischen Rosenessenzen, Weihrauch, Wengeholz, Myrrhe und Baumharzen aus.

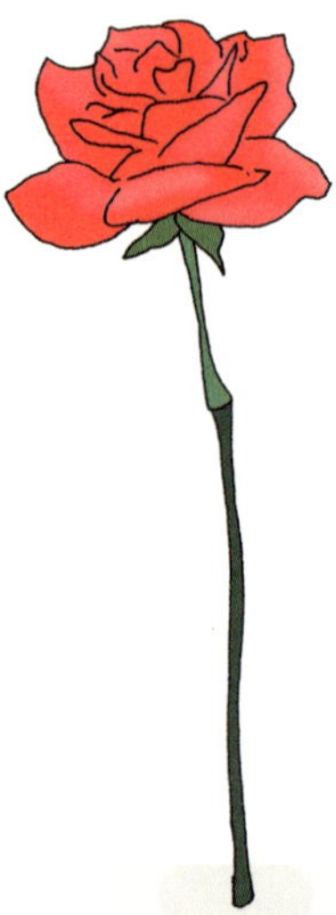

Herr von Eden *Euterpe*

Damen / Herren

Drei Duftkreationen brachte das Hamburger Modelabel 2009 heraus: *Euterpe, Eros, Éclipse*. Bei *Euterpe* dominiert der Fougèreduft. In der Kopfnote startet das olfaktorische Feuerwerk mit Bergamotte, Lavendel, Rosmarin, Koriander und Grapefruit. In der Herznote sprühen die Funken von Rosen und Nelken, bis schließlich in der Basisnote Sandelholz, Vetiver, Zedernholz und Oud zum Zug kommen.

Ellie D. *Ellie*

Damen

Jessica Dunne wurde von ihrer Großmutter zu diesem Duft inspiriert, und so veröffentlichte sie 2008 den ersten Duft ihrer Nischenmarke aus den USA. Kennzeichnend ist ein floraler Chypreduft mit weißen Blüten, Vanille, Vetiver und Moschus. Als Parfümeur engagierte sie Michel Roudnitska.

Perry Ellis *360 Degrees for Men*

Herren

Zitrus und Wacholderbeere, geführt von Salbei, Lavendel, Kardamom sowie verschiedenen Holznoten zeichnen diesen Duft aus dem Jahr 1995 aus.
Perry Ellis (1940 – 1986) war ein US-amerikanischer Modedesigner. Verschiedene Düfte folgten später im Kontext des 360-Grad-Konzepts. Marc Rosen entwarf den Flakon, und der Slogan der Werbekampagne lautete »Leben ist, wie Du es veränderst«.

Emeshel *Emeshel Rajul* *Emeshel Nubia*

Herren *Damen*

Die Emeshel-Düfte sind eine Hommage an die alten Araber. Es gibt fünf Damendüfte in der Nubia-Reihe und einen Rajul-Herrenduft. Der Parfümeur Zsolt Zólyomi hat die Düfte 2009 so konzipiert, dass sie miteinander gemischt werden können.

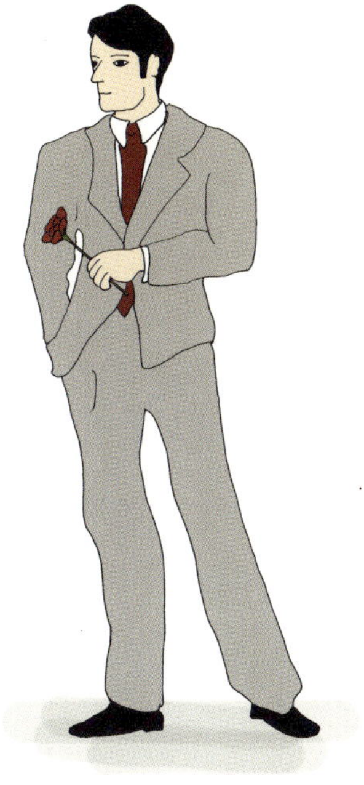

Escada *Escada*

Damen

Unter dem Motto »a girl's best friend« kam dieses Parfum 1990 zum ersten Mal auf den Markt. Und es ist wirklich ein treuer Begleiter: Mit Honigmelone und Maiglöckchen unterstreicht es seinen strahlend-blumigen Duft. Im Jahr 2005 wurde der Duft neu aufgelegt.
Das Modeunternehmen Escada wurde 1976 von Wolfgang und Margaretha Ley in München gegründet.

Escada *Magnetism*

Damen

Mit *Magnetism* kreierte Escada im Jahr 2003 einen orientalisch-weichen Duft mit Akkorden von Johannisbeere, Rose und Karamell.

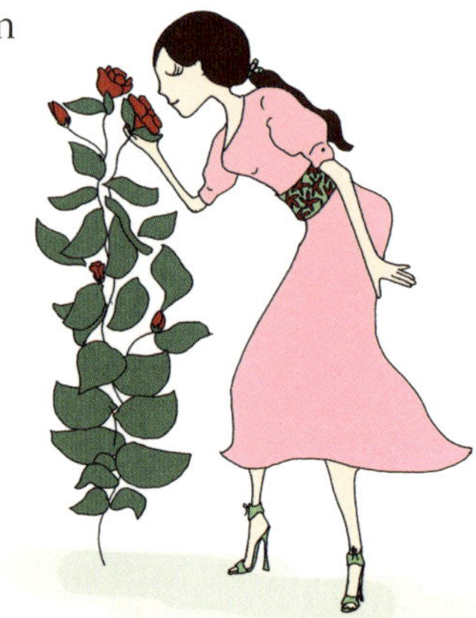

Escada *Sentiment*

Damen

Nuancen von Mairose, Johannisbeere und Sandelholz verleihen diesem Parfum aus dem Jahr 2000 seinen blumig-orientalischen Charakter.

Escentric Molecules *Escentric Molecules No. 1*

Damen / Herren

Bei Escentric Molecules handelt es sich um ein Nischenparfumprojekt des Berliner Künstlers und Parfümeurs Geza Schön. *Escentric Molecules No. 1* arbeitet mit dem Aromastoff Iso E Super, der sich bei jeder Person individuell auf der Haut entwickelt. Der Duft kam im Jahr 2005 auf den Markt.

Escentric Molecules *Escentric Molecules No. 2*

Damen / Herren

Dieser Duft von 2008 ist ebenso innovativ wie sein Vorgänger. Jedes Parfum dieser Marke ist eine Hommage an einen synthetischen Riechstoff. Dieses Mal diente Geza Schön der Duftstoff Ambroxan, einer der teuersten und kostbarsten synthetischen Duftstoffe, als Basis.

Ronaldo Esper *Hot Fusion*

Herren

Noten von Akazie, Rosa Pfeffer und weißem Pfeffer verleihen diesem Duft seine besondere Würze.

Ronaldo Esper *Graphite*

Herren

Der brasilianische Modeschöpfer kreierte diesen Duft mit Akkorden von Kreuzkümmel, Kardamom und Zimt.

Esprit *Esprit Celebration for her*

Damen

Zum 40. Firmenjubiläum 2008 veröffentlichte Esprit ein neues Parfum. Es hat eine blumig-fruchtige Note mit Akkorden von Rose, Litschi und Veilchen.

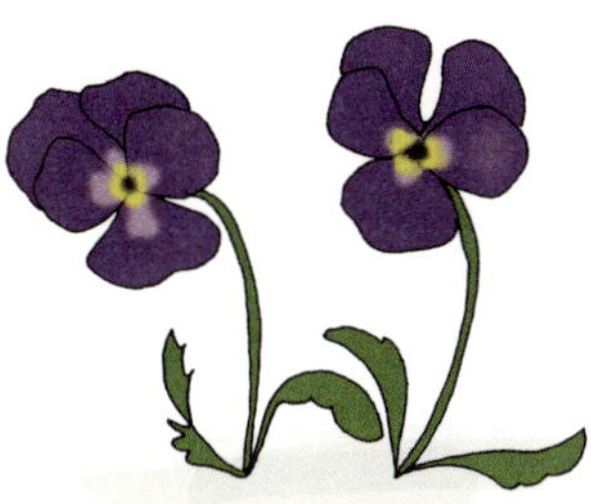

Esprit *Esprit Celebration for him*

Herren

Auch die Herren bekamen zum Firmenjubiläum einen neuen Duft komponiert. Dieser mutet sehr aromatisch mit blumig-frischen Noten an.

Esprit *life by Esprit*

Damen

Rosenknospe, Gardenie und Lotusblüte verleihen diesem Duft von 2003 seine Spritzigkeit.

L'Essence de Mastenbroek *Eau de Polder*

Damen / Herren

Ein Duftkunstprojekt von Birthe Leemeijer aus dem Jahr 2007: Der einzigartige Geruch der Polder an der Nordseeküste sollte nachempfunden werden. Das Aroma von frisch geschnittenem, getrocknetem Gras, grünen Wiesen und Feldern vor einem weiten Horizont wird vor das innere Auge gezaubert.

Estéban *Les Orientaux*

Damen / Herren

Bei *Les Orientaux* handelt es sich um eine Parfumkollektion von drei orientalischen Düften: *Oriental spice, Orientalissime* und *Ambrorient.* Es sind drei Interpretationen eines exotischen Grundthemas, jede eigenständig und doch mit der anderen verwandt.

État Libre d'Orange *Antihéros*

Herren

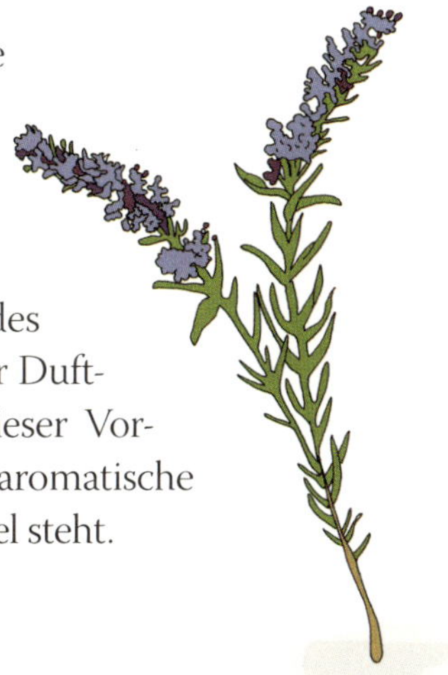

Alle Düfte von État Libre d'Orange stammen vom Parfumexperten und -designer Etienne Swardt und befreundeten Parfümeuren. Bei der Komposition der Düfte steht nicht die Wirtschaftlichkeit des Parfums, sondern die Kreativität der Duftkünstler im Vordergrund. Unter dieser Vorgabe entstand 2006 dieser holzig-aromatische Duft, in dessen Mittelpunkt Lavendel steht.

Etro *Vicolo Fiori*

Damen / Herren

Alle Etro-Düfte werden aus natürlichen Pflanzenessenzen hergestellt.
Die Idee hinter diesen Parfums ist simpel: Da alle Düfte des Herstellers übereinandergesprüht werden können, ist es jedem Menschen möglich, seinen eigenen Duft zu kreieren. In diesem Duft aus dem Jahr 1989 dominieren Glockenblume, Seerose und Lotus.

Etro *Pegaso*

Damen / Herren

Der Duft nach Basilikum entfaltet sich mit der Sonne. Dazu gesellen sich kräftige Zitrusfrüchte, Blumenaromen und ein Tropfen Moschus.

Evody *Ambre Intense*

Damen / Herren

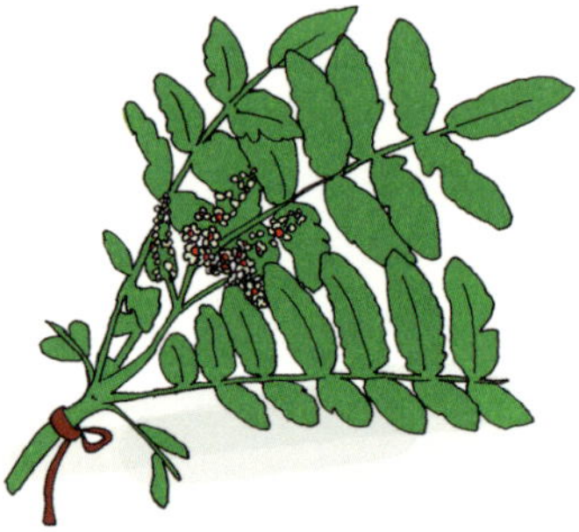

Evody ist ein kleines Parfumhaus aus Frankreich, das diesen orientalischen Duft mit Weihrauch, Holz- und floralen Noten komponiert hat. Hinter Evody stehen Régine Droin und deren Tochter Cérine.

Ex Vinis *Fragranza No. 2 – Armeniaca Vulgaris*

Damen / Herren

Opulent wie ein Dessertwein, so tritt dieser Duft aus dem Jahr 2008 auf. *Fragranza No. 2* ist einer von sechs Düften, die durch Weine inspiriert wurden. Als Parfümeur wurde Massimo dell'Acqua engagiert.

F

Die Liebe ohne Schönheit ist wie Blumen ohne Duft.
Khalil Gibran

Fabergé *Brut*

Herren

Dieser Herrenduft von 1964 wurde in den 1970ern Kult. Edel und würzig, mit Lavendel und Ambra tritt er im grünen Flakon auf.
Mehr als für seine Düfte ist das Juwelierhaus Fabergé berühmt für die Fabergé-Eier. 1968 wurde *Brut 33* eingeführt, bei dem die Duftkonzentration auf 33 % des Originals reduziert wurde. Elvis Presley war ein großer Fan dieser Duftkreation.

Façonnable *Façonnable*

Herren

Ein Gentlemanduft, der sich ebenso elegant präsentiert wie die Mode des Hauses Façonnable.
Die Komposition aus dem Jahr 1994 besticht durch eine intensive Frische mit Minze und dem Polar Ozon. Damaszener Rose und Chinesische Geranie verleihen der Kreation eine sanfte blumige Note.

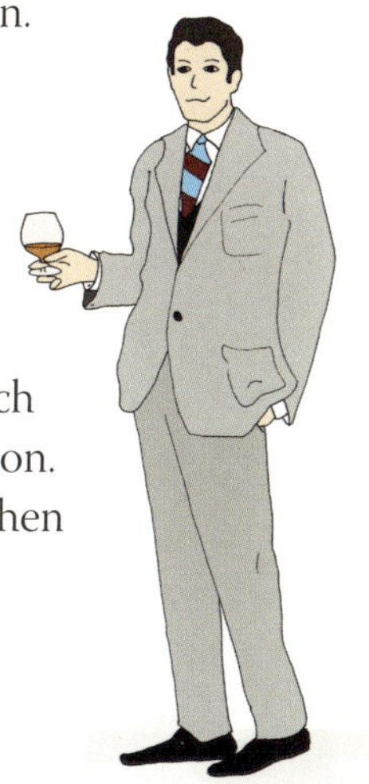

Johann Maria Farina *Eau de Cologne*

Damen / Herren

Parfümeur	Johann Maria Farina
Jahr	1709
Duftnoten	frisch-blumig

Das erste und älteste Eau de Cologne!

Das zitrus-grüne Eau de Cologne ist der Vorläufer des berühmten *4711.* Es vertritt den klassischen Aufbau eines Eau de Cologne:

Kopfnote: Bergamotte, Zitrus,

Herznote: Galbanum, Jasmin, Veilchen,

Basisnote: Sandelholz, Zedernholz, Olibanum, Moschus

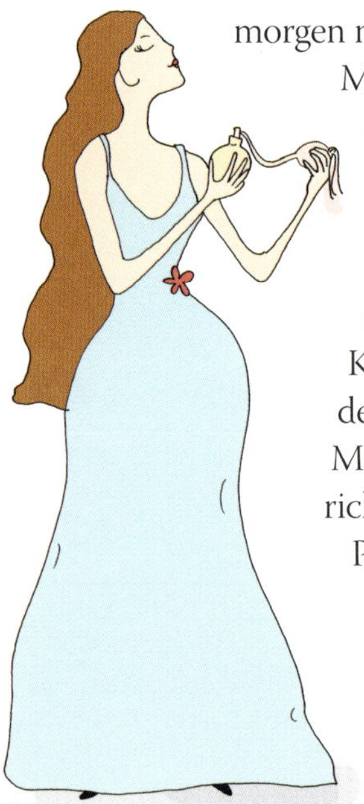

Der Duft erinnert an einen italienischen Frühlingsmorgen nach dem Regen. Der Parfümeur Johann Maria Farina (1685 – 1766) nannte seinen Duft zu Ehren Kölns Eau de Cologne (»Wasser von Köln«) und machte die Stadt damit weltberühmt.

Farina ist zudem die älteste Parfummanufaktur der Welt. Zu ihrer erlesenen Kundschaft zählten Napoleon, Honoré de Balzac, Johann Wolfgang von Goethe, Mark Twain, Oscar Wilde, Marlene Dietrich, Indira Gandhi, Romy Schneider und Prinzessin Diana.

Heute stellt die Familie Farina in der achten Generation das originale *Eau de Cologne* her.

Johann Maria Farina *Russisch Leder*

Herren

Im Jahr 1967 kreierte Parfümeur Hugo Janistyn diesen chyprig-maskulinen Duft mit Akkorden von Farn, Zedernholz, Vetiver und moosigen Noten.

Farmacia SS. Annunziata dal 1561 *Ambra Nera*

Damen / Herren

Farmacia SS. Annunziata dal 1561 ist ein italienisches Traditionshaus für Raumdüfte und Parfums. *Ambra Nera* besitzt starke Vanillenoten, die durch Zypresse, Eukalyptus, Ambra, Benzoin, Vetiver und Patschuli verfeinert werden.

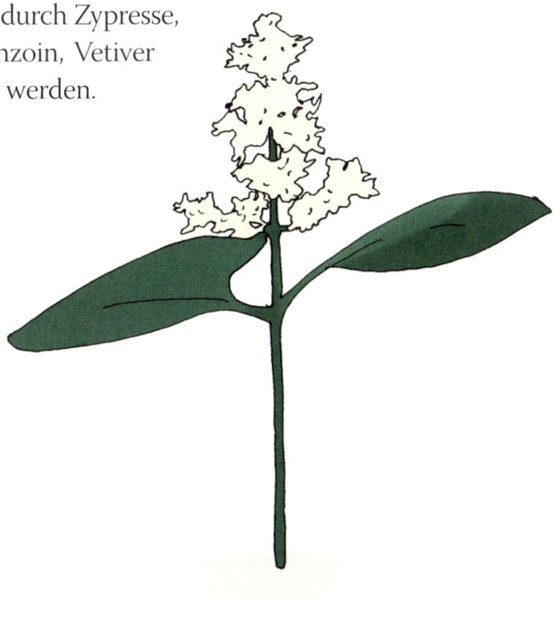

Jacques Fath *Green Water*

Herren

Parfümeur	Vincent Roubert
Jahr	1946/1993/2008
Duftnoten	grün, zitrisch, würzig

Eine Herrenduft-Legende!
Der Klassiker präsentiert sich seit 2008 in neuer Aufmachung und in modifizierter Rezeptur.
Green Water wurde 1946 eingeführt und versprüht wie kaum ein anderer Duft einen spontanen grünen Charakter. Jacques Fath wollte damals mit seiner Kreation einen Trend bei den Männern setzen.
Mit einer Komposition aus Petitgrain, Mandarine, Kümmel, Basilikum, Jasmin, Ingwer, Maiglöckchen und Moschus, Moos, Ambra ist ihm das gelungen.
Nicht nur Hollywoodstar Yul Brunner zählte zu seinen Fans.
Jacques Faths Modekarriere begann 1936, 1949 wurde er mit dem Mode-Oscar ausgezeichnet.

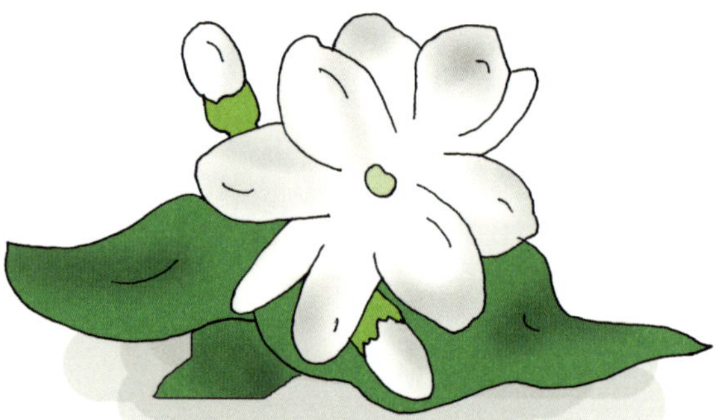

Fendi *Palazzo*

Damen

Die Essenz der ewigen Stadt Rom zu kreieren, das war das Ziel des Hauses Fendi im Jahr 2007. Dabei ist dieses wunderbar blumig-holzige Parfum entstanden.
Fendi ist vor allem bekannt für elegante Lederwaren, Pelze und eben Düfte.

Salvatore Ferragamo *F by Ferragamo*

Damen

Beim Anblick des Flakons dieser Kreation dürfte beinahe jeder Frau das Herz aufgehen: Er hat die Silhouette eines High Heels. Hinzu kommt der schöne blumig-orientalische Duft, der die feminine Seite der Frau perfekt zur Geltung bringt.
Die Form des Flakons ist nicht zufällig gewählt. Salvatore Ferragamo, der Namenspatron dieses Labels, machte sich in der Welt der Schuhe einen großen Namen: Seine Peep-Toes sind ein Must-Have.

Salvatore Ferragamo *Incanto Bliss*

Damen

Eine frische und zugleich elegante Kreation aus dem Jahr 2009, die zum Träumen anregt. Taufrische Früche wie Yuzu, Apfel und Kumquat bilden die Kopfnote, der im Herzen Seerose und Rose folgen. In der Basis wird diese Komposition von Sandel- und Zedernholz abgerundet.

Ferrari *Ferrari Uomo*

Herren

Was könnte den Luxus eines Ferraris besser unterstreichen als das passende Parfum? Der Duft hat eine ledrig-holzig Note, die an den Geruch eines neuen Wagens erinnert. Ein würziger Duft für luxusaffine Männer um die 30!

Gianfranco Ferré *In the Mood for Love*

Damen

»In der Stimmung für Liebe«, diese Kreation aus dem Jahr 2009 macht ihrem Namen alle Ehre. In der Kopfnote tritt weiße Rose, das Symbol für die Liebe auf den ersten Blick, gemeinsam mit Magnolie und Tamarinde auf. In der Herznote verschmelzen Jasmin und Maiglöckchen mit Zedernholz, Orangenblüten und roten Rosen. Für die Basisnote verwendete Parfümeur Maurice Roucel weißen Moschus, rotes Sandelholz und Amber.

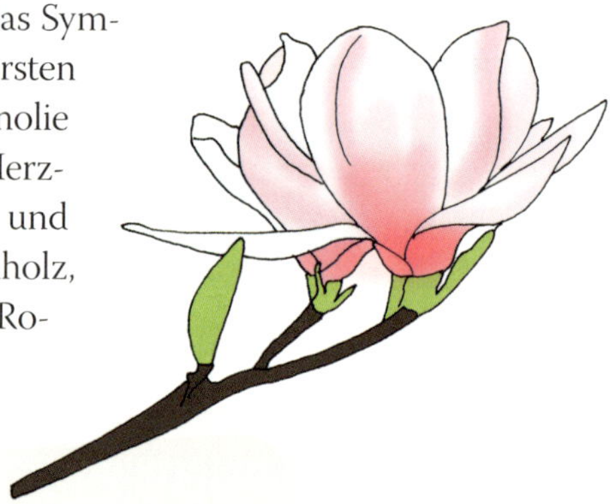

Alberta Ferretti *Alberta Ferretti*

Damen

Im Jahr 2009 kreierte die Modedesignerin, die mit 24 Jahren ihre erste eigene Kollektion entworfen hatte, zusammen mit Sophie Labbé ihren ersten Duft.
Vom Kopf zur Basis geht die Duftbewegung von blumig-frisch mit Bergamotte und Freesie über Wicke und Ylang-Ylang zu würzig-erdig mit Amber und Patschuli.

Fifi Chachnil *Fifi Chachnil*

Damen

Die Frau hinter dieser Marke heißt Delphine Véron und entwirft seit 1984 typisch französische Lingerie. Ihr erster Duft aus dem Jahr 2005 nimmt die sinnlich-selbstbewusste Linie ihrer textilen Verführung auf und zelebriert den Zauber der 1950er-Jahre. Zitronen, Mandarinen und Koriander verleihen der Kopfnote eine zarte Süße. Das Herz bilden Rosen und Maiglöckchen mit einem Hauch von Leder. Ambra und Tabak runden schließlich den orientalisch-floralen Charakter dieser Komposition ab.

Filles Des Illes *Floral Solaire*

Damen

Parfümeurin Céline Ellena kreierte 2009 dieses fruchtig-florale Nischenparfum aus Frankreich.

Fiorucci *Fiorucci*

Damen

Dieser fruchtige Floralduft von 1999 stammt von der bekannten Modemarke aus Italien, die 1967 von Elio Fiorucci gegründet wurde. Der Stil war die gelungene Fusion von »Italianita« und »Swinging London«. Später brachte man den italienischen Stil nach New York mit Andy Warhol und der jungen Madonna als Kunden.

Cristiano Fissore *Cashmere for Men*

Herren

Das ist Cristiano Fissores Interpretation edlen Kaschmirs. In einer dezenten Flasche verbirgt sich seit 2007 eine Komposition aus verschiedenen Holznoten, Vetiver, Ingwer, Patschuli und Ambra.

Florascent Duftmanufaktur Karlsruhe *Aqua Floralis Mimosa*

Damen

Dieser Frühlingsduft aus dem Jahr 2003 wurde um die südfranzösische Mimosenblüte herum kreiert. Eine pudrige Basis mit Tonkabohnen und transparentem Rosenholz verleihen diesem Parfum den letzten Schliff.

Floris *Santal*

Herren

Das traditionsreiche Londoner Dufthaus Floris brachte 2002 diese Komposition auf den Markt. Lavendel, grünes Gras, Gewürznelke, Pfeffer, Muskatnuss und Sellerie kennzeichnen diese Kreation.

Floris *White Rose*

Damen

Ein sanfter, warmer Duft, der schon im Jahr 1860 komponiert wurde. Im Zentrum stehen weiße Blumen wie Rose, Jasmin und Nelken, dazu noch ein Hauch Veilchen. 2003 wurde dieses Parfum neu aufgelegt.

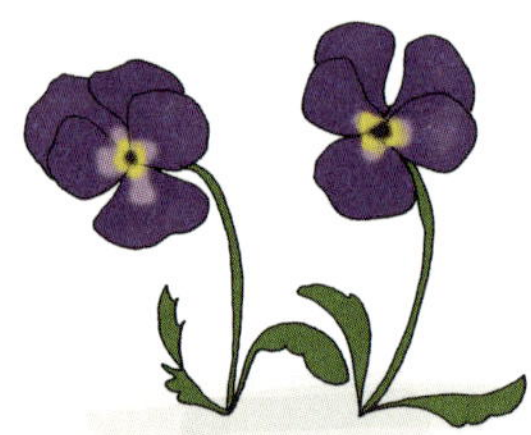

Floris *China Rose*

Damen

Pfirsich, Salbei, Gewürznelke, Ylang-Ylang, Geranium und Rose machen diese Kreation von 2002 exotisch, stark und edel.

Floris *JF*

Herren

Ein Duft für den dynamischen Mann mit starkem Charakter. Fougère und grüne Noten von Kräutern, Farn, Wacholder und Zypresse sorgen für seinen erfrischenden Charme.
Die Initialen des Gründers des Dufthauses, Juan Famenias Floris, standen 1992 für den Namen dieses ausdrucksstarken Parfums Pate.

Floris *Limes*

Damen / Herren

Wie schon der Name verspricht, steckt in diesem Flakon ein fruchtiger Zitrusduft – und das seit 1806.

Tom Ford *Black Orchid*

Damen

Im Mittelpunkt dieses faszinierenden Duftes steht die schwarze Orchidee, die durch seltene schwarze Trüffel perfekt ergänzt wird.

Tom Ford *Grey Vetiver*

Herren

Vetiver ist die Liebingsduftnote des Mode- und Duftdesigners Tom Ford. Deshalb fand sie sowohl in der Kopf-, Herz- als auch der Basisnote Eingang in diesen lässigen und zugleich eleganten Duft aus dem Jahr 2009.

F

Tom Ford *Tom Ford for Men*

Herren

Aromatisch, überraschend blumig und zugleich doch klassisch, so kann man diesen Duft beschreiben. Basilikum, Veilchen, Ingwer, Grapefruit, Orangenblüten und Lavendel sind dafür verantwortlich. Für den rauchigen Abschluss sorgt ein Akkord von Tabak.

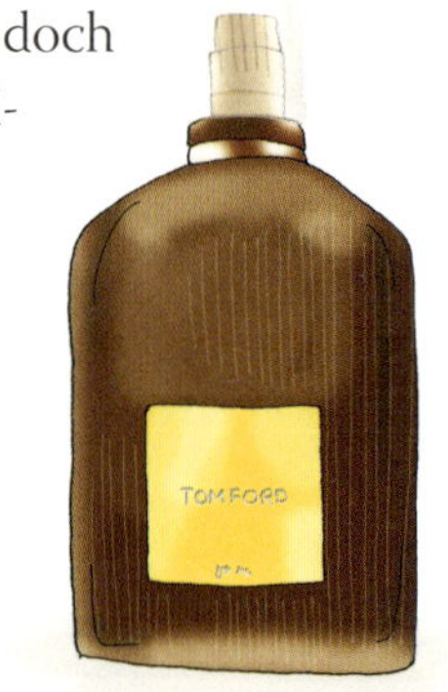

Tom Ford *White Patschuli*

Damen

Die Tiefe von reinstem Patschuli macht diese Kreation von 2008 sinnlich, holzig und weich.

Fragonard *Belle de Nuit*

Damen

Ein voller Duft aus Blüten, Früchten und einem Moschusfond, komponiert von dem traditionellen französischen Parfumhersteller, der 1926 in Grasse gegründet wurde. Noch heute kann man dort ein Museum bewundern. Grasse ist das Mekka des Geruchs.

Fragrances of Ireland *Inis*

Damen / Herren

»Inis« ist das gälische Wort für »Insel«. Der Duft »made in Ireland« avancierte seit seiner Einführung 1998 zu Irlands bestverkauftem Parfum. Sein frischer Cologneduft, der den Träger an das Meer erinnern soll, machen ihn einzigartig.

Frank Los Angeles *Frank*

Herren

Ein Nischenduft von 2005 aus Los Angeles, in Auftrag gegeben vom Betreiber des Onlineshops Luckyscent. Die Komposition versprüht eine orientalisch-würzige Note durch Akkorde exotischer Kräuter und grüner Teenoten.

Frapin *Frapin 1270*

Damen / Herren

Das französische Cognacunternehmen, welches 1270 gegründet wurde, veröffentlichte 2002 diesen von Beatrice Cointreau kreierten orientalisch-würzigen Duft, in dem sich viele Lebensmittelnoten finden: Orange, Pflaume, Haselnuss, Kaffee, Kakao, Tonkabohne, Vanille und Honig.

Isotta Fraschini *Isotta Fraschini Profumo Uomo*

Herren

Im Jahr 2007 kam der erste und einzige Duft des italienischen Motorenherstellers, der früher auch Automobile produzierte, auf den Markt. Das Parfum ist wie eine Reise im Oldtimer durch die Hügel- und Berglandschaften Italiens: immer wieder aufregend und doch neu – der Duft von Limone, Zypresse, Zedernholz und Benzoe.

Frau Tonis Parfum *No. 38 Maiglöckchen*

Damen / Herren

Im Jahr 1930 entstand unter der Nase des Parfümeurs Harry Lehmann dieser leichte, zarte und spielerische Duft der traditionsreichen Berliner Parfummanufaktur. Alle Kreationen dieser Marke können von Männern und Frauen gleichermaßen getragen werden. *No. 38 Maiglöckchen* war einer der erfolgreichsten Düfte.

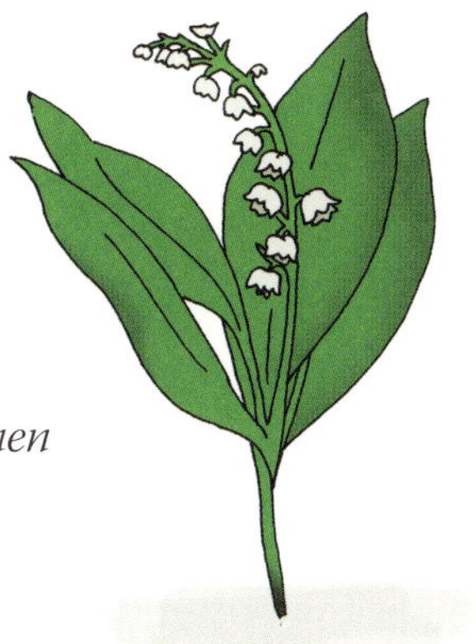

Frau Tonis Parfum *No. 58 Tulpe*

Damen / Herren

Dieses Parfum holt den Frühling auf die Haut. Frisch steht die Tulpe im Mittelpunkt dieser außergewöhnlichen Duftkreation.

French Connection UK *FCUK Him*

Herren

Ein moderner Duft des Modelabels aus Großbritannien für den extravaganten Mann von heute aus dem Jahr 2003: sexy, holzig, maskulin.

Anat Fritz *Anat Fritz*

Damen

Durch die Kindheitserinnerung an den Wäscheschrank ihrer Großmutter, in dem sie so gerne saß und wo sie an den Lavendelsäckchen roch, wurde die Berliner Strickdesignerin Anat Fritz zu ihrem gleichnamigen Parfum inspiriert. Kreiert wurde der Duft 2006 in Zusammenarbeit mit Parfümeur Harry Lehmann. Die Komposition überzeugt durch Lavendel, Vetiver, Zedernholz und Patschuli.

Antonio Fusco *Antonio Fusco Uomo*

Herren

Ein mediterraner Duft aus dem Jahr 2004 mit typischen Mittelmeernoten, der an die Heimat des italienischen Modeschöpfers erinnert. Dabei bleibt die Kreation stets klassisch-frisch und würzig.

G

Der Duft der Dinge ist die Sehnsucht, die sie uns nach sich erwecken.
Christian Morgenstern

Gainsboro *G-Man*

Herren

Der Geruch nach Tabak, edlen Hölzern, würzigen Kräutern und zarten fruchtig-blumigen Essenzen verleihen dem Duft von 1971 und dessen Träger eine verführerische Anziehungskraft.

Gant *Gant Adventure*

Herren

Eine steife Brise treibt die Gischt vor sich her. Salzige Meeresluft kitzelt die Nase. Daran erinnert dieser Duft aus dem Jahr 2005. Er weckt den Wunsch nach Freiheit. In der Kopfnote überraschen Grapefruit, Koriander und Zypresse, ehe die Rassigkeit des schwarzen Pfeffers das Ruder in die Hand nimmt. Die Basisnote aus sonnengegerbten Hölzern, Guajakholz und Moschus runden dieses Abenteuer ab.

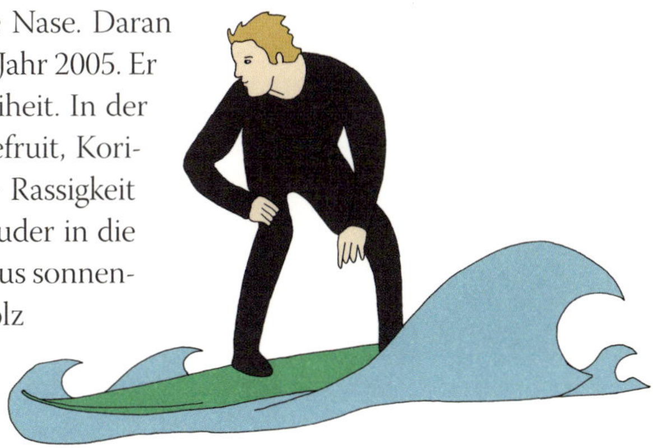

GAP *G7 Bold*

Herren

GAP ist ein Fashionlabel aus den USA für junge und trendbewusste Kunden; diesen Esprit trägt auch *G7 Bold*. Der Duft von 2007 mit Minze und verschiedenen Hölzern ist aromatisch.

André GAS *Ensoleille Moi*

Damen

»Durchflute mich mit Sonne!«, so lautet der Aufruf an diesen Duft. Und genau das tut er! Die Komposition von Mathilde Laurent aus dem Jahr 2006 strotzt nur so vor exotischen Gerüchen: So muss Urlaub im Paradies riechen.

Jean-Paul Gaultier *Classique*

Damen

Parfümeur	Francis Kurkdjian
Jahr	1993
Duftnote	orientalisch

Der Duft, der im Korsett steckt!
Der üppige, verführerische Duft bezaubert mit Rosen und Orchideen, Vanille und Ambra. Der Parfümeur Francis Kurkdjian hat die Hommage an den weiblichen Körper mit einer florientalambrierten Komposition umgesetzt.
Die Sinnlichkeit seines ersten Duftes betonte der extravagante Couturier Jean-Paul Gaultier durch den berühmten Flakon in Torsoform.
Parfum, Eau de Parfum und Eau de Toilette tragen verschiedene Korsettkleider aus Metall, Spitze oder Mattglas.

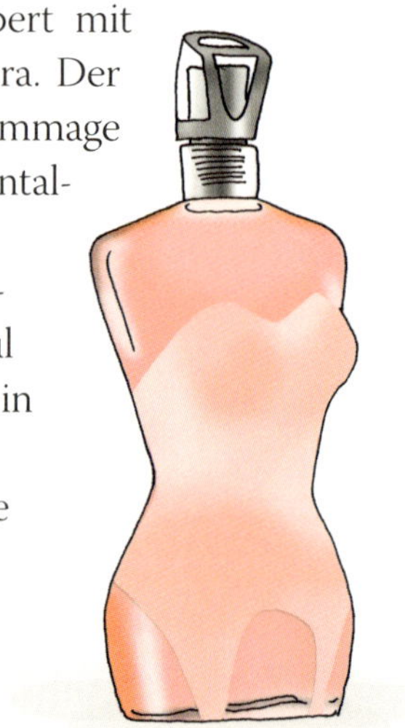

Jean-Paul Gaultier *Fragile*

Damen

Jean-Paul Gaultier, das »enfant terrible« der Pariser Haute Couture, komponierte 1999 diesen Soliflorduft mit würzigen und hölzernen Nuancen.
Der Flakon ist in Form einer Schneekugel gestaltet: Eine hübsche Tänzerin im schwarzen Abendkleid wirbelt im Paillettenregen über die Tanzfläche.

Jean-Paul Gaultier *Gaultier 2*

Damen / Herren

Dieser Unisexduft von 2005 entfaltet sich auf der Haut von Frauen und Männern unterschiedlich. Das Konzept: ein Duft für ein Paar, was sich auch im magnetischen Flakon widerspiegelt. Der Charme dieser Kreation entsteht durch das Zusammenspiel dreier Duftnoten. Amber sorgt für die Wärme, Moschus gibt die Sinnlichkeit beider Geschlechter wieder, während Vanille sanft die Haut streichelt, so als wäre der Partner gerade da.

Jean-Paul Gaultier *Le Male*

Herren

Tonkabohne und Ambra bilden eine sinnliche Basis für frische Minze und Beifuß. Diese Komposition aus dem Jahr 1995 ist in einen torsoförmigen Flakon gehüllt, der ein Matrosenshirt trägt.

Gendarme *Sky*

Herren

Dieser Duft von 2007 mutet sauber, klar und rein an. Auf holziger Basis entwickeln sich Magnolie, Pfeffer, Bergamotte, Limone, Zitrone, Kardamom und Cognac. Als Parfümeur wurde René Morgenthaler angeheuert.

G

Romeo Gigli *Romeo Gigli*

Herren

Romeo Gigli ist ein italienischer Modedesiger. Die Kreation besticht seit 1991 durch ihre orientalisch-holzige Note, die von Moschus, Patschuli, Hiba, Pfeffer, Bambus und Bergamotte getragen wird.

Giorgio Beverly Hills *Giorgio*

Damen

Parfümeur	Bob Aliano
Jahr	1981
Duftnote	blumig

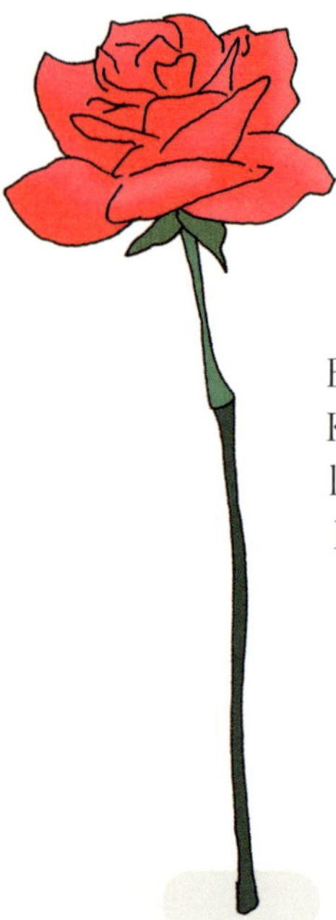

Ein lang anhaltender Blumenduft!

Lebensfreude, Sonne, Strand und Glamour, das ist der typische »Californian Way of Life«, und das sind auch die Werte von Giorgio Beverly Hills.

Der heitere Duft enthält die Noten von Zitrusfrüchten, Orchidee, Rose und Vanille und besticht durch seine lange Haltbarkeit auf der Haut.

Bob Aliano hat den Duft kreiert. Es heißt, Träger seiner Kreation wären aufgrund der Tugend von *Giorgio* – der lang anhaltenden, intensiven Ausstrahlung – schon aus Restaurants verbannt worden.

Givenchy *Amarige*

Damen

Amarige ist der olfaktorische Ausdruck der Haute Couture von Hubert de Givenchy. In lebhaften, leuchtenden »Farben« präsentiert sich ein fröhliches Blumenbouquet, das durch den synthetischen Duftstoff Cashmeran noch intensiviert wird. Die Kreation stammt aus dem Jahr 1991.

Givenchy *Eau Demoiselle*

Damen

Den Anfang zu diesem fulminanten Duftfeuerwerk aus dem Jahr 2010 machen in der Kopfnote Limone, Mandarine und Basilikum. Im Herzen überraschen Ylang-Ylang und Rose. Zum Schluss versprühen Moschus, Tonkabohne und Amber ihre Funken.

Givenchy *Givenchy Gentlemen*

Herren

Dieser Duft aus dem Jahr 1975 ist sehr klassisch und dabei zeitlos. Für die kräftige Note dieser Kreation sorgen Estragon und Zimt, die mit der Originalität des Patschuli verschmelzen. Russisches Leder und Zivet verleihen dem Duft seine Männlichkeit.

Givenchy *Givenchy pour Homme*

Herren

Im Jahr 2002 kam dieser charismatische Duft mit seiner holzig-frischen Note auf den Markt.

Givenchy *Givenchy pour Homme Blue Label*

Herren

Eine Komposition für Urlaub und Freizeit! Dieses Parfum vereint zwei Jahre nach seinem Vorgänger die klassischen, sehr beliebten Duftnoten von *Givenchy pour Homme* mit einer modernen Spritzigkeit durch Akkorde von Grapefruit und Mandarine. Dazu gesellen sich Noten von Hedione und schwarzem Pfeffer.

Givenchy *Organza*

Damen

Die Farben von Tuberose, Pfingstrose, Iris, Geißblatt, Walnuss und Jasmin »leuchten« einem im Herzen dieser blumig-orientalischen Komposition aus dem Jahr 1996 entgegen.

Givenchy *PI*

Herren

Pi steht für Unendlichkeit, und genauso infinit zeigt sich die Tiefe dieses Duftes. Typisch für diese Kreation von 1999 ist der starke Ausklang mit Eisenholz.

Givenchy *PI Neo*

Herren

Ein Stoff, wie Science-Fiction-Autoren ihn nicht besser hätten schreiben können. Bei dieser Komposition des Parfümeurs Antoine Lie verschmilzt die Realität mit der virtuellen Welt, natürliche Duftstoffe mit Hightech-Duftstoffen. Eine Kreation, die im Erscheinungsjahr 2009 zeitgemäß erscheint. Auf Seiten der natürlichen Ingredienzien stehen Bergamotte, Mandarine, Myrthe und Zedernholz sowie Vanille und Patschuli. Ergänzt werden diese durch die künstlichen Duftstoffe Toscanol, Safraline und Cosmone.

Givenchy *Very Irresistible Givenchy*

Damen

Von Kopf bis Fuß in Rosen eingehüllt ist die Trägerin dieses Parfums von 2003, dessen Mittelpunkt Rosendüfte aus aller Welt bilden.

Givenchy *Very Irresistible Givenchy for Men*

Herren

Bei der Komposition dieses Duftes im Jahr 2005 wurde zum ersten Mal gerösteter Sesam verwendet. Dieser verschmilzt mit der zarten Mokkanote zu einem wahren Gedicht, das nach mehr verlangt.

Givenchy *Xeryus Rouge*

Herren

Orientalisch-holzig-frisch und voller Leidenschaft, so präsentiert sich *Xeryus Rouge* aus dem Jahr 1998. Ihre Frische erhält die Komposition durch Kumquat und Kaktus, die zeitgleich zu verspürende Wärme werden durch Zedernblatt, rote Paprika und Afrikanische Geranie erzeugt.

Givenchy *Ysatis*

Damen

Dieser Duft aus dem Jahr 1984 spricht seine eigene Sprache: Geheimnisvoll und opulent tritt diese Kreation auf. Voller Selbstvertrauen tragen Mandarine, Ylang-Ylang, Rose und Vanille die Botschaft nach außen.

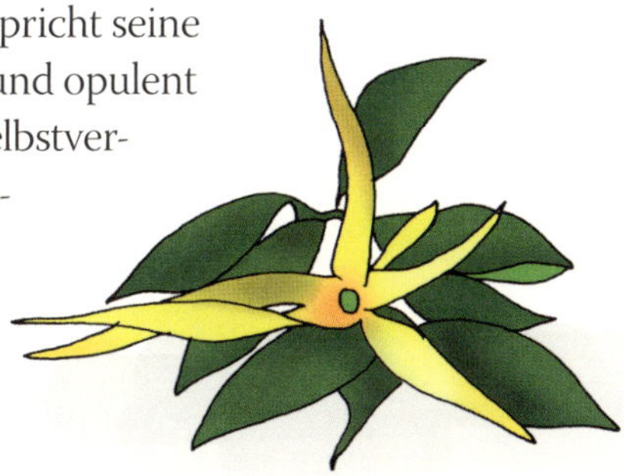

Annick Goutal *Duel*

Herren

Ein verführerischer und sinnlicher Duft mit Akkorden von Iriswurzel, Heide, Mateblättern und Absinth. Den Duft kreierte Camille Goutal, die Tochter der Pianistin und Parfümeurin Annick Goutal, im Jahr 2003.

Annick Goutal *Eau d'Hadrien*

Damen / Herren

Parfümeurin	Annick Goutal
Jahr	1981
Duftnote	fruchtig

Der spritzig-fruchtige Bestseller!
Bei der Lektüre von »Erinnerungen des Kaisers Hadrian« von Marguerite Yourcenar kam Annick Goutal, der Pianistin und Parfümeurin, die Idee, einen Duft zu kreieren, der die Stimmung dieser Erzählung einfängt.
Damit erschuf sie einen ihrer erfolgreichsten Düfte. Sizilianische Zitrone, Pampelmuse und Zedrat sind seine bestimmenden Komponenten.
Die Flakons von Annick Goutals Duftkreationen könnten übrigens aus der Zeit von Marie-Antoinette stammen. Der Stil ist auch typisch für ihre Pariser Boutiquen, die heute von ihrer Tochter Camille Goutal geführt werden.

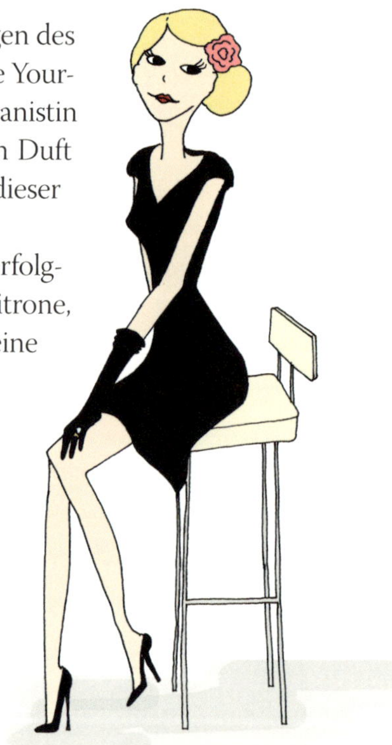

Annick Goutal *Grand Amour*

Damen

Grand Amour aus dem Jahr 1996 ist eine Hommage an die ewige Liebe, die auch den Tod überdauert. Weiße Blüten werden sanft von einem cremig-weichen Fond aus Vanille, Ambra und Moschus umarmt. Den Flakon ziert ein roter Schmetterling.

Annick Goutal *Les Nuits d'Hadrien*

Damen

Im Jahr 2003 erscheint diese subtile Variante des Klassikers *Eau d'Hadrien*. Es ist eine spritzige, orientalische Komposition aus Zitrone, Mandarine, Zypresse, Basilikum, Wacholderbeere, Vanille und Ambra.

Annick Goutal *Vanille Exquise*

Damen

Diese Kreation erinnert durch und durch an Vanille. Inspiriert wurde die Parfümeurin Camille Goutal 2004 von der Exotik der polynesischen Inseln. So ähnlich dürften Kleopatras vanillierte Mandelmilchbäder geduftet haben.

Green Bird *Fig Loquat*

Damen / Herren

Die Nischenmarke Green Bird aus den USA stellt ausschließlich natürliche Düfte her. Die Firma spendet 10 % des Erlöses an Organisationen, die sich im Umweltschutz engagieren. Zentrales Motiv dieses Parfums ist die Japanische Mispel.

G

Grès *Cabochard*

Damen

Parfümeur	Guy Robert
Jahr	1959
Duftnoten	chyprig-blumig

Das Vorbild für viele moderne Chypreparfums!
Ein »Cabochard« ist ein Trotzköpfchen, und das ist bereits ein treffender Hinweis für diesen eigenwilligen Duft.
Madame Grès, die ihr Haute-Couture-Haus in Paris 1942 eröffnete, kam die Idee zu diesem Duft auf einer Indienreise. Sie beschrieb dem Parfümeur Guy Robert, welchen Eindruck sie mit dem Duft erzielen wollte: Er sollte sie an lange Spaziergänge an indischen Stränden erinnern, frisch wie der Morgen, warm wie Sandelholz und ein bisschen blumig wie eine Wasserhyazinthe sollte er sein. Und er sollte die zu dieser Zeit beliebten starken Chyprenoten berücksichtigen.
Das Ergebnis war dieser erfolgreiche Trendsetter.

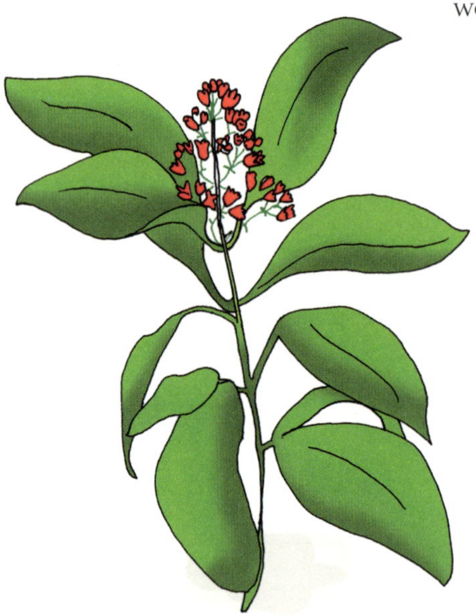

Grès *Cabotine*

Damen

Die Kopfnoten Cassia, Cassis, Koriander, Mandarine, Orangenblüte, Pfirsich, Pflaume und Schwarze Johannisbeere umschwirren die Trägerin dieses Duftes aus dem Jahr 1990 unmittelbar nach dem Aufsprühen.

Gucci *Flora by Gucci*

Damen

Im Jahr 2009 kommt dieser wunderbar feminin-sinnliche Duft auf den Markt. Mandarine, Rose und Sandelholz verleihen ihm seinen besonderen Charme.
Die Marke Gucci ist vor allem bekannt durch exklusive Lederwaren, Mode, Accessoires, Schmuck und Düfte.

Gucci *Gucci Eau de Parfum*

Damen

Das Auffallende an diesem Duft von 2002 ist die perfekte Harmonie der einzigartigen würzig-blumigen Nuance mit der ledrigen Basis. Da dieses Parfum mittlerweile aus dem Handel genommen wurde, ist es kaum noch verfügbar.

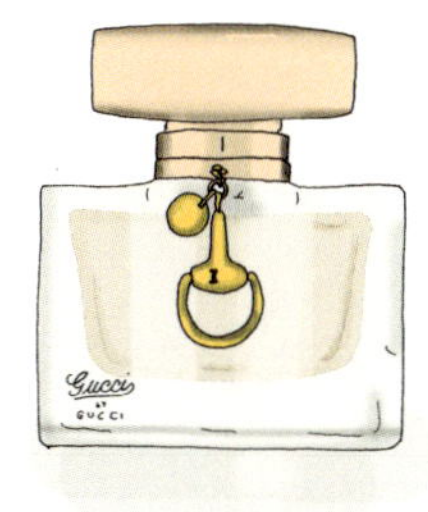

Gucci *Gucci Eau de Parfum II*

Damen

Ein Jahr nach *Eau de Parfum* folgte *Eau de Parfum II*. Bei dieser Komposition verschmelzen die fruchtigen Noten von Mandarine, Bitterorange und Schwarzer Johannisbeere mit Jasmin und Zedernholz.

G

Gucci *Gucci Envy*

Damen

Gucci Envy wurde im Jahr 1997 von Maurice Roucel kreiert. Mit seiner blumig-grünen Note ist der Duft ein Vorbote des Frühlings. Die Kombination von Metallakkorden und einem blumigen Bouquet war in den 1990er-Jahren sehr beliebt.

Gucci *Gucci Envy Me*

Damen

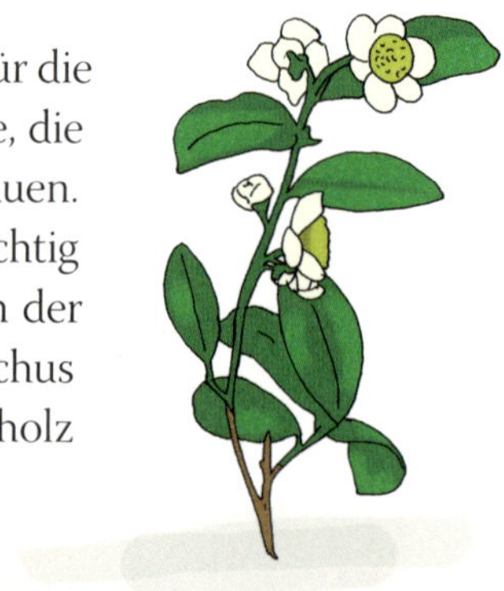

Dieses Parfum von 2004 ist geschaffen für die selbstbewusste und sexy Frau von heute, die es mag, wenn Männer ihr hinterherschauen. Die Kopfnote beginnt fulminant fruchtig mit Granatapfel, Litschi und Ananas. In der Herznote bestechen sowohl rosa Moschus als auch weißer Tee, bevor sich Sandelholz und Teakholz in ihrer vollen Pracht entfalten.

Gucci *Gucci pour Homme*

Herren

Zeitlose und unkonventionelle Eleganz im Stil des Mode- und Dufthauses Gucci zeichnen diesen sinnlich-verführerischen Duft mit seiner holzig-würzigen Note aus dem Jahr 2003 aus.

Gucci *Gucci Rush*

Damen

Ein Parfum voller Verführung! Gardenien, Freesien sowie Korianderkörner, Madrasjasmin und Damaszener Rose verdrehen der Trägerin und ihren Mitmenschen den Kopf.
Präsentiert wird diese Kreation von 1999 in einer roten Kunststoffverpackung.

Guépard *Guépard*

Damen

Diese Komposition aus dem Jahr 1997 ist ein aromatischer Fougèreduft. Die Kopfnote besteht aus Bergamotte, Rosmarin und Amalfi-Zitrone, gefolgt von Salbei, Wacholder, Koriander und Orangenblüte. In der Basis führen Sandelholz, Zeder und Moschus ihr bezauberndes Spiel auf. Guépard ist Hersteller von Luxusprodukten mit Hauptsitz in Genf.

Guerlain *Après L'Ondée*

Damen

»L'ondée« ist das französische Wort für Gewitterregen – diese Duftfülle aus dem Jahr 1806 erinnert an die wunderbaren Gerüche der Frische nach einem solchen Regen.

Guerlain *Aqua Allegoria*

Damen / Herren

Seit 1999 überrascht die Aqua-Allegoria-Kollektion immer wieder mit neuen Düften, inspiriert von Blüten, Aromen und Früchten:

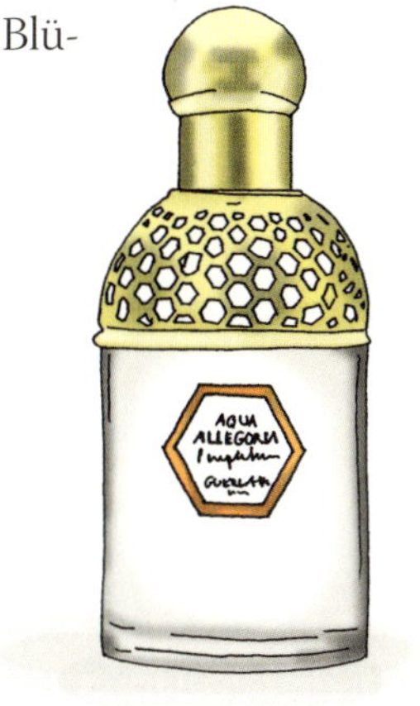

Aqua Allegoria Herba Fresca (1999) Unisex

Aqua Allegoria Pamplelune (1999) Unisex

Aqua Allegoria Flora Nérolia (2000) Damen

Aqua Allegoria Gentiana (2001) Damen

Aqua Allegoria Lilia Bella (2001) Damen

Aqua Allegoria Grosellina (2006) Damen

Aqua Allegoria Mandarine Basilic (2007)

Aqua Allegoria Tiaré Lumiosa (2009)

Aqua Allegoria Flora Nymphéa (2010)

G

Guerlain *Chamade*

Damen

Parfümeur Jean-Paul Guerlain nannte seine 1969er-Duftkreation *Chamade*. In früheren Zeiten war die »Chamade« ein Trommelwirbel oder ein Trompetensignal, das einem gegnerischen Kommandanten in der Schlacht anzeigte, dass man verhandeln wolle, etwa über eine Kapitulation.
Diese blumig-fruchtige Komposition besticht durch ihre ausgeprägte Vanillenote.

Guerlain *Champs-Élysées*

Damen

Hommage des 1828 gegründeten Parfumhauses Guerlain an die Champs-Élysées in Paris. Mandelbaumholz und Hibiskussamen verleihen diesem Duft aus dem Jahr 1996 seine besondere Note.

Guerlain *Eau Impériale*

Damen

Parfümeur	Pierre-François-Pascal Guerlain
Jahr	1853
Duftnoten	klassisch, sanft-zitrisch

Der berühmteste Duftflakon der Welt!
Inspiriert von der Schönheit und Eleganz der Kaiserin Eugénie komponierte der Chefparfümeur Pierre-François-Pascal Guerlain ihr zu Ehren *Eau Impériale*. In den Glasflakon eingraviert ist ein Bienenmotiv, das an das Wappen der kaiserlichen Familie erinnert. Ein dezenter Sommerduft: Neroli, Zitrone, Zitronenverbene, Lavendel, Rosmarin und Zeder.

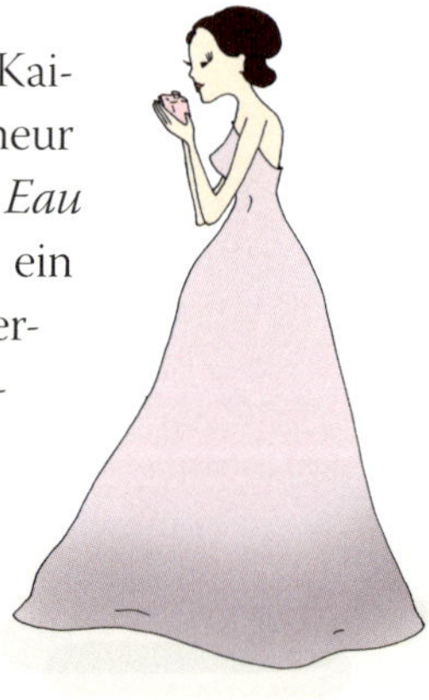

Guerlain *Guerlain Homme*

Herren

Die »Nase« hinter diesem Parfum aus dem Jahr 2008 ist Thierry Wasser, der in seiner Komposition alle Werte der Marke Guerlain vereint – und doch ist sie modern wie bisher kein Guerlain-Herrenduft: frisch und cool – Limette, Pfefferminz, Jamaicarum gefolgt von Mojito und grünem Tee sowie Vetiver und Holznoten.

Guerlain *Habit Rouge*

Herren

Parfümeur	Jean-Paul Guerlain
Jahr	1965
Duftnote	orientalisch

Ein »klassischer Orientale«!
Der Name des Duftes spielt auf den in Rot gekleideten Reiter in einer herbstlichen Landschaft an. Der eigenwillige orientalische Duft erfreut sich treuer Verwender und ist in Frankreich sehr erfolgreich.
Die orientalische Wärme ist mit frischen Zitrus-, Leder- und Gewürznoten verbunden.

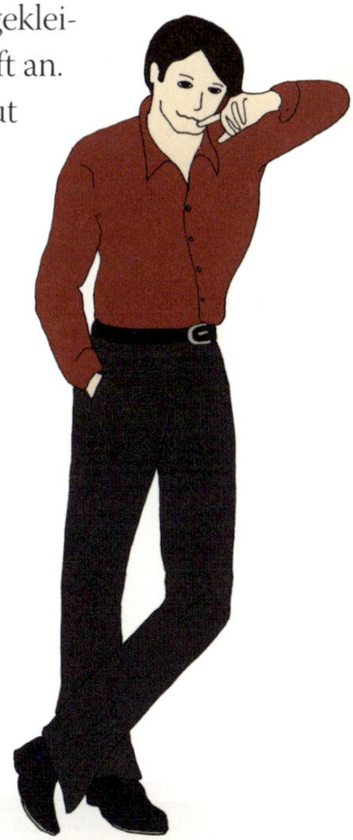

Guerlain *Héritage*

Damen

Mit *Héritage* ist das Erbe gemeint, das von den Parfümeuren des Hauses Guerlain von Generation zu Generation weitergegeben wurde. Dieser aromatische Duft von 1992 leitet den Träger an, seine eigene Geschichte zu erleben und diese dann weiterzugeben.

Guerlain *Idylle*

Damen

Ein opulentes Bouquet aus tausend berauschenden, frischen Blüten, dessen Auftakt edle Rosen bilden, überraschen nach dem Aufsprühen. Das Thema dieses Duftes von Thierry Wasser aus dem Jahr 2009 ist die Liebe, ganz in der Tradition der großen Kreationen des Hauses Guerlain. Dieses Motiv wird abgerundet durch die Gestaltung des Flakons: eine einzigartige Tropfenform.

Guerlain *Insolence*

Damen

Mit dieser Kreation hat sich das Haus Guerlain 2006 etwas sehr Innovatives einfallen lassen. Der Duft entwickelt sich in einer Spirale, nicht in einer Pyramide mit klassischer Abfolge. Die Komposition duftet blumig, fruchtig und zugleich pudrig.

Guerlain *Jardins de Bagatelle*

Damen

Jean-Paul Guerlain selbst komponierte 1983 diese fröhliche Melodie aus Andalusien, die wie flinke Tanzschritte auf der Haut anmutet.

Guerlain *Jicky*

Damen

Parfümeur	Aimé Guerlain
Jahr	1889
Duftnote	würzig

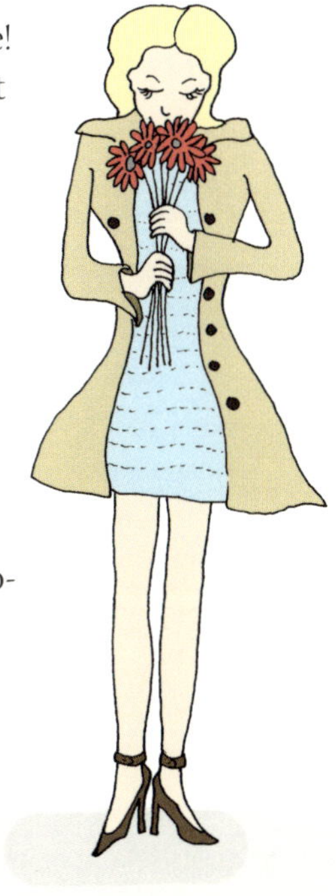

Ein Pionier der synthetischen Vanilledüfte! Der Duft beginnt frisch und würzig mit Lavendel, Bergamotte und Rosmarin und basiert auf sinnlicher Vanille und warmen Hölzern. Aimé Guerlain benannte das Parfum nach seiner Jugendliebe, einer jungen Engländerin namens Jicky.

Mit dieser Kreation führte Guerlain das synthetische Vanillin in die Parfümerie ein.

Jicky war in mehrfacher Hinsicht revolutionär und gilt als erstes Parfum der Moderne. Die Kreation dieses Dufts war die Geburtsstunde der zeitgenössischen Parfumherstellung und ist heute ein sehr begehrter VIP-Duft.

G

Guerlain *L'Heure Bleue*

Damen

Süß duftende Blumen sind von einem pudrigen Hauch aus Iris und Vanille umhüllt. *L'Heure Bleue* aus dem Jahr 1912 fängt die Stunde zwischen Sonnenuntergang und Einfall der Nacht ein.

Guerlain *L'Instant de Guerlain*

Damen

Der Duft von 2003 präsentiert sich als zeitloser und typischer Vertreter des 1828 gegründeten Parfumhauses Guerlain. Zitrusfrüchte und die weiche Milde des Honigs verleihen ihm seinen unvergleichlichen Charme.

Guerlain *L'Instant pour Homme*

Herren

Der passende Herrenduft zu *L'Instant de Guerlain*, der ein Jahr später auf den Markt kam.

Guerlain *Mitsouko*

Damen

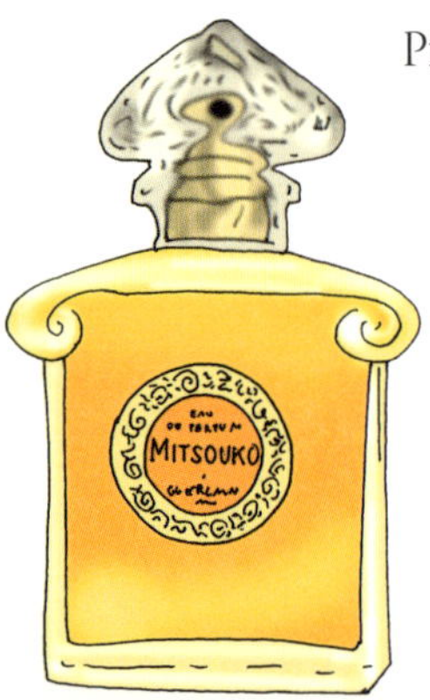

Pfirsich setzt einen fruchtigen Akzent in dem würzig-holzigen Parfum von 1919, in dem später die Aromen des Waldes überwiegen.

Jacques Guerlain widmet dieses große chyprig-fruchtige Parfum der Geschichte einer unglücklichen Liebe zwischen einem britischen Offizier und der Japanerin Mitsouko.

Viele Kenner halten *Mitsouko* für das eindrucksvollste Parfum, das je geschaffen wurde.

Guerlain *Nahéma*

Damen

Mit dieser Komposition aus samtweichen Früchten in Verbindung mit honigsüßen Rosen erzählt das Haus Guerlain 1979 die Geschichte der Prinzessin Nahéma in einem unbekannten Land im fernen Orient.

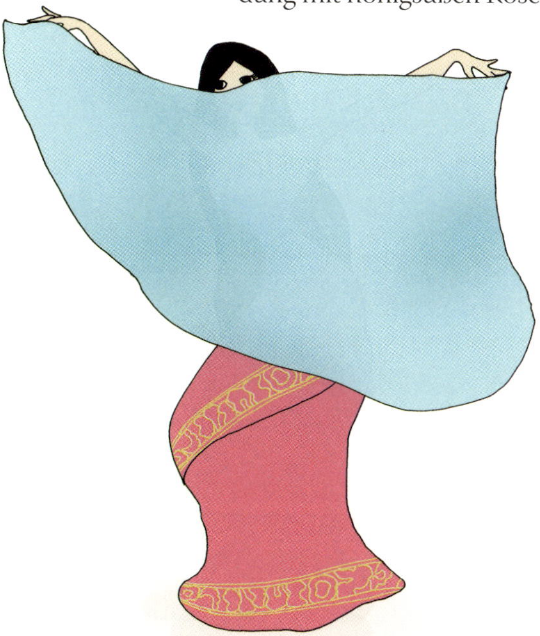

Guerlain *Samsara*

Damen

»Samsara« stammt aus dem Sanskrit, und der Duft beschreibt den Zyklus von Geburt und Wiedergeburt, was durch wohlriechenden Jasmin, Sandelholz und pudrige Vanillenoten ausgedrückt wird. Das Parfum wurde 1989 auf den Markt gebracht.

G

Guerlain *Shalimar*

Damen

Parfümeur	Jacques Guerlain
Jahr	1925
Duftnoten	orientalisch-chyprig

Der Duft beginnt lieblich mit Bergamotte, Rose und Jasmin, ehe die pudrigen Vanillenoten überwiegen.
»Shalimar« bedeutet Tempel der Liebe. In einem solchen traf der indische Kaiser seine Geliebte, für die er nach ihrem Tod das berühmte Taj Mahal erbaute.
Zur Entstehung: Jacques Guerlain soll eine Probe synthetische Vanille in einen Flakon des Parfums *Jicky* gegeben haben, »nur, um zu sehen, was geschieht …«. *Shalimar* war und ist der orientalische Duft schlechthin und zugleich die Quintessenz der verrückten 1920er-Jahre. Seine aggressive Sanftheit war unerhört und gewagt neu.

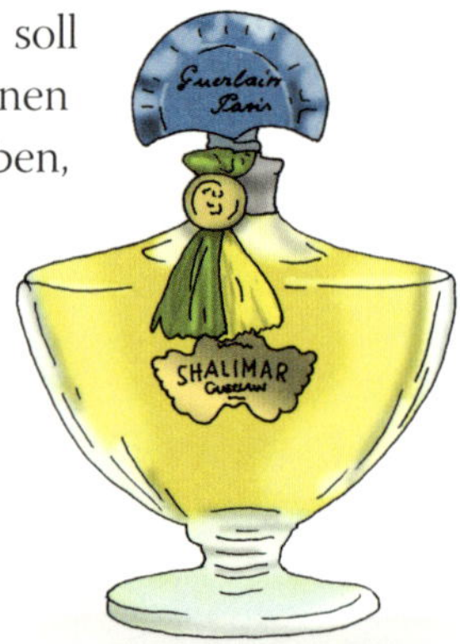

Guerlain *Vetiver*

Herren

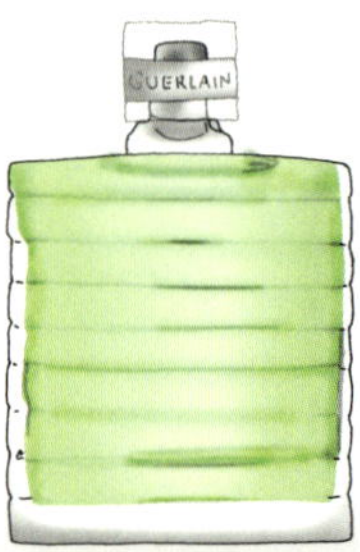

1959 kreierte Jean-Paul Guerlain *Vetiver*, einen Herrenduft, in dem zum ersten Mal die aus dem Indischen Ozean stammende Vetiverwurzel zum Einsatz kam. Die holzige Vetivernote bestimmt den Charakter des frischen und warmen Duftes. Jean-Paul Guerlain ließ sich von dem Duft der Erde, von Tabak und der Natur inspirieren. Bei *Vetiver* handelt es sich noch heute um einen Insiderduft.

H

Düfte sind wie die Seelen der Blumen, man kann sie selbst im Reich der Schatten fühlen.
Joseph Joubert

Halston *Halston Man*

Herren

Schon 1976 hatte Modelegende Halston seinen Herrenduft mit dem Namen *Z-14* herausgebracht.
Halston Man stammt aus dem Jahr 2010 und übernimmt Schlüsselnoten des Originalduftes *Halston Z-14*. Mithilfe von Frauenminze und Kardamom erhielt der Klassiker durch Parfümeur Carlos Benaïm ein neues Gewand.
Die Tropfenform des Flakons, die Kult wurde, wurde 1975 von der weltbekannten Schmuckdesignerin Elsa Peretti für Halston entworfen.

Halston *Halston Woman*

Damen

2010 erhielt auch der Damenduft von Halston eine Verjüngungskur. Nun wirkt er schick durch ein modernes Blütenbouquet aus Rosen. Auch hinter diesem Duft steht der Parfümeur Carlos Benaïm.

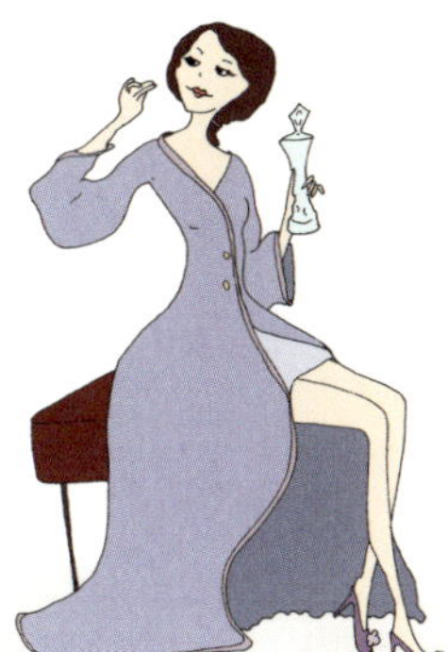

Harley Davidson *Legendary Harley-Davidson Original*

Herren

Aromatisch und kraftvoll, genau wie eine Harley Davidson, mutet dieses Parfum an.
Salbei, Zypresse, Sandelholz, Patschuli und Vetiver ziehen seit 1995 mit dem Fahrer dem Horizont entgegen.

Miller Harris *Citron Citron*

Damen / Herren

Der Kontrast von Zitrus und Gewürzen dominiert diesen Duft von 2000. Die »Nase« hinter dieser Kreation ist die englische Parfümeurin Lyn Harris.
Zu den Fans dieser Komposition zählen Jane Birkin, Annie Lennox und Nigel Slater.

Fred Hayman *237 Indigo*

Damen

Fred Hayman ist einer der Gründer der Boutique Giorgio in Beverly Hills auf dem North Rodeo Drive, 273. Der Duft von 2003 besticht mit Orange, Moschus, Vanille, Pfirsich, Nelke und Jasmin.

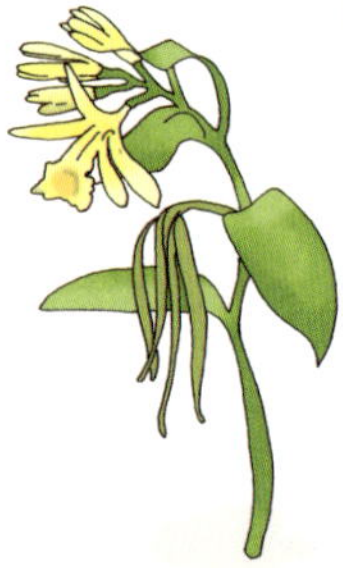

Gale Hayman *Delicious*

Damen

Parfümeur René Morgenthaler hat im Jahr 1993 diesen herrlich orientalisch-blumigen Duft geschaffen.

The Heart Is Deceitful Above All Things *The Heart Is Deceitful Above All Things*

Damen / Herren

Ein von der Parfümeurin Yosh Han kreierter Duft, der den gleichnamigen Roman und Independant-Film (in Deutschland als »Sarah« ausgestrahlt) von J. T. LeRoy in ein Parfum umsetzt. Ein warmer Duft mit Vanille, Feige und erdigen Noten.

Daniel Hechter *Caractère*

Herren

Caractère ist 1989 der erste Duft des Modeschöpfers. Dominiert wird er von holzigen Ledernoten.

Heeley *Cardinal*

Damen / Herren

Ein Nischenparfum von James Heeley aus Paris; *Cardinal* beschwört die Stille einer steinernen Kathedrale herauf. Zitrusessenzen, Vetiver und Patschuli mit bedeutungsschwangerem Weihrauch unterstreichen dies.

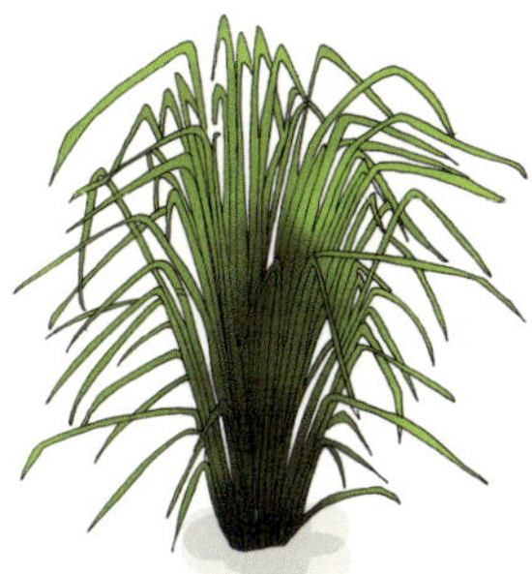

Hermès *24, Faubourg*

Damen

Für diese Komposition verwendete Maurice Roucel Akkorde weißer Blüten, Toskanischer Iris, Patschuli und Sandelholz. Die Adresse des Luxusanbieters Hermès in Paris lautet wie der Name dieses Parfums: 24, Faubourg St. Honoré. Ursprünglich ein Sattler und Lederwarenhersteller, ist Hermès nunmehr nicht nur für seine berühmten Carrés Hermès bekannt.

Hermès *Amazone*

Damen

Amazone wurde von Maurice Maurin mit seiner blumig-grünen Chyprenote für die romantische, moderne Frau kreiert, die zugleich sanft und stürmisch ist. Seit 1993 ist das neue *Amazone* auf dem Markt erhältlich.

Hermès *Bel Ami*

Herren

Wie ein »guter Freund« begleitet dieser Duft von Parfümeur Jean-Louis Sieuzac seit 1986 die Männerwelt. Er ist selbstbewusst, charakterstark und sehr männlich.
Die Noten sind chyprig-ledrig mit einer Dominanz russischen Leders.

Hermès *Calèche*

Damen

Die blumig-aldehydige Komposition von Guy Robert mit ihren spritzig-strahlenden Zitrusnoten, Rose und Geranie sowie Sandelholz war zu der damaligen Zeit eine absolut neuartige Duftrichtung. »Calèche« heißt auf Deutsch »Kutsche«, was gut zu der Geschichte des Traditionshauses passt.

Hermès *Eau de gentiane blanche*

Damen / Herren

Parfümeur Jean-Claude Ellena schuf 2009 diese Kreation mit Akkorden von Enzian, weißem Moschus, Iris und Weihrauch.

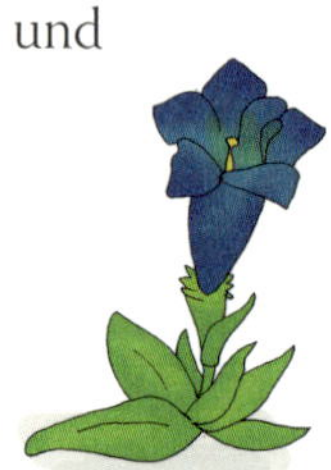

Hermès *Eau d'Hermès*

Herren

Dieser Duft von Parfümeur Edmond Roudnitska aus dem Jahr 1951 ist exklusiv nur in den Hermès-Boutiquen erhältlich. Bergamotte, Zitrone, Kardamom, Geranie, Zimt und Kümmel leihen dieser Kreation ihre Noten.

Hermès *Eau de Pamplemousse Rose*

Damen / Herren

Wie schon der Name ankündigt, steht hier die Pampelmuse im Mittelpunkt. Um sie herum schmeicheln sich in dieser Komposition Jean-Claude Ellenas von 2009 Orange, Rhubofix, Rose und Vetiver.

Hermès *Eau d'Orange Verte*

Damen / Herren

Parfümeur	Hermès
Jahr	1979
Duftnoten	zitrisch-holzig

Das erste Eau von Hermès!
Mit *Eau d'Orange Verte* startete Hermès seine Eau-Kollektion, nachdem das Unternehmen 1951 mit *Eau d'Hermés* den Schritt in die Parfümerie getan hatte.
Wie alle Eaux hat *Eau d'Orange Verte* ein spezielles Thema. Es ist der Duft eines feuchten, nach Rosen duftenden Morgens, sehr frisch, mit Zitrusnoten, wobei die Orange im Vordergrund steht.

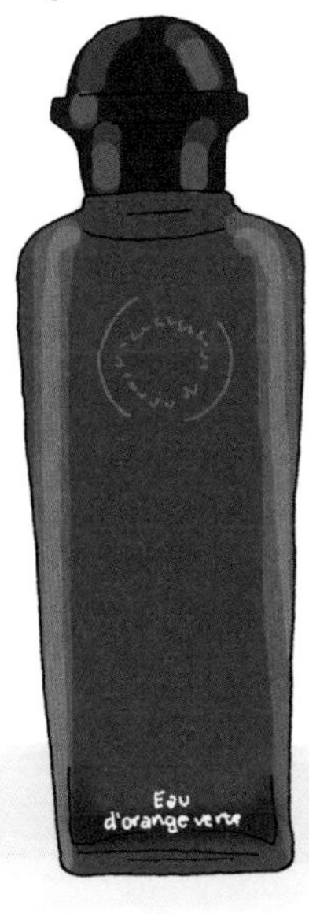

Hermès *Hermèssence*

Damen / Herren

Jean-Claude Ellena, Parfümeur des Hauses Hermès, hat mit der Kollektion *Hermèssence* seit 2004 eine Sammlung von Duftgedichten geschaffen, die sich um edelste Parfumelemente ranken.
So hat *Paprika Brasil* (2006) das Rot- oder Brasilholz zum Thema und *Vanille Galante* (2009) die Vanille.

Hermès *Hiris*

Damen

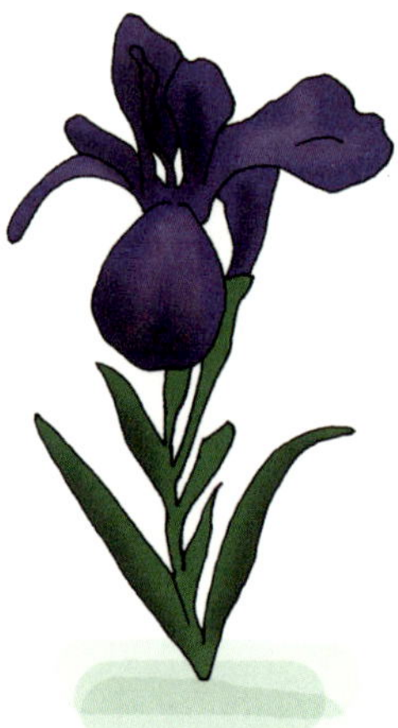

Der Name des Duftes setzt sich zusammen aus »H« für Hermès und »Iris«. Genau diese steht auch im Mittelpunkt der Kreation von Parfümeurin Olivia Giacobetti aus dem Jahr 1999.

Hermès *Kelly Calèche*

Damen

In diesem Parfum vereinen sich die Noten von edelstem Leder und Kletterrose zu einem harmonischen Tanz der Sinne. Die Komposition von 2007 ist eine Hommage an die berühmte Kelly-Bag. Dies zeigt sich auch am Flakon: Der traditionelle Parfumstöpsel wurde ganz im Stil dieser Tasche durch einen Drehverschluss ersetzt.

Hermès *L'Eau des Merveilles*

Damen

Das »Wasser der Wunder« aus dem Jahr 2004 besticht durch seine Ambra- und Holzakzente. Als Parfümeur wurde Ralf Schwieger beauftragt.

Hermès *Rocabar*

Herren

Gilles Romey schuf 1998 diesen wunderbar sinnlich-verführerischen Chypreduft mit Akkorden von Wacholderbeere, Zypresse, Zeder und Balsamtanne.
Der Name des Duftes bezieht sich auf die safrangelben Pferdedecken von Hermès mit roten und blauen Steifen.

Hermès *Rouge Hermès*

Damen

Im Jahr 2000 entstand diese Kreation der Parfümeurin Akiko Kamei. Sie verwendete feinste Ylang-Ylang-Blüten von der romantischen Insel Nosse.

Hermès *Terre d'Hermès*

Herren

Erdiges Vetiver, Orange, Pampelmuse, Pfeffer, Feuerstein, Zeder und Benzoe verleihen diesem Parfum seine holzig-erdige Note, dabei bleibt der Duft immer ursprünglich und natürlich. Es muss das Ziel des Parfümeurs Ellena gewesen sein, den Träger emotional in ein Waldstück zu versetzen.

Hermès *Un Jardin après la Mousson*

Schmetterlingsingwer, Zitrone, Pfeffer, Limette, Kardamom, Koriander und Vetiver verleihen diesem leicht erdigen Duft seit 2008 seinen ganz eigenen Charme.

Hermès *Un Jardin en Méditérranée*

2003 entstand diese Kreation mit Akkorden von Feige, Lentiske, Roter Zeder, Oleander und Bergamotte unter der »Nase« des Parfümeurs Jean-Claude Ellena.

Hermès *Un Jardin sur le Nil*

Damen / Herren

Wie in einem Garten am Nil erwarten den Träger hier grüne Mango, Lotusblume, Kalmus, Sykomore, Weihrauch und Mineralnoten. Parfümeur Ellena hat 2005 für diesen Duft nur die erlesensten Duftstoffe verwendet.

Hermès *Voyage d'Hermès*

Herren

Im Jahr 2010 verzaubert dieser Duft mit Sandelholz, Zeder, Angelika, Wacholderbeere und weißem Moschus. Einmal mehr ist Jean-Claude Ellena die »Nase« hinter diesem Produkt.

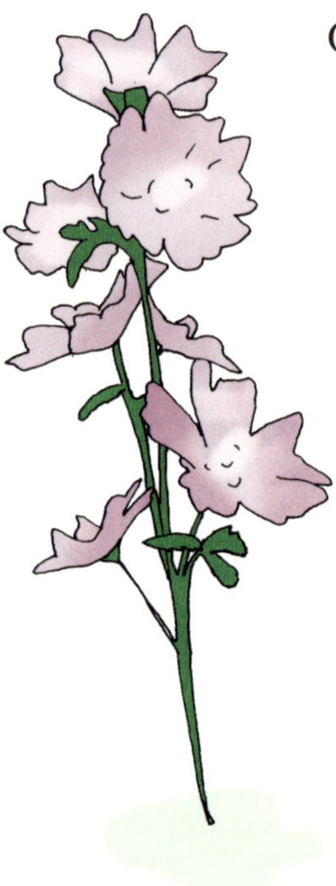

Carolina Herrera *Carolina Herrera*

Damen

Dieser Duft von 1988 erinnert an eine laue Sommernacht in der Heimat der Designerin: Venezuela. Seine blumige Note erhält das Parfum durch Jasmin, Nachthyazinthe, Sandelholz, Ambra und Moschus. Dies war die erste Duftkreation der Designerin.

Carolina Herrera *Chic*

Damen

Eine blumige Mischung mit Bulgarischer Rose und roter Freesie aus dem Jahr 2002, die immer wieder überrascht und durch ihre Kontraste entzückt.

Carolina Herrera *Chic for Men*

Herren

Das Spiel von Amberhölzern und edlem Wildleder machen diese Kreation zu etwas ganz Besonderem. Diese Komposition von 2004 ist für mutige Männer gedacht, die sowohl ihre maskuline als auch ihre sanfte Seite ins rechte Licht rücken möchten.

Carolina Herrera *Herrera for Men*

Herren

In Carolina Herreras Düften findet sich unverkennbar die New Yorker Seele, die auch ihre Mode kennzeichnet. Der erste Herrenduft der Designerin, den sie 1990 auf den Markt brachte, ist sehr männlich und stark, zugleich aber auch warm und aromatisch. Exotische Hölzer, Ambra, Tabak und Moschus verleihen ihm seine besondere Note.

Carolina Herrera *212*

Damen

Mit diesem Duft aus dem Jahr 1997 spürt der Träger die pulsierenden Vibrationen der Stadt New York. Moschusartig und blumig zieht er uns in seinen Bann, wie es auch der Big Apple tut. Ihren Namen erhielt diese Kreation nach der Telefonvorwahl New Yorks. Als Parfümeur heuerte Herrera Alberto Morillas an.

Carolina Herrera *212 Men*

Herren

Zwei Jahre nach dem Damenduft brachte Carolina Herrera *212 Men* heraus, der – wie das weibliche Pendant auch – das Leben in New York verkörpert. Seine Noten sind moschusartig und holzig.

Carolina Herrera *212 Sexy*

Damen

Ein seidiger Zitrusduft und ein Akkord von Zuckerwatte hüllen die Trägerin dieses Duftes ein, der 2004 als feminin-frische Weiterentwicklung des Ursprungsduftes erscheint.

Tommy Hilfiger *tommy*

Herren

Apfelkuchen, Grapefruit, Minze, Weidegras, Preiselbeere und Treibholz vermischen sich in diesem Duft aus dem Jahr 1995 zu einem wunderbaren Spiel für die Sinne.
Tommy Hilfigers Sportswear trägt charakteristisch ein rot-weiß-blaues Logo, das Symbol des »American way of life«.

Tommy Hilfiger *tommy girl*

Damen

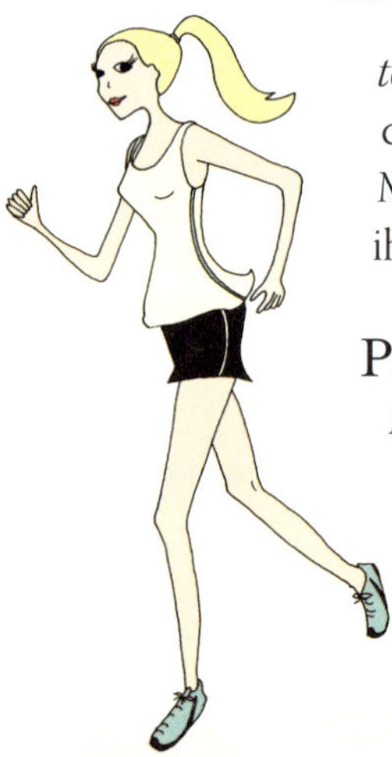

tommy girl ist 1996 der erste Duft für junge Frauen des US-Designers Tommy Hilfiger. Apfelblüten aus Michigan und Dakotalilie aus New Mexico geben ihm seine blumig-fruchtig-grüne Note.

Paris Hilton *Just Me*

Damen

Eine Kreation von 2005 geschaffen für Tag und Nacht gleichermaßen. Nach den funkelnden Kopfnoten spielen die Noten süßer Früchte und die Akkorde exotischer Blumen ein raffiniertes Spiel miteinander. Vanille und Moschus geben der Komposition den letzten Schliff.

Histoires de Parfum *1828 Jules Verne*

Herren

Jules Verne, der 1828 geboren wurde, ließ seine Protagonisten in 80 Tagen um die Welt reisen. Genau für solche Globetrotter wurde dieser Duft 2001 von Duftdesigner Gérard Ghislain komponiert. Aromatisch wie eine Meeresbrise lockt die Ferne.

Histoires de Parfums *1889 Moulin Rouge*

Damen

Diese Duftschöpfung aus dem Jahr 2010 besticht durch würzigen Zimt, süße Frische, den blumigen Akkord von Rosen, Absinth und pudrigem Jasmin.
Die Komposition ist genauso vibrierend und sinnlich wie der Namenspate, das berühmte Varietétheater »Moulin Rouge« in Paris. Auch diese Kreation entstand unter der Nase des Duftdesigners Gérard Ghislain.

Histoires de Parfums *Tuberosen-Trilogie*

Damen

Die Tuberose gilt als Symbol der Begierde und des gefährlichen Vergnügens, sie ist die Königin der Nachtblüher, kräftig floral in der Note, zugleich aber süß und berauschend. Gérard Ghislain schuf 2010 drei Tuberosendüfte.

Hollister *Jake*

Herren

Amerikanisches Modelabel für junge sport- und freizeitaffine Erwachsene. Diese Marke ist gerade unter Surfern bekannt. Der Zitrusduft mit holziger Basis stammt aus dem Jahr 2005.

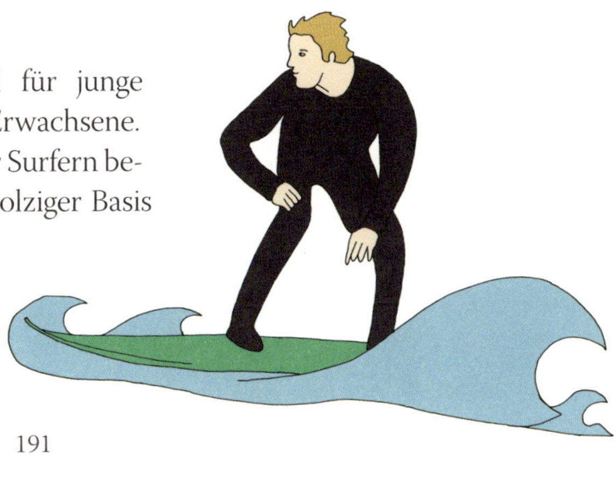

Honoré des Prés *Sexy Angelic*

Damen

Die Parfums von Honoré des Prés entstehen aus 100 Prozent natürlichen und als organisch zertifizierten Rohstoffen. Alle Düfte wurden kreiert von Olivia Giacobetti. Bei dieser Komposition dominiert Bittermandel in Kombination mit aromatischen Kräutern. Diese Kreation ist durch ihre Leichtigkeit ideal für den Sommer.

Honoré des Prés *We Love New York – Vamp à NY*

Damen / Herren

Zweite Linie des Unternehmens mit New-York-spezifischen Düften, die mit dem typischen »Herz für New York« arbeiten. Die Komposition von 2010 besticht durch einen sinnlichen Tuberose-Rum-Duft.

Hotel Costes *Costes*

Damen / Herren

Nach dem bekannten Pariser In-Hotel benannter Duft. Entwickelt wurde er 2004 von der Parfümeurin Olivia Giacobetti zusammen mit dem Kunst- und Strategieexperten Rami Mekdachi. Es entstand ein würziger Duft mit Lavendel, Moschus, Rose, Hölzern, Weihrauch, Koriander, weißem Pfeffer und Lorbeer.

Houbigant *Duc de Vervins*

Herren

Houbigant ist das älteste französische Haus der Parfümeurskunst, das in diesem Duft 1991 seine Tradition gekonnt umsetzt. Die Komposition riecht männlich und aromatisch nach Waldgrün sowie Hölzern. *Duc de Vervins* ist vor allem unter Insidern bekannt.

Houbigant *Quelques Fleurs L'Original*

Damen

Parfümeur	Robert Bienaimé
Jahr	1912
Duftnoten	Fougèreduft

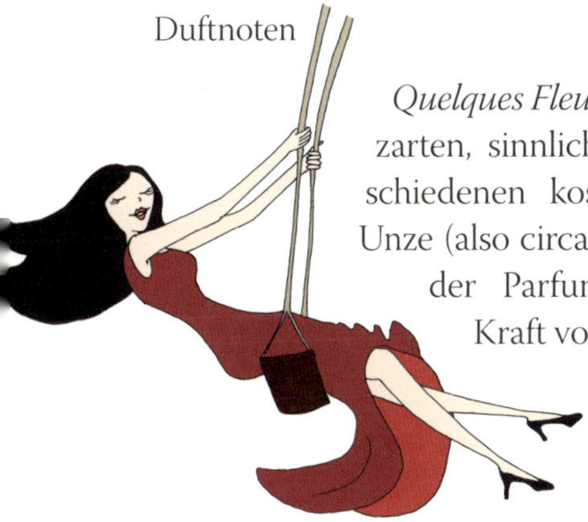

Quelques Fleurs beinhaltet eine Mischung aus zarten, sinnlichen Blüten und über 250 verschiedenen kostbaren Rohstoffen. Nur eine Unze (also circa 31 Gramm) des kostbaren Eau der Parfums enthält die verzaubernde Kraft von mehr als 15.000 Blüten. Insgesamt sind sechs verschiedene Absolues in diesem Meisterwerk enthalten, welches auch heute noch in Grasse, Frankreich, erschaffen wird, wo auch François Houbigant seine erste Kreation verwirklichte. Parfumliebhaber auf der ganzen Welt wissen die visionären Erfindungen des Hauses Houbigant zu schätzen, denn es ist bekannt für seine revolutionären Entdeckungen.

Houbigant kann auf eine lange Tradition von namhaften Trägern seiner Düfte blicken: Marie-Antoinette trug drei Phiolen ihres Lieblingsduftes von Houbigant in ihrer Korsage, um sich für den schweren Weg zum Schafott Mut zu machen. Auch war Houbigant persönlicher Parfümeur Napoleons und schuf ein Parfum ausschließlich für Kaiserin Joséphine, welche seine Düfte leidenschaftlich gern trug. So wird mit jedem Duft von Houbigant auch ein Stück Geschichte versprüht ...

Humiecki & Graef *Bosque*

Damen / Herren

Die Idee hinter diesem Parfum, das 2010 auf den Markt kam, war, mithilfe eines Duftes Zufriedenheit und Glücksgefühle auszudrücken. Dies gelingt unaufdringlich-floral mit Primelnoten, Narzisse Absolue, Büffelgras und Moschusnoten. Als Parfümeure wurden »Les Christophs« (Christophe Laudamiel, Christoph Hornetz) engagiert. Bisher sind sieben Düfte erschienen, und alle beschwören Bilder herauf, die vorher im olfaktorischen Konzept festgelegt wurden.

Hummer *Hummer*

Herren

Der erste Duft des amerikanischen Kraftfahrzeugherstellers aus dem Jahr 2004 trägt eine holzig-würzige Note. In der Kopfnote treiben grünes Laub, Kardamom, Thymian und Pfefferkörner ein anregendes Spiel. Diesen folgt im Herzen die Tonkabohne, bevor Leder, Patschuli, Ambra und Sandelholz die Basis einläuten.

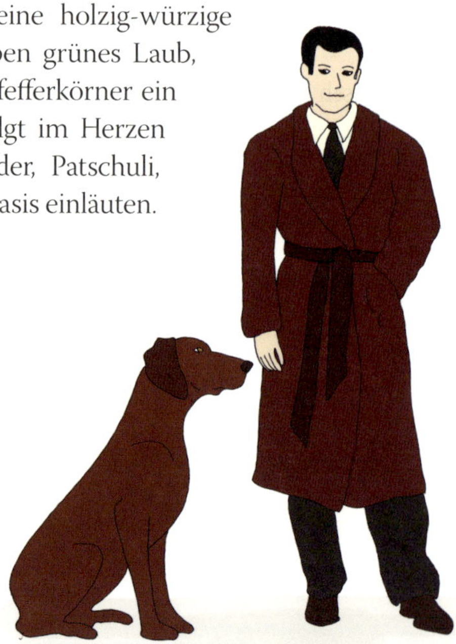

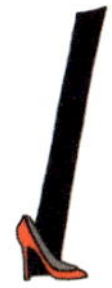

Düfte sind die Gefühle der Blumen.
Heinrich Heine

Campos de Ibiza *Cedro*

Herren

Dieser Duft ist die Essenz der balearischen Insel Ibiza. Er besticht mit männlichem Zedernholzduft. Der Start ist fulminant frisch mit Basilikum, Limette und Grapefruit, später kommen noch Zimt, Ingwer und Moschus hinzu.

Iceberg *Iceberg*

Damen

Blumig-frisch und gleichzeitig italienisch-elegant tritt diese Kreation von 1989 auf.
Birne, Rosa Pfeffer, Koriander, Pfingstrose und Veilchen verzaubern die Sinne der Trägerin und die ihrer Mitmenschen.

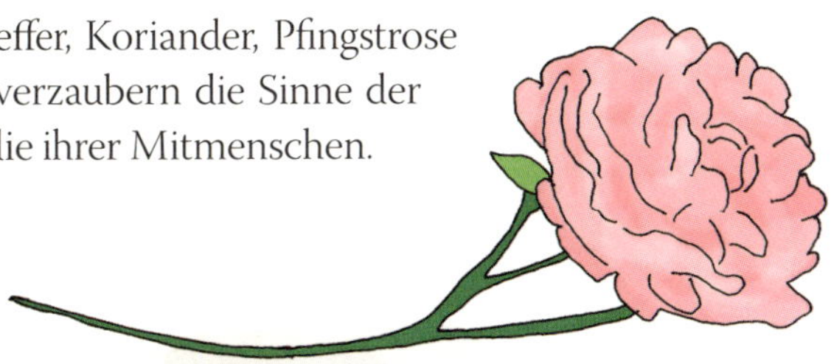

Indult *Tihota*

Damen / Herren

Francis Kurkdjian schuf 2006 diese Vanillekomposition. Beim Erwerb dieses Duftes wird man Mitglied im »Indult-Club« und kann den Duft nachbestellen; die Flakons selbst sind limitiert.

Inspirations by Payard *Bergamot Truffle*

Damen

Der berühmte Konditor François Payard verließ 2009 sein gewohntes Terrain, die Patisserie, und veröffentlichte seine eigene Parfumkollektion, wobei alle Düfte auf Schokoladenbasis komponiert sind.

Isabey *Gardenia*

Damen

Isabey wurde von Maurice Loewe 1924 in Paris gegründet. *Gardenia* ist, wie schon der Name verrät, ein sehr floraler, klassischer Gardenienduft. Auf den Markt kam die Duftschöpfung im Jahr 2006.

Izod *Izod*

Herren

Für diesen Duftes wurden 2008 Annie Buzantian und Raymond Matts angeheuert. Zielgruppe dieses zitrisch-marinen Parfums sind Männer zwischen 18 und 35 Jahren. In der Kopfnote erfreuen Limone, Mandarine, Grapefruit, Minze, Gurke und ein Akkord frischer Luft. Im Herzen wohnen Baumwolle, Alpenveilchen, Lavendel und Wacholder. Den Abschluss in der Basis bilden Tabak, Safran und Weihrauch.

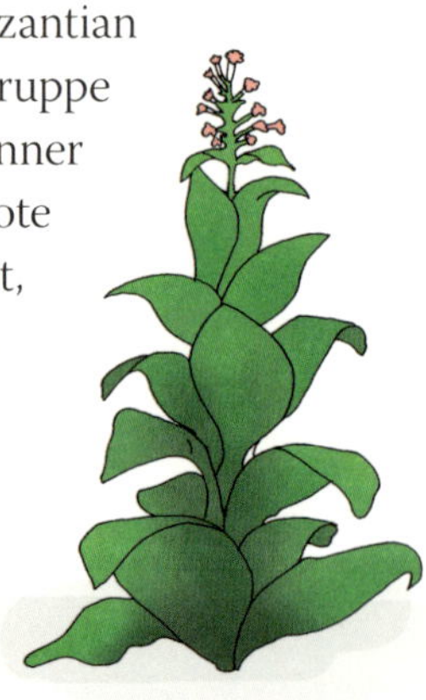

J

Die Natur der Nase ist es, Düfte zu lieben; aber wenn das Herz nicht heiter ist, so mögen alle Düfte einen umgeben, und man riecht sie nicht.
Lü Bu We

J'ai Osé *J'ai Osé*

Damen

»Ich habe es gewagt«, so lautet die Übersetzung des Namens dieses Klassikers aus dem Jahr 1978. Orientalisch-blumig tritt dieser Duft selbstbewusst auf mit einer Kopfnote voller Aldehyde, Koriander, Zitrus und Pfirsich. Sandelholz, Patschuli, Iriswurzel, Vetiver, Zeder und Rose entfalten im Herzen ihre volle Pracht, bevor Eichenmoos, Amber, Moschus und Benzoeharz den Ausklang einläuten. *J'ai Osé* ist kein Duft für Frauen unter 20.

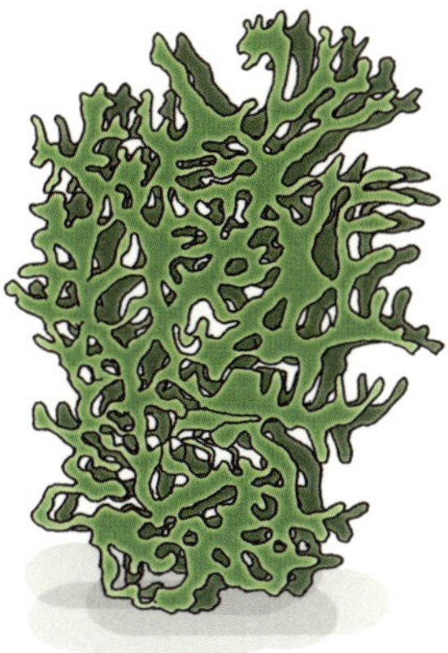

Marc Jacobs *Blush*

Damen

Mit der Idee, das Erröten von Haut, englisch: »blush«, in einem Duft festzuhalten, beauftragte der Modeschöpfer Marc Jacobs 2005 den Parfümeur Steve de Mercado. Dabei entstand dieser herrlich süße, romantische Duft.

Marc Jacobs *Daisy*

Damen

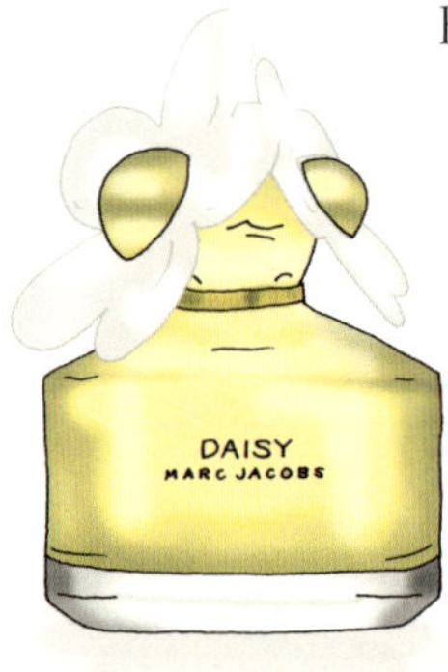

Bei diesem frisch-femininen Parfum von 2005 umgarnen einander wilde Erdbeeren, Veilchenblätter und Grapefruit, bevor sich Moschus, Vanille und weiße Hölzer an ihre Seite schmiegen.

Den Verschluss des Flakons zieren zwei große weiße Blüten.

Marc Jacobs *Lola*

Damen

Die Parfümeurinnen Calice Becker und Ann Gottlieb schufen 2009 diesen unverwechselbar sinnlich-blumigen Duft, der die ganze Lebenslust und Flirtlaune der Frauen ausstrahlt. Birne aus dem Anjou, Fuchsiapfingstrose und Rose helfen, diese Aussage zu unterstreichen.

Marc Jacobs *Marc Jacobs*

Damen

Weiße Blüten und eine sanfte Moschusnote verleihen dieser Parfumkreation von 2004 ihre unbeschwerte, frische Note. Der Duft lässt die Trägerin jung, sinnlich und zugleich edel wirken.

Marc Jacobs *Marc Jacobs Man*

Herren

Mit der Nase von Ralf Schwieger entstand 2005 dieser Chypreduft, dessen Ingredienzien sich um die Feige schmiegen, die im Mittelpunkt dieser Komposition steht.

Jacomo *Jacomo*

Herren

Nach dem Auftragen versprühen zunächst einmal Galbanum, Lavendel, Kardamom, Limone, Grapefruit und Salbei ihren Charme. In der Herznote erobern Rosenholz, Geranie, Zimt, Nelke, Kumin und Veilchen die Sinne des Trägers. Im Ausklang warten Patschuli, Zypresse, Zeder, Iris und Moschus.

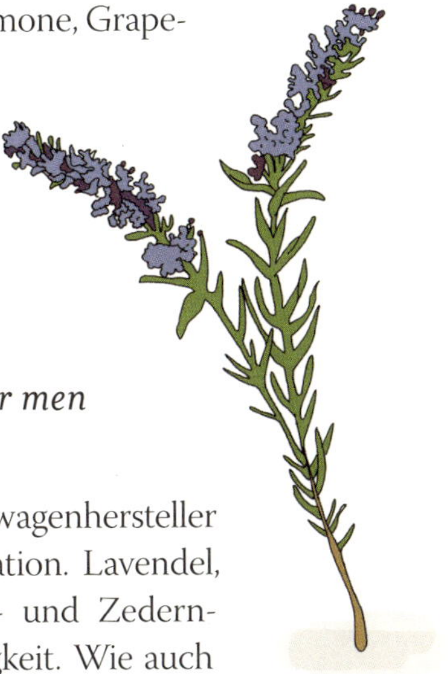

Jaguar Fragrances *Jaguar for men*

Herren

Im Jahr 1998 präsentierte der Luxuswagenhersteller Jaguar diese zitrisch-grüne Duftkreation. Lavendel, Thymian, Brombeerblätter, Fichten- und Zedernholz verleihen ihr eine klare Würzigkeit. Wie auch die Automobile dieser Marke mutet das Parfum gleichzeitig klassisch und dynamisch an.

JAR *Diamond Water*

Damen

Der Juwelier Joel Arthur Rosenthal gründete die Marke JAR mit höchst exklusiven und nur eingeschränkt erhältlichen Düften. Die Kreationen werden lediglich an zwei Orten verkauft, einer davon ist die Boutique Rosenthals in Paris, der andere ist ein kleiner Raum im Untergeschoss von Bergdorf Goodman auf der 5th Avenue. In der Kopfnote duften Chili und Nelke um die Wette, ehe Kokosnuss und Muskat in das Spiel eingreifen und einen warmen Film auf der Haut hinterlassen.

Joop! *All About Eve*

Damen

Parfümeur	Wolfgang Joop
Jahr	1986
Duftnote	Apfel

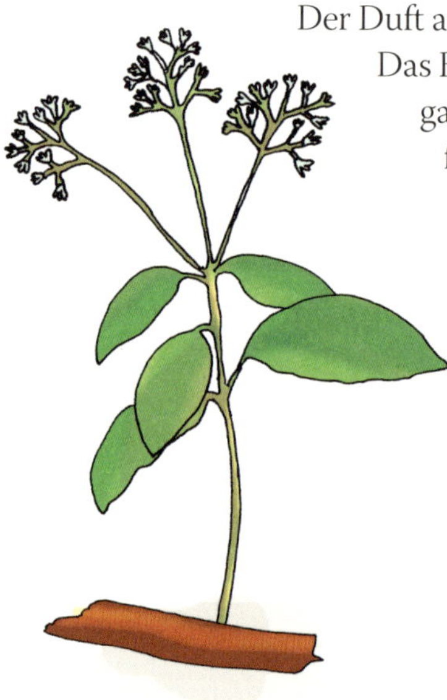

Der Duft aus dem Paradies!

Das Besondere dieser Kreation von Wolfgang Joop ist der Apfel: fruchtiges Apfelbouquet, der Flakon in Apfelgrün und mit Apfelform.

Aus dieser Komposition spricht die Eva der heutigen Zeit.

Sinnlich-feminin zeigt sich der aromatische Duft wie ein Sommergarten, verfeinert mit Zimt, Jasmin, Vanille.

Joop! *Go*

Herren

2007 beauftragte Wolfgang Joop die Parfümeurin Sophie Labbé mit der Kreation dieses energiegeladenen, holzigen Duftes. Chilischoten, Zypresse, Veilchen, Bourbongeranie und Fichtenbalsam verleihen ihm seine besondere Aussagekraft.

Joop! *Joop! Homme*

Herren

Parfümeur Pierre L. Bourdon kreierte im Jahr 1989 diesen starken, eleganten Duft. Durch seine besonders blumig-holzigen Noten mit orientalischen Akkorden und Ambra erscheint er etwas eigenwillig.

Joop! *Joop! Jump*

Herren

Joop! Jump aus dem Jahr 2005 ist genau der richtige Duft für den unangepassten Mann. Auf die zitrische Kopfnote wartet im Herzen ein Schuss gefrorener Wodka. Die Basis mit Tonkabohne hingegen wirkt sinnlich. Parfümeurin war auch hier Sophie Labbé.

Joop! *Joop! Le Bain*

Damen

Dieser orientalisch-pudrige Duft von 1988 beschwört Gelassenheit und Entspannung herauf. Mit Magnolie, Türkischer Rose, Ambra, Arabischem Sandelholz, Vanille und Tonkabohne kann man den Anstrengungen des Alltags gelassen entgegentreten.
Als »Nase« wurde die Duftfirma Lautier Florasynth beauftragt.

J

Joop! *Joop! Muse*
Damen

Die Inspiration zu diesem Duft aus dem Jahr 2003 lieferten die neun Musen der griechischen Mythologie. Die Kreation besticht durch den betörenden Lilienduft und durch Akkorde von prickelndem Cointreau-Champagner.

Joop! *Joop! Nightflight*
Herren

Dieses Parfum von 1992 ist so tiefgründig wie das Dunkel der Nacht und überrascht mit einer aromatischen Frische. Der Flakon greift das Motiv auf, und so funkeln viele Sterne im satten Blau des Abendhimmels. Als Parfümeur wurde Pierre L. Bourdon beauftragt.

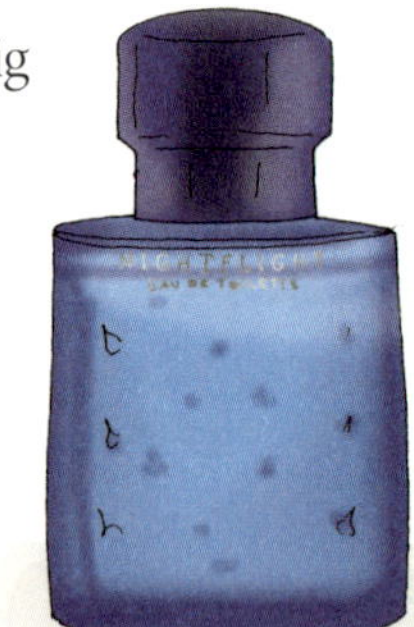

Joop! *Joop! Thrill Man*
Herren

Das Duftpaar *Joop! Thrill Man* und *Thrill Woman* erzählen seit 2009 die Geschichte eines Liebespaares, das frei von jeglicher Konvention den Nervenkitzel sucht. Beim Männerduft sorgen gefrorener Lavendel, Holznoten und Bernstein für den würzig-holzigen Kick. Für die Kreation des Herrenparfums war Christophe Raynaud verantwortlich.

Joop! *Joop! Thrill Woman*
Damen

Der Damenduft wurde von Alexandra Kosinski entworfen. Er unterstreicht den Sex-Appeal der Trägerin mit fruchtig-blumigen Noten aus Pfirsich, Iris und Vanille.

Joop! *Joop! Femme*

Damen

Parfümeur	Lautier Florasynth
Jahr	1987
Duftnoten	orientalisch-ambriert

Der Klassiker von Joop!
Wolfgang Joop, vielseitiger Modeschöpfer mit Wurzeln in Potsdam, schuf diesen erfolgreichen Damenduft, der den damaligen Zeitgeist perfekt traf.
Die orientalisch-ambrierte Schöpfung des Parfumherstellers Lautier Florasynth aus Grasse vereint Bergamotte und Neroli, Bulgarische Rose und Orangenblüte und gibt der Komposition einen balsamischen, edlen Ausklang.

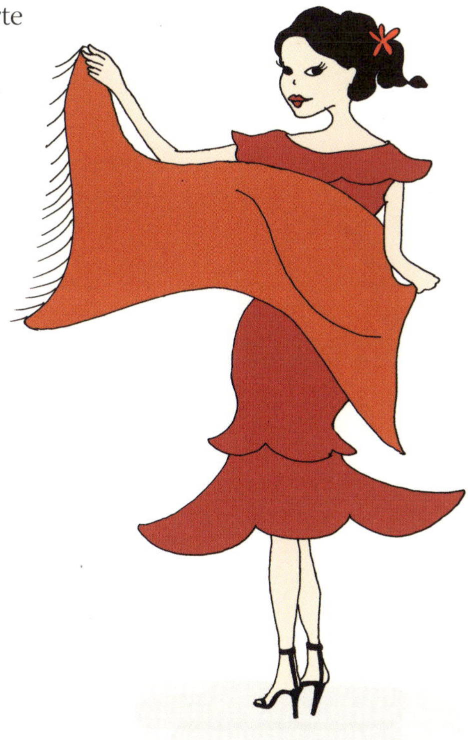

Jette Joop *Jette*

Damen

Parfümeur	Olivier Cresp
Jahr	2005
Duftnote	blumig

Der erste Duft der Modedesignerin!

Die Modeschöpferin und Künstlerin Jette Joop macht die Iris zum Thema ihres ersten Duftes. Sie ist ihre Lieblingsblume, die der Parfümeur Olivier Cresp zu einem femininen Dufterlebnis gestaltet und mit Bulgarischer Rose, Birne, Pfeffer, Moschus, Zedernholz und Tonkabohne umgibt.

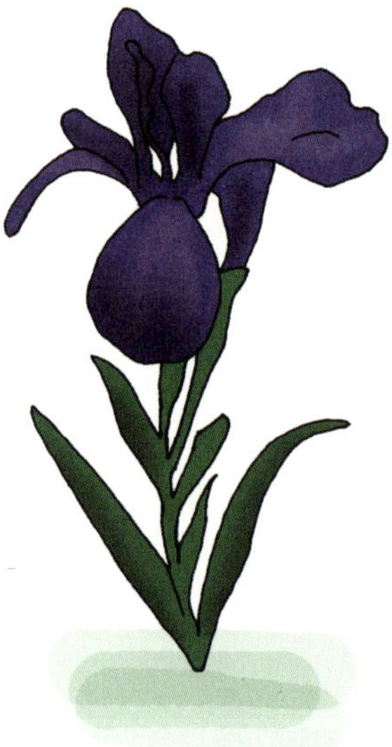

Der Flakon hat eine eigenartige Form, die je nach Perspektive geometrisch streng und dann wieder verspielt wirkt. Die Farbigkeit lässt vielleicht ein süßeres Parfum vermuten, dabei bezeichnen viele Trägerinnen *Jette* als frisch, fruchtig und blumig – aber nicht als süß.

Wolfgang Joop *Freigeist*

Herren

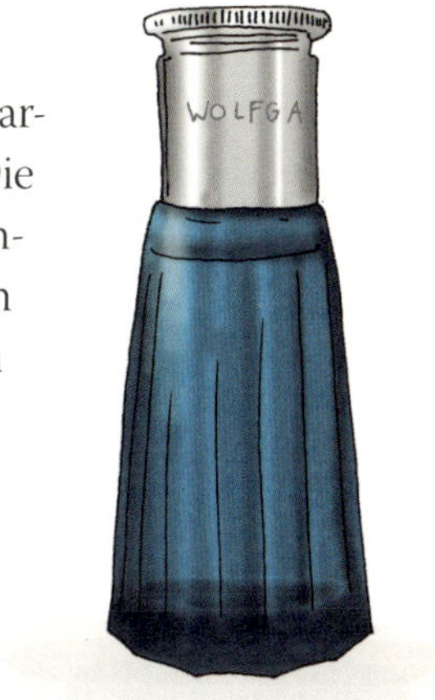

Wie der Name schon andeutet – dieses Parfum ist ein Dufterlebnis für Freigeister. Die Kreation ist männlich, sinnlich und unkonventionell. Wilder Jasmin trifft auf einen Akkord von sehr frischem Gin. Entstanden ist diese Komposition in Zusammenarbeit mit den Parfümeuren Sophie Labbé und Aliénor Massenet im Jahr 2010.

Wolfgang Joop *Wolfgang Joop!*

Herren

Wolfgang Joop und die Parfümeure Michel Girard und Louise Turner vereinen im Jahr 2008 in diesem Flakon alle Lieblingsduftnoten des deutschen Modeschöpfers: Lavendel, Patschuli, Tonkabohne und Vetiver.

Jovan *Jovan Musk*

Damen

Dieses Cologne trägt das Geheimnis des Moschus in sich. Es wird umgarnt von exotischen Gewürzen und hölzernen Noten, sodass seine Verführungskunst perfekt zur Geltung kommt. Das Ergebnis ist ein sehr männlicher Duft aus dem Jahr 1973.

Juicy Couture *Juicy Couture*

Damen

Das kalifornische Modelabel Juicy Couture widmet sich ganz der Hommage an die Stadt Paris in all ihren Facetten. Das macht auch dieser Duft von 2006 deutlich: Wassermelone vermischt sich in der Kopfnote mit Mandarine, Passionsfrucht, Ringelblume und grünem Apfel. Im Herzen trägt dieser Duft Vintagenoten, die an die Düfte der alten Pariser Parfümeurskunst erinnern. Karamell, Crème brulée, Vanille und Patschuli warten im Fond darauf, die Sinne der Trägerin zu verzaubern.

Juliette Has a Gun *Calamity J.*

Damen

Parfümeur Romano Ricci kreierte im Jahr 2009 den ersten maskulinen Duft nur für Frauen. In Zeiten, in denen die Geschlechtergrenzen immer mehr zu verschwimmen scheinen, wirkt dies durchaus zeitgemäß. Den Namen erhielt diese Kreation von der legendären Calamity Jane, die als erster weiblicher Cowboy in die Geschichte einging. Trotz seiner maskulinen Noten ist er kein typischer Herrenduft, sondern eher ein Dandyparfum. Patschuli, Iris, Amber, Moschus und Vanille schmeicheln der Haut der Trägerin.

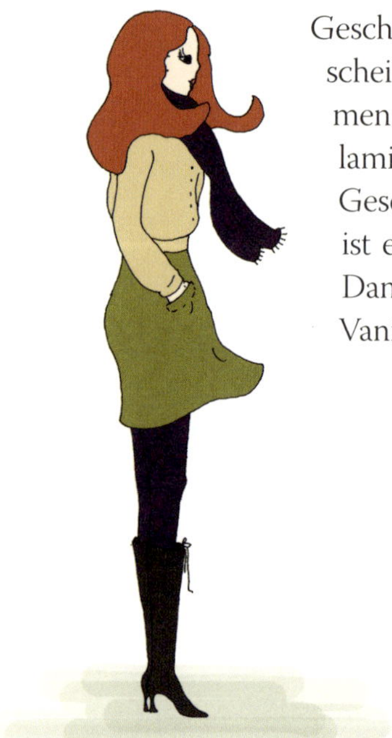

K

Hunderttausend Düfte schienen nichts mehr wert vor diesem einen Duft. Dieser eine war das höhere Prinzip, nach dessen Vorbild sich die anderen ordnen mussten. Er war die reine Schönheit.
Patrick Süskind, »Das Parfum«

Donna Karan *Black Cashmere*

Damen

»Es gibt nichts Opulenteres«, waren die Worte von Donna Karan, als sie über die edelste Zutat dieser Kreation sprach, den schwarzen Kaschmir. Um ihn herum schmiegen sich Akkorde von Safran, Nelke, rotem und weißem Pfeffer sowie sanfte holzige Noten. Kreiert hat diesen Duft Rodrigo Flores-Roux im Jahr 2002.

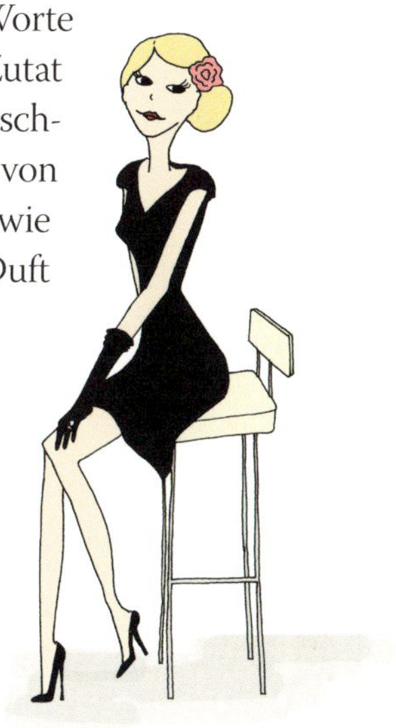

Donna Karan *Cashmere Mist*

Damen

Auch dieser floriental-pudrige Duft spiegelt die Liebe Donna Karans zu Kaschmir wider. Dazu gesellen sich in dieser Kreation von 1994 eine sanfte Note Marokkanischer Jasmin und Moschus.

K

Donna Karan *Donna Karan Gold*

Damen

Mit dieser Komposition ist es der Designerin gelungen, die Wertigkeit des Edelmetalls einzufangen. Am Beginn dieses Duftfeuerwerkes steht die weiße Casablancalilie, die die Weiblichkeit der Trägerin unterstreicht. Flüssiger Amber unterstützt die florale Note mit seiner Tiefe.

Kenzo *Flower*

Damen

Parfümeur	Alberto Morillas
Jahr	2000
Duftnote	blumig

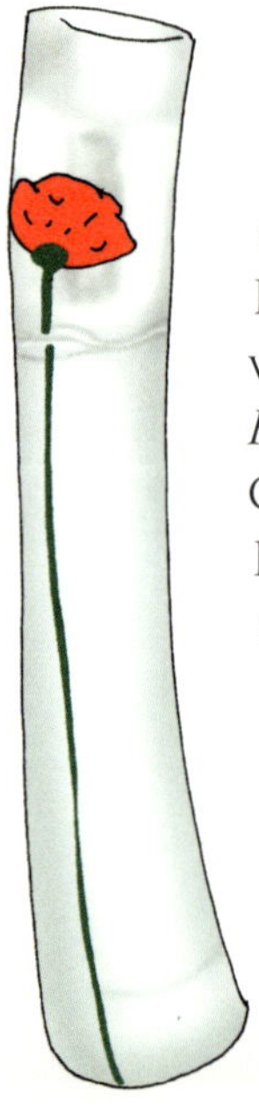

Der japanische Designer Kenzo hat diesen Duft um die geruchlose Mohnblume geschaffen. Er hat ihr sozusagen einen Duft verliehen. So und nicht anders sollte Mohn riechen, wenn er es denn täte.

Der pudrige Charakter entsteht durch Bourbonvanille, weißen Moschus und Opoponax und verleiht *Flower* seinen außergewöhnlichen und einprägsamen Charakter.

Der Flakon des erfolgreichsten Duftes von Kenzo symbolisiert die einsame Blume in der Stadt.

Kenzo *Kenzo Amour*

Damen

2006 entsteht diese fernöstliche Komposition aus Kirschblüten, Thanakaholz, weißem Tee und Reis.
Der Flakon hat die Form eines bunten Fantasievogels und soll ein Symbol für Verliebtheit und Reiselust darstellen.

Kenzo *Kenzo Ça Sent Beau*

Damen

Bei *Kenzo Ça Sent Beau* handelt es sich um eine frühe Komposition des japanischen Modeschöpfers Kenzo Takada aus dem Jahr 1988. Deutlich lässt der Duft drei Ebenen erkennen. Zunächst winken Bergamotte und Pfirsich, bevor Rose und Moschus einander ablösen.

Kenzo *Kenzo Homme*

Herren

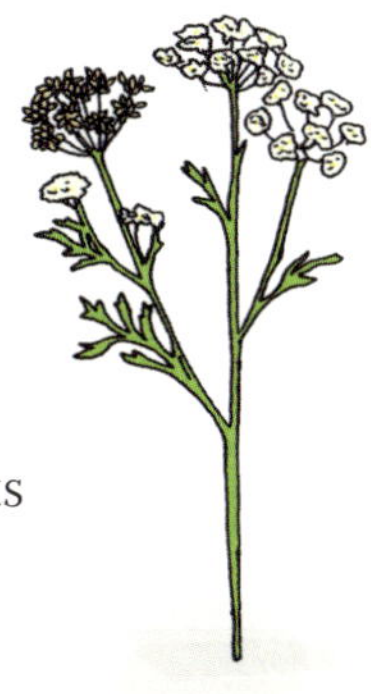

Seit 1991 imitiert dieser Duft die Frische des Meeres mit seiner salzigen Brise, unter die sich Akkorde von zerriebenem Laub, Fenchel und Anis mischen. Der blaue Flakon ist von der Form eines Samuraischwerts inspiriert.

Kenzo *Kenzo Jungle*

Damen

Der Elefant wird in Japan nicht nur als heilig verehrt, er ist auch das Lieblingstier des Designers Kenzo, der ihm diesen Duft gewidmet hat. Die orientalische Kreation von 2006 ist reich an würzigen Noten wie beispielsweise Kardamom und Kümmel, zu denen sich die fruchtigen Akkorde von Mandarinen und Mango gesellen. Komplettiert wird die Mischung durch Ylang-Ylang und Cashmeran.

Kenzo *Kenzo Jungle pour Homme*

Herren

Kenzo Takada, japanischer Modeschöpfer, der bekannt für seine heiteren Kreationen ist, kreierte in den 1970ern die Modelinie Jungle Jap. In der »Jungle«-Tradition steht auch dieser Herrenduft, für den nur wenige ausgewählte Ingredienzien verwendet wurden: Mate, Limette, Muskat, Ambrettasamen. Der Fond duftet holzig.

Kenzo *Kenzo Le Monde Est Beau*

Damen

»Die Welt ist schön«, das beweist diese Komposition aus dem Jahr 1998. Leicht und voller Optimismus zieht uns die Kreation in den Bann. Magnolie, Mandel, Jasmin und Zedernholz verfehlen ihre Wirkung nicht.

Kenzo *Kenzo Power*

Herren

Im Mittelpunkt dieses Duftes steht ein Herz aus Blumen, das von Gewürzen und frischen Zitrusschalen begrüßt wird. Abgerundet wird die Komposition durch Ambra.

Kenzo *Parfum d'été*

Damen

Die blumig-grüne Kreation hält seit seiner Einführung 1992 die Erinnerungen an den Sommer fest. Der Flakon gleicht einem gläsernen Blatt im Wind.

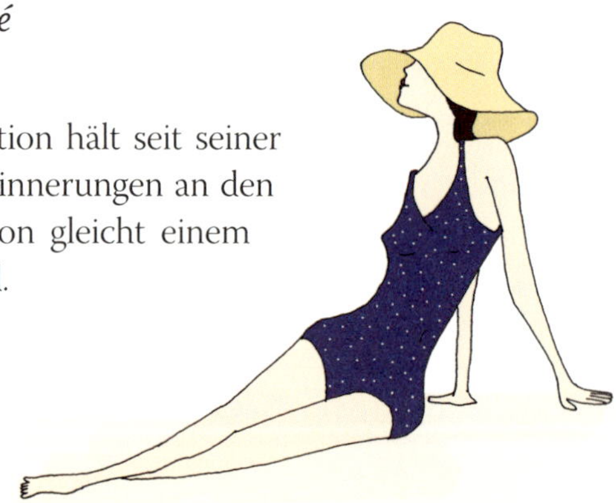

Kenzo *Summer by Kenzo*

Damen

Schon der Name lässt den Geruch dieses Duftes von 2005 erahnen. Zitrusfrüchte, Bittermandel, milchige Akzente von Mandelmilch mit Mimose und Veilchen, weißem Moschus, Amber und Zedernholz fangen den Charme des Sommers ein.

Kenzo *Tokyo by Kenzo*

Herren

Diese Komposition aus dem Jahr 2007 entführt ihren Träger ins nächtliche Tokyo. Ingwer und grünes Shiso-Öl verbinden sich mit Bitterorangen, Guajakholz und Zedernöl. Die bunten Streifen auf dem Flakon erinnern an die nächtlichen Lichter einer Großstadt.

Otto Kern *Otto Kern Man*

Herren

Die Twin-Düfte *Otto Kern Man* und *Woman* passen perfekt zur Casual-Style-Modemarke von Otto Kern. Der Herrenduft von 2006 überzeugt durch seine markante, würzig-exotische Note.

Otto Kern *Otto Kern Woman*

Damen

Zeitgleich mit dem Herrenduft wurde auch das Damenparfum auf den Markt gebracht. Es mutet orientalisch und absolut feminin an.

Kesling *Be Bop*

Damen

Die Flakons der Kreationen von Kesling sind etwas ganz Einzigartiges: Der runde Flakon steht mit dem Sprühkopf voraus auf einem Sockel. Die Düfte sind außerdem von der Bebopmusik inspiriert. Grüne Noten, ein schönes Blumenbouquet und fruchtige Akkorde von Mango und Pfirsich jammen bei diesem Damenduft von 1991 im Takt des Jazz.

By Kilian *Back to Black*

Damen / Herren

Der französische Duftdesigner Kilian Hennessy will seinen Düften einen Hauch von Luxus, wie er zu Beginn des 20. Jahrhunderts üblich war, verleihen. Die Produkte zeichnen sich durch ihre edle Aufmachung aus und sind nur in wenigen Läden zu erwerben. *Back to Black* aus dem Jahr 2009, kreiert von Calice Becker, wird von einer starken Tabaknote dominiert.

By Kilian *Straight to Heaven*

Damen / Herren

Das Leitmotiv dieser Kreation von Parfümeurin Sidonie Lancesseur im Jahr 2007 ist der Rum, der in der schwülen Hitze karibischer Inseln genossen wird.

Kiton *Kiton Man*

Herren

1996 erscheint dieser klassisch-elegante und zugleich raffinierte Duft mit Akkorden von Lindenblüten und provenzalischen Kräutern.
Ciro Paone stellt unter dem Pseudonym Kiton exklusive Mode her, dies war sein erster Herrenduft.

Anne Klein *Anne Klein*

Damen

Diese Kreation der US-amerikanischen Modedesignerin war der Ingebriff der glamourösen 1980er-Jahre mit seinen stark floral-pudrigen Akkorden.

Calvin Klein *Calvin Klein Man*

Herren

Die Parfümeure Ann Gottlieb, Jacques Cavallier und Harry Fremont haben 2007 einen Duft geschaffen, minimalistisch wie das Lifestylelabel selbst. Er besticht durch seine aromatisch-holzige Note, die ihm eine sexy Ausstrahlung verleiht.

Calvin Klein *cK be*

Damen / Herren

Im Jahr 1996 wurde dieser typische Fougèreduft auf den Markt gebracht. Frische Minze, Gewürze, Magnolie und Pfirsich verbinden sich mit Sandelholz und Tonkabohne zu einem harmonischen Spiel der Essenzen.

Calvin Klein *cK free*

Damen / Herren

Thailändischer Sternanis, Jackfrucht, Absinth, Wacholderbeere, Wildleder, Tabakblätter, Kaffee sowie südafrikanisches Buchukraut sorgen für die lässig-exotische Würze dieser Komposition von 2009.

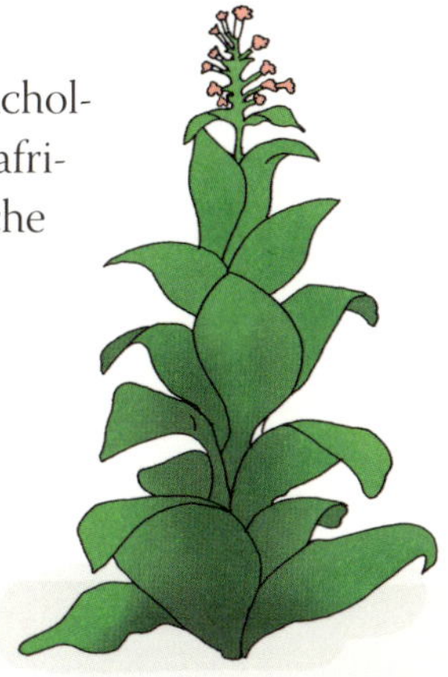

Calvin Klein *cK IN2U for her*

Damen

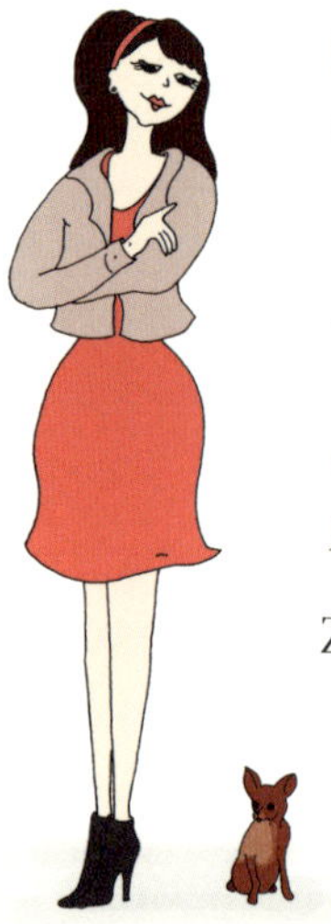

Parfümeurin Ann Gottlieb schuf diesen spontanen, spritzigen Duft im Jahr 2007.

Rosa Grapefruit, Zuckerorchidee und weißer Kaktus werden von Neon Amber und Vanillesoufflé umgarnt und zu einem verführerischen Tanz herausgefordert.

Calvin Klein *cK IN2U for him*

Herren

Zeitgleich mit dem Damenduft entstand auch *CK IN2U for him.* Diese kühl-kulinarische Komposition hat Charisma. Zitroniger Gin Fizz, Kakao, Piment, Shiso-Blätter und kühler Moschus verbanden sich unter der »Nase« von Ann Gottlieb zu einer einzigartigen Mischung.

Genauso wie der Damenduft ist er für die Generation der jungen Blogger und digitalen Netzwerker konzipiert worden.

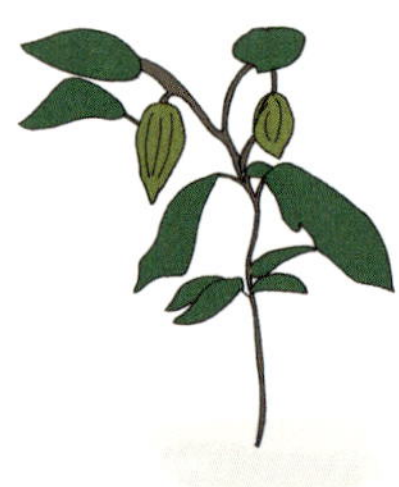

Calvin Klein *cK one*

Damen / Herren

Parfümeure	Alberto Morillas und Harry Fremont
Jahr	1994
Duftnoten	zitrisch-moschusartig

Der erste Unisex-Bestseller!
CK one ist ein transparenter Zitrus-Moschus-Duft mit dem charakteristischen Element des grünen Tees.
Die Parfümeure Alberto Morillas und Harry Fremont setzten mit dieser Komposition den klaren, modernen Stil von Calvin Klein so um, dass Frauen und Männer sich gleichermaßen mit *cK one* identifizieren können.
Mit c*K one* leitete der US-Designer, der Ende der 1960er zunächst mit seinen Jeans bekannt geworden war, eine ganze Reihe von cK-Düften ein.

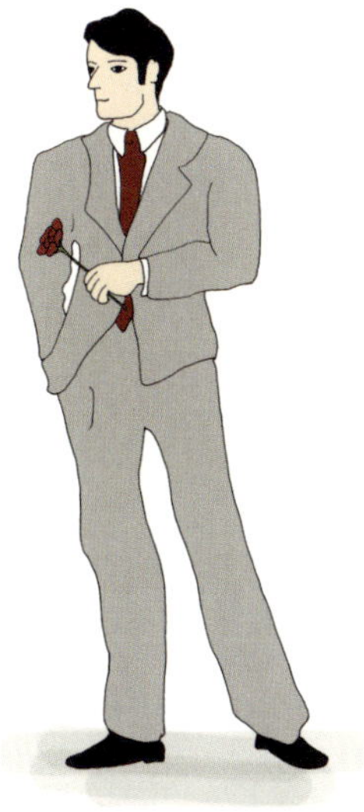

Calvin Klein *Contradiction*

Damen

Ein blumig-orientalischer Duft aus dem Jahr 1997, der in der Kopfnote mit der Einfachheit der To-Yo-Ran-Orchidee in Verbindung mit weißem Flieder überrascht. In der Basis der Kreation überzeugen die Akkorde warmer Hölzer.

Calvin Klein *Contradiction for Men*

Männer

Ein Jahr nach *Contradiction* folgte *Contradiction for Men*. Diese Komposition ist ausdrucksstark und würzig mit einer ausgeprägten Fougère- und Holznote.

Calvin Klein *Crave*

Herren

Sexy und provokant sind die Attribute, die zu dieser Duftschöpfung von 2002 gehören. Akkorde von Sternfrucht, Bergamotte und Gewürzen führen ein aufregendes Schauspiel auf.

Calvin Klein *Escape*

Damen

Die Grenzen des Alltags hinter sich zu lassen, dazu ruft der Designer 1994 mit diesem Parfum auf. In der Kopfnote erfreuen Apfel, Litschi und Schwarze Johannisbeere die Sinne. Die Herznote entfaltet sich mit Jasmin, Rose und Maiglöckchen überraschend blumig. Moschus, Tonkabohne und Sandelholz bilden die Basis.

Calvin Klein *Escape for Men*

Herren

Ein Jahr später als die Frauen durften endlich auch die Männer »entfliehen«. Auf jeder Ebene der Duftpyramide dieser Kreation dominieren frische Birkenblätter, die von anderen Noten umschmeichelt werden. Fruchtige und würzige Akkorde buhlen um die Gunst des grünen Duftes, kreiert von Steve Demercado.

Calvin Klein *Eternity*

Damen

Parfümeurin	Sophia Grojsman
Jahr	1988
Duftnote	blumig

Der klassisch-blumige Duft mit Freesie, Maiglöckchen, weißer Lilie, Ringelblume und Narzisse ist mit einer sinnlichen, warmen, pudrigen Basisnote unterlegt.
Dieser Duft des amerikanischen Designers Calvin Klein ist inspiriert von der Idealvorstellung der unvergänglichen Liebe und immerwährenden Vertrautheit. Immer wieder gelingt es dem Label, das in den 1980er-Jahren mit sexy geschnittenen Jeans bekannt wurde, die Sehnsüchte der Konsumenten sowohl in Mode als auch in Düften abzubilden.

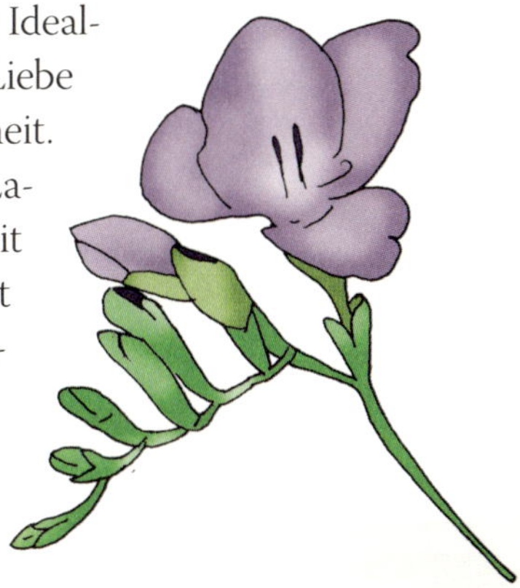

Calvin Klein *Eternity for Men*

Herren

Aromatisch holzig und warm tritt diese Komposition von 1989 auf. Trotz Akkorden von Ambra, Sandelholz und Rosenholz mangelt es aber auch nicht an prickelnd-frischen Akzenten.

Calvin Klein *Eternity Moment*

Damen

Einen »Moment der Ewigkeit« hat Calvin Klein 2004 geschaffen. Die floral-fruchtige Kreation aus Litschi, Guave, Granatapfelblüte, vermischt mit Blütenaromen und warmem Sandelholz, wird die Trägerin niemals mehr vergessen.

Calvin Klein *Euphoria*

Damen

Euphoria ist im Jahr 2005 eine Ode an die Freude, das Parfum duftet laut Klein selbst »wie eine Reise ohne Grenzen«. Die florientale Verführung liegt in der Kombination von Champacablüten, Lotusblüten und einem zarten Sahneakkord.

Calvin Klein *Euphoria Men*

Herren

Das Pendant zum Damenduft kommt ein Jahr später auf den Markt. Es riecht würzig, frisch und männlich. Ingwer, Basilikum, Wildleder und ein feiner Regentropfenakkord machen diese Komposition zu einem besonderen Erlebnis.

Calvin Klein *Obsession*

Damen

Parfümeur	Jean Guichard
Jahr	1985
Duftnoten	blumig-würzig

Der älteste Damenduft von Calvin Klein.
Die blumigen und würzigen Komponenten spielen in jeder Phase dieses starken, leidenschaftlichen Duftes zusammen.
Calvin Klein hatte die Absicht, »die Sinnlichkeit und erotische Ausstrahlung einer leidenschaftlichen Frau zu unterstreichen«.
Dies ist ihm zweifelsohne gelungen. In der Kopfnote sind es Mandarine, Vanille und Bergamotte, die einen sofort einnehmen, gefolgt von Jasmin, Orangenblüten und exotischen Gewürzen. Ambra, Eichenmoos, Weihrauch und Moschus hüllen sich schließlich um die Aromen.
Schließlich repräsentiert der Flakon diesen Duft auf wunderbare Art und Weise, da sich die ovale Form perfekt und verführerisch zart in die Hand schmiegt.

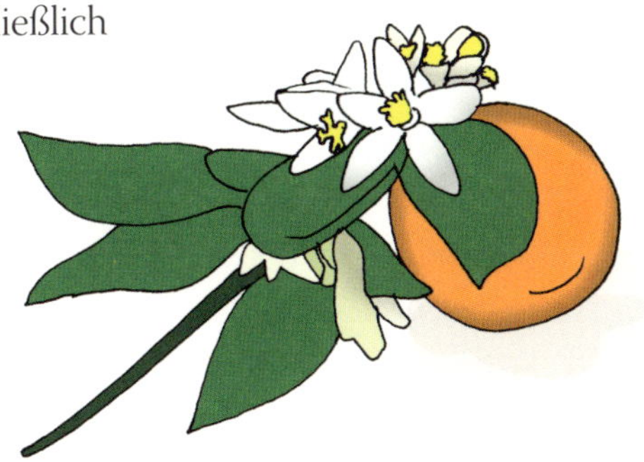

Calvin Klein *Obsession for Men*

Herren

Entschlossenheit und Feuer wollte der Modeschöpfer in diesem Duft aus dem Jahr 1986 sehen. Lavendel, Myrrhe, verschiedene Gewürze und ganz besonders Salbei schenken der Kreation eine ausdrucksstarke orientalisch-würzige Note.

Calvin Klein *Obsession Night*

Damen

Die Nacht mit ihren geschärften Sinnen ist die richtige Umgebung für diesen blumig-orientalischen Chypreduft von 2005. Weiße Blüten, Angelikawurzel, Ambra, Labdanum, Sandelholz und Kaschmirhölzer machen aus dieser Komposition eine verführerische Waffe.

Calvin Klein *Obsession Night Men*

Herren

Üppige Gewürze und kühle frische Noten gehen im Jahr 2005 bei dieser Kreation eine aufreizende Liaison ein. Birne, Kardamom, Wildleder, Muskat, Moschusnoten und Patschuli sind nur einige der erlesenen Ingredienzien.

Calvin Klein *Obsession: Secret Obsession*

Damen

2008 kreierte Calice Becker diese fruchtig-exotische Kreation mit Akkorden von Pflaume, Muskatblüte, Kaschmirhölzern, geröstetem Amber und Vanille.

Calvin Klein *Truth*

Damen

Dieser Duft von 2000 trägt die Frische von üppigen, saftigen Wiesen in sich und ist doch sinnlich und warm. Bambus, junge Hölzer, Vetiver, weiße Pfingstrose, Patschuli und Pflanzensaft vereinen sich auf einzigartige Weise mit Vanille, Moschus, Flieder, Seidenbaumblüte, Akazienblüten und Weißambra.
Der Flakon vertritt typisch den modernen Calvin-Klein-Look.

Calvin Klein *Truth Men*

Herren

Wie auch der Damenduft zwei Jahre zuvor trägt *Truth Men* eine üppige grüne Note, zu der sich sonnendurchflutete Aromen gesellen. Seine Sinnlichkeit erhält *Truth Men* durch Patschuli, Rote Zeder und Wacapou.

Knize *Belle Époque*

Damen

Knize, gesprochen »Knische«, hatte in der kurzen doch glanzreichen Belle Époque seinen kreativen Höhepunkt. Man zog ins heutige Geschäftslokal am Graben 13, damals wie heute eine der wichtigsten Geschäftsstraßen Wiens. Mit dessen Gestaltung wurde der berühmte Architekt Adolf Loos beauftragt. Zu den Kunden zählten Oskar Kokoschka, der mit seinen Bildern bezahlte, Marilyn Monroe, Kurt Tucholsky, Josephine Baker, Marlene Dietrich, Laurence Oliver, Fritz Lang u. v. a.
Der gleichzeitig spritzige und üppige Duft reflektierte die Eleganz der Epoche überzeugend.

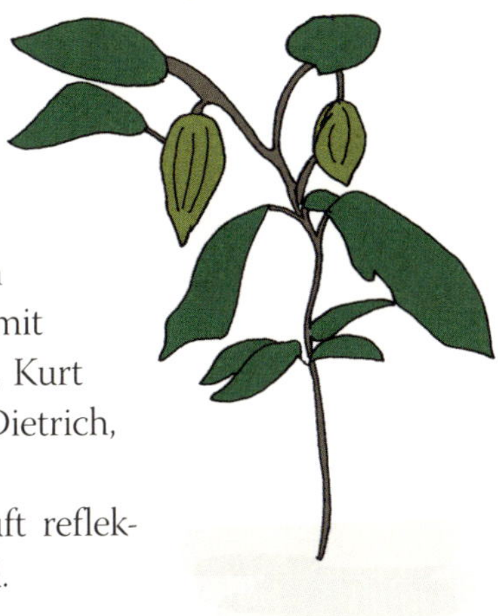

K

Knize *Knize Ten*

Herren

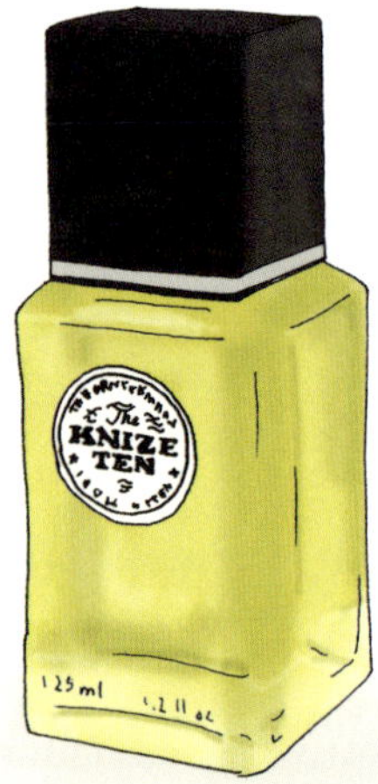

Die Firma Knize wurde im Jahr 1858 in Wien gegründet und bereits kurze Zeit später wurde der Modeschneider zum Hoflieferanten der k.u.k. Monarchie ernannt. Als in den 1920er-Jahren der avantgardistische Designer Ernst Dryden zu Knize kam, erhielt die Firma internationales Ansehen und die Kollektion *Knize Ten* wurde auch international lanciert. »Ten« ist als höchste Vorgabe beim Polo bekannt. Dieser Sport des englischen Adels war für Dryden das Symbol für Eleganz. Die Packungen der Duftlinie, die Dryden entworfen hat, existieren noch heute in demselben zeitlosen Design. Der Duftklassiker von 1925 zeichnet sich durch seine starke Ledernote aus. Orange, Petitgrain, Rosmarin und Bergamotte verleihen dem Duft in der Kopfnote eine angenehme Frische.

Knize *Knize Two*

Herren

Im Eau de Toilette *Knize Two* von 1978 finden sich Akkorde von Galbanum, Bergamotte und Zitrone, die sich harmonisch mit Rose und Iriswurzel verbinden und schließlich in eine leicht pudrige Basis mit Holznoten übergehen.

Knize *Knize Sec*

Herren

Während der Duft aus dem Jahr 1983 zu Beginn noch frische Noten auffährt, warten in der Herz- und in der Basisnote würzige Akkorde von Salbei und Lavendel.

Knize *Lady Knize*

Damen

Bei diesem Duft von 1955 verbinden sich Blüten von Rosen und Jasmin mit grünen Nuancen und würzig-holzigem Amber.

Krizia *K de Krizia*

Damen

Parfümeur Maurice Roucel kreierte 1981 diesen floral-aldehydigen Duft. Pfirsich, Hyazinthe, Neroli und Bergamotte spielen ein raffiniertes Spiel mit Orangenblüten, Orchideen, Jasmin, Rose und Narzisse.

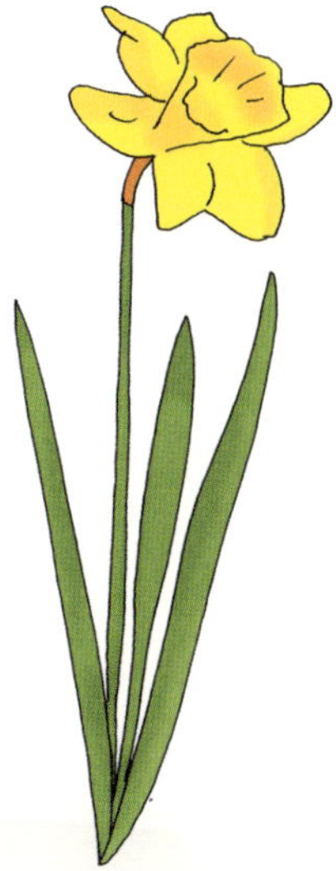

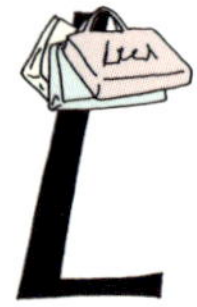

Worte verschwinden in der Luft, doch die Nelke duftet.
Sprichwort aus Albanien

Le Labo *Patschuli 24*

Damen

Parfümeurin Annick Menardo kreiert für die Duftdesigner Fabrice Penot und Edouard Roschi 2006 diesen Duft mit Patschuli. Vor Ort in der Boutique ist es Kunden möglich, diverse weitere individuelle Duftmischungen und Kreationen anfertigen zu lassen.

Le Labo *Rose 31*

Herren

Auch den Rosenduft von 2006 kann man in der Boutique individuell abwandeln lassen.

Lacoste *Lacoste pour Femme*

Damen

Dieser Duft aus dem Jahr 2003 ist blumig, würzig, sportlich und zugleich sehr elegant. In seiner Gesamtheit ahmt er samtige Hautakkorde nach.

René Lacoste, einst berühmter Tennisspieler, ist seit 1933 bekannt für die Polohemden mit grünem Krokodil-Logo.

Lacoste *Lacoste pour Homme*

Herren

Orientalisch und würzig mutet der Herrenduft von Lacoste an, den Akkorde von Apfel, Zimt und Moschus schmücken.

Lacoste *Lacoste Challenge*

Herren

In diesem Duft fordern im Jahr 2009 Mandarine, Zitrone und Lavendel in der Kopfnote den Ingwer aus der Herznote heraus. Die Basis wird gebildet aus Rosenholz im Zusammenspiel mit Teak- und Ebenholz, sodass die Tradition der Marke Lacoste repräsentiert wird.

Lacoste *Lacoste Elegance*

Herren

2007 veröffentlicht das Label diesen aromatisch-würzigen Duft, in dem Akkorde von Mandarine und schwarzer Schokolade dominieren.

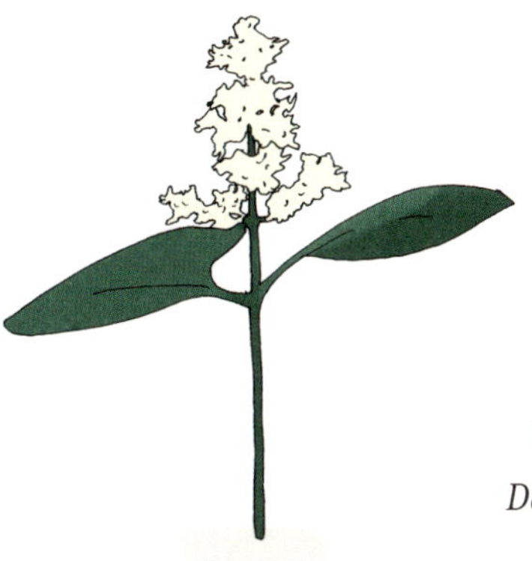

Lacoste *Lacoste Touch of Pink*

Damen

Wie riecht die Farbe Pink? So! Blutorange, Jasmin und Vanille machen diesen Duft von 2004 unbeschreiblich sexy.

Christian Lacroix *C'est la fête*

Damen

Parfümeur Jean Jacques kreierte 2007 diesen heiter-saftigen Duft, den Akkorde von Passionsfrucht, Birne und Aprikose auszeichnen. Christian Lacroix ist bekannt für seine Pariser Haute Couture.

Christian Lacroix *C'est la vie*

Damen

Parfümeur	Edouard Fléchier
Jahr	1990
Duftnoten	blumig-aldehydig

Ein beschwingter Couture-Duft!
Von dem Südfranzosen, der große Haute Couture mutig und heiter zelebriert, hatte man ein Parfum erwartet, das diese lebensbejahende Lust des schöpferischen Tuns einfängt.

Der erste und bedeutendste Duft von Christian Lacroix ist eine blumig-aldehydige Komposition voller Sonne, Fröhlichkeit, Blumen und exotischer Früchte.

Das von Parfümeur Edouard Fléchier geschaffene Parfum präsentiert sich in einem schlichten Flakon, der mit einem symbolischen Korallenzweig verschlossen ist.

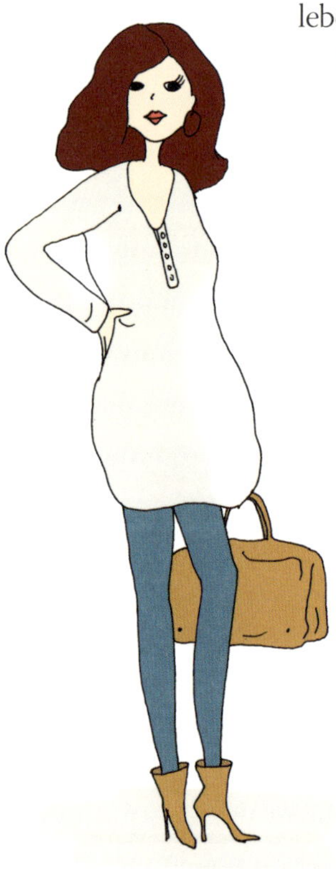

Christian Lacroix *Christian Lacroix*

Damen

Warm, durchtränkt von Ambra und holzigen Noten des sonnigen Südfrankreichs, so duftet diese Kreation von Sophia Grojsman aus dem Jahr 2008.

Christian Lacroix *Tumulte Pour Femme*

Damen

Opulente Grasse-Rosen harmonieren ausgezeichnet mit den eleganten Noten von Heliotrop und Iris. So passt dieses Parfum von 2005 perfekt zum barocken und überschwänglichen Modestil des Südfranzosen.

Christian Lacroix *Tumulte Pour Homme*

Herren

Wacholder, Lorbeer, Balsam, Holz und Weihrauch verleihen dieser Komposition, die im Jahr 2005 kreiert wurde, ihre aromatische Würze.

Christian Lacroix *Bazar Femme*

Damen

Strahlend mit viel Zitrus, Pfeffer und verschiedenen Blumen gestalteten die Parfümeure Bertrand Duchaufour, Emilie Copperman und Jean-Claude Ellena diesen Duft von 2002.

Christian Lacroix *Bazar Homme*

Herren

Seit 2002 verzaubert diese Kreation mit ihrem zitrisch-holzigen Aroma und dem Dufthauch einer kühlen Meeresbrise. Parfümeur Michel Girard hat einen eleganten Duft geschaffen.

Karl Lagerfeld *Karl Lagerfeld Kapsule Floriental*

Damen / Herren

In dieser 2008 in Zusammenarbeit mit Parfümeurin Emilie Copperman entstandenen Kreation des multitalentierten Designers Karl Lagerfeld schmiegen sich Efeublätter, Veilchen und schwarze Teeblätter sanft aneinander.

Karl Lagerfeld *Karl Lagerfeld Kapsule Light*

Damen / Herren

Unter Mitarbeit des Parfümeurs Mark Buxton entstand diese bezaubernde Komposition im Jahr 2008. Bitterorange, Jasmin, Muskat, Nelke, Moschus und Guajakholz versprühen in diesem Duft ihren Esprit.

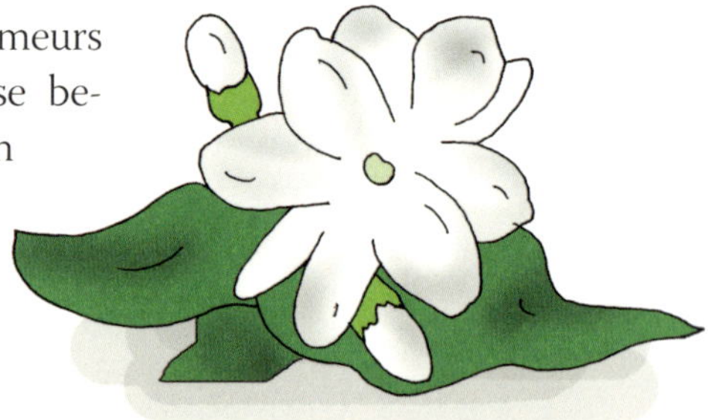

Karl Lagerfeld *Karl Lagerfeld Kapsule Woody*

Damen / Herren

In Zusammenarbeit mit Olivier Cresp kreierte Lagerfeld 2008 dieses Parfum mit Akkorden von Pflaume, Moos und Zedernholz.

Karl Lagerfeld *Lagerfeld Classic*

Herren

Parfümeur	Ron Winnegrad
Jahr	1978
Duftnoten	orientalisch-holzig

Die orientalische, blumige und gleichzeitig holzige Komposition enthält frische Bergamotte, warmes und sinnliches Patschuli sowie Tonkabohnen. Der Kupfer-Cognac-Farbton des ersten Herrenduftes des Modedesigners Karl Lagerfeld unterstreicht unverkennbar die Eigenständigkeit des Duftes und stellt die Persönlichkeit des Duftträgers heraus. Der Flakon wurde von Karl Lagerfeld persönlich entworfen.
Basilikum, Verbene, Sandelholz, Eichenmoos, Ambra, Moschus und Vanille komplettieren das Duftbild. Sehr avantgardistisch – und sehr erfolgreich.

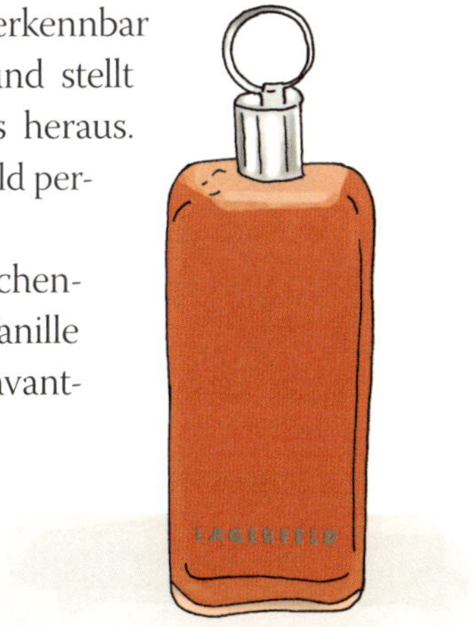

Karl Lagerfeld *Photo*

Herren

Dieser Fougèreduft aus dem Jahr 1990 ist eine Hommage an Karl Lagerfelds Fotografien. Mandarine, Grapefruit und Patschuli leihen dem Duft ihre Noten.

Karl Lagerfeld *Sun Moon Stars*

Damen

Freesie, Orangenblüten, Pfirsich, Mandarine, Heliotrop und Jasmin perfektionieren den orientalisch-blumig-fruchtigen Duft von 1994.

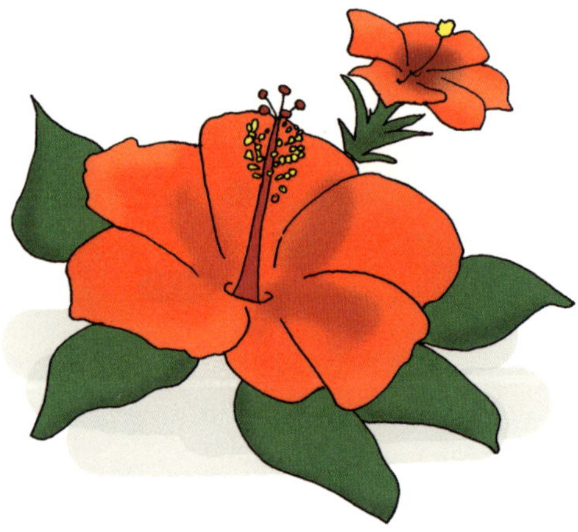

Lalique *Eau de Lalique*

Damen

Zitrus, Freesie, Zimt, Dill, Sandelholz, Kardamom und Hibiskus sorgen für ein schönes Duftfeuerwerk im Jahr 2003.
Der Glasfabrikant René Lalique schuf kunstvolle Parfumflakons, die auch heute noch in Museen ausgestellt werden.

Lalique *Lalique de Lalique*

Damen

Dieser Duft aus dem Jahr 1992 riecht intensiv nach Vanille und Moschus.
Lalique bringt jedes Jahr einen Kristallflakon in limitierter Auflage heraus.

Lalique *Lalique pour Homme »Lion«*

Herren

Warme Ambranoten, frische Zitrusnoten und exotische Blumenakkorde kennzeichnen diesen Herrenduft von 1997.
Der Löwenkopf auf dem Flakon erinnert an die Kühlerfiguren auf den Automobilen der 1920er-Jahre.

Tonino Lamborghini *Intenso*

Herren

Bergamotte, Apfel, Zedernholz und Leder repräsentieren 2010 den Duft der italienischen Luxussportwagenmarke. Die Mischung aus frischen Noten und herben Nuancen passt hervorragend zum rasanten Image Lamborghinis.

Lancaster *Aquasenses*

Damen

Parfümeurin Emilie Copperman schuf 2006 diese frisch-fruchtige Kreation aus Paradiesbeeren, Bambusblättern, Weißer Pfingstrose und saftiger Nashi-Birne. Auf der Haut hat dieser Duft eine erfrischende und regenerierende Wirkung.

Lancaster *Aquazur*

Damen

Aquazur ist sonnenverwöhnt, sinnlich und doch erfrischend wie eine Gischt.
Kreiert wurde der Duft im Jahr 2004 von Francis Kurkdjian.

Lancôme *Attraction*

Damen

Feminines, blumig-pudriges Parfum aus dem Jahr 2003, in dessen Mittelpunkt Iris und Patschuli stehen.

Lancôme *Balafre*

Herren

Diese Rarität von 1967 ist kaum noch erhältlich, da sie nicht in Massen produziert wird. Die Noten dieser Komposition passen perfekt zu kaltem Wetter, da die Akkorde in der Herz- und in der Basisnote einen warmen Schauer auf die Haut legen. Der Duft wurde benannt nach einer berühmten Persönlichkeit der französischen Geschichte. »Le Balafre« war der Spitzname von Henri I. de Lorraine.

Lancôme *Hypnôse*

Damen

Hypnôse ist ein typischer florientaler Duft, er startet in der Kopfnote mit Passionsfrucht, die in der Basis von Vanille verdrängt wird. Vetiver komplettiert im Fond die Komposition von 2005.

Lancôme *Miracle*

Damen

Das Wunder dieses Duftes aus dem Jahr 2000 liegt in den Akkorden von Litschi, Freesienblüten, Magnolie, Ingwer, Pfeffer, eingeleitet von einem zart-fruchtigen Vorspiel.
Gegründet wurde die Firma Lancôme von Armand Petitjean, einem Parfümeur und Kosmetiker, im Jahr 1935.

Lancôme *Miracle Homme*

Herren

Dieser Fougèreduft überrascht durch seine Vielseitigkeit. Er ist energievoll, pikant durch seine Pfeffernote, trägt aber gleichzeitig die Süße eines Café-Granités in sich. Lanciert wurde diese Komposition 2001.

Lancôme *Ô de Lancôme*

Damen

Der frische Zitrusduft von 1965 hat ein würziges Herz aus Basilikum, Rosmarin und Koriander. Die Frau, die *Ô de Lancôme* trägt, ist natürlich, bleibt jung, liebt das Licht, reines Wasser, die frische Luft und die Natur.

Lancôme *Ô Oui*

Damen

»Ô Oui« heißt »Oh ja«; ein Ja zur Lebensfreude, und das versprüht dieser Duft aus dem Jahr 1969 mit seinen Komponenten aus Fruchtsorbet, einem Spritzer Wodka, Äpfeln und frischer Ananas.

Lancôme *Magie Noire*

Damen

Bei diesem Duft von 1978 harmonieren orientalische und blumig-würzige Noten in perfekter Weise miteinander. Rose, Jasmin und Ambra treiben ein aufreizendes und verführerisches Spiel. Das Motiv der Verführung wurde auch im Flakon aufgegriffen, der eine Frau in einem tief dekolletierten Abendkleid darstellt.

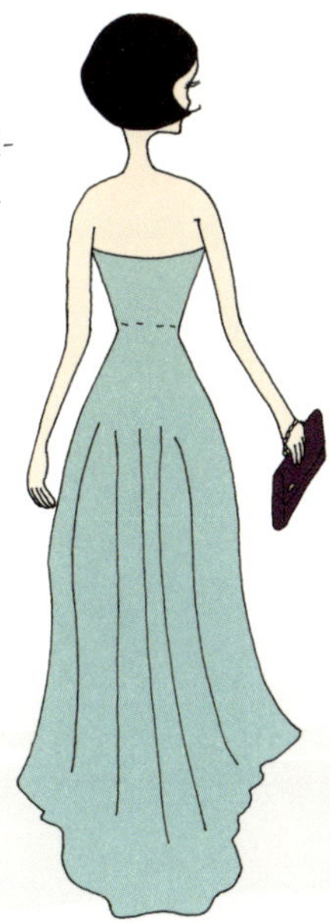

Lancôme *Trèsor*

Damen

Die Rose ist der Mittelpunkt des Duftes. Der Pfirsich gibt sein zartes Aroma hinzu. Der Flakon in Form einer umgekehrten Pyramide erinnert an das Aufblühen einer Blume.
Die Komposition traf den Zeitgeist perfekt und war somit sehr erfolgreich. Die »Nase« der Kreation aus dem Jahr 1990 war Parfümeurin Sophia Grojsman.

Helmut Lang *Helmut Lang Man*

Herren

Helmut Lang ist ein bekannter Modedesigner. Er hatte die Vorstellung, dass der kostbarste Duft der Welt der der Haut ist, so schuf er 2000 auf dieser Idee basierend einen Herrenduft, der seine volle Gewalt erst auf der Haut entfaltet. Die Komposition ist reich an holzigen Nuancen und moschusähnlichen Akkorden.

Ulrich Lang New York *Anvers*

Herren

Jasmin, Veilchen, Moos, Ambra und verschiedene Holznoten verleihen diesem Duft von 2003 seine Einzigartigkeit.
Er war der erste Duft des New Yorker Kunst- und Parfumexperten. »Anvers« ist die französische Bezeichnung für Antwerpen. Diese Hommage an die Stadt wurde inspiriert von Roger Szmulewicz, einem Galeristen für Fotografie des 20. Jahrhunderts.

Lanvin *Arpège*

Damen

Parfümeur	André Fraysse
Jahr	1927
Duftnote	blumig

Jeanne Lanvin wollte einen Duft kreieren, der ihre Mode betonte. Der Parfümeur André Fraysse übersetzte dementsprechend den Stil der edlen Couture-Kleider der Modeschöpferin in eine blumige Symphonie.
Die klassische Blumenkomposition besteht aus über 60 verschiedenen Noten wie Rose, Jasmin, Ylang-Ylang etc.; sie klingt mit Iris und Vanille aus.
Der schwarze Flakon mit dem goldenen Verschluss wurde von Armand Albert Rateau, einem bekannten Art-déco-Designer, kreiert.
Das Logo – Mutter und Tochter – entwarf der Künstler Paul Iribe, da Madame Lanvin den Duft ihrer Tochter gewidmet hatte.

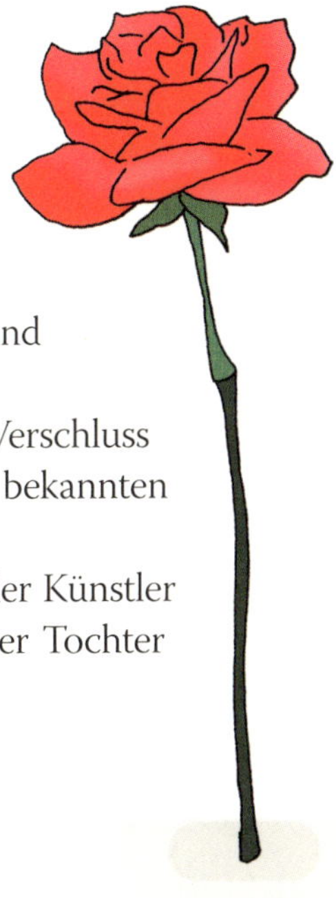

Lanvin *Éclat d'Arpège*

Damen

Spritzig und elegant, so tritt diese fruchtige Komposition aus dem Jahr 2003 auf. Moschus, Flieder, Getreidekörner, Teeblätter, Pfirsichblüte, Amber, Zeder, Osmanthus und Pfingstrose fügen sich bei dieser Kreation zu einem harmonischen Ganzen zusammen.

Lanvin *Rumeur*

Damen

Nur die feinsten Zutaten wurden im Jahr 2006 für diese Kreation verwendet. Frische Magnolienblüten spielen mit weißen Rosen, Patschuli, Moschus und Amroxan eine wunderschön blumige Melodie.

Ted Lapidus *Fantasme*

Damen

Ted Lapidus, der vor allem in den 1980er-Jahren durch seine innovative Unisex- und Militarymode auffiel, engagierte 1992 den Parfümeur Pierre Bourdon, um diesen blumig-fruchtigen Duft zu kreieren. In seiner Leichtigkeit passt dieser Duft perfekt zu der Casual-Mode des Designers.

Ted Lapidus *Lapidus pour Homme*

Herren

Frische Ananas, aromatischer Basilikum, Beifuß, Bergamotte, Limone und Wacholderbeere eröffnen den Aromenreigen. Honig, Iriswurzel, Jasmin, Kümmel, Maiglöckchen, Petitgrain, Rose, Rosenholz und Kiefer stimmen im Herzen fröhlich mit ein. Abschließend erfreuen Amber, Eichenmoos, Moschus, Patschuli, Sandelholz, Tabak, Tonkabohne und Zeder mit einem warmen Duftspiel. Diese Komposition stammt aus dem Jahr 1987.

Guy Laroche *Drakkar Noir*

Herren

Parfümeur	Pierre Wargnye
Jahr	1982
Duftnote	chyprig

Ein weltweit erfolgreicher Chypreduft! Die sportliche Frische von *Drakkar Noir* resultiert aus Mandarinen, Zitronen, Lavendelextrakten, würzigem Koriander, Wacholderbeeren und Engelswurz, die Intensität aus Eichenmoos, Patschuli und Vetiver.
Der Duft des Modeschöpfers Guy Laroche wurde über Nacht zu einem weltweiten Erfolg.

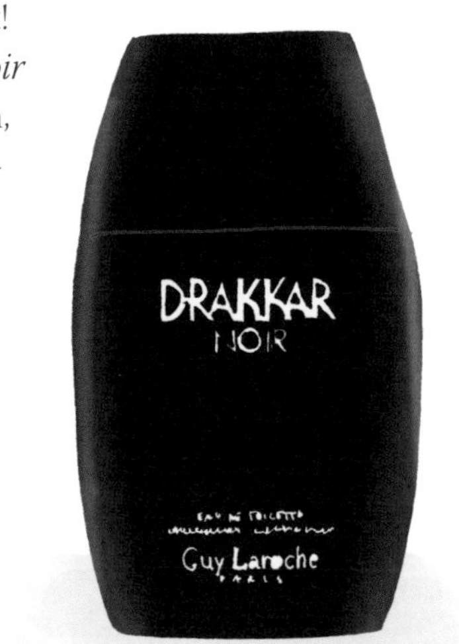

Guy Laroche *Fidji*

Damen

Parfümeur	Josephine Catapano
Jahr	1966
Duftnoten	blumig-würzig

Wie eine tropische Inselwelt!
Der blumig-grüne Duft, der mit einer damals neuen tropisch-erotischen Note überraschte, ist bis heute beliebt.
Guy Laroche, bekannt für seine klassische französische Couture, ließ den zeitlos modernen Flakon für *Fidji* von Glasdesigner Serge Mansau gestalten.

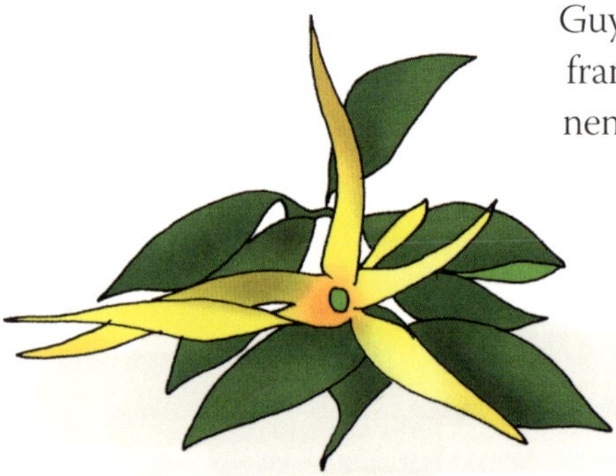

Betont feminin wirken Florentinische Schwertlilie, Ylang-Ylang und Jasmin. Würzig aldehydige Noten, Moschus, Patschuli und Ambra erzielen die gewünschte sinnengeladene Ausstrahlung.

Estée Lauder *Alliage*

Damen

Parfümeurin	Estée Lauder
Jahr	1972
Duftnoten	grün-blumig

Mit diesem grün-blumigen Damenduft gelang der amerikanischen Kosmetik- und Duftmarke Estée Lauder eine Innovation. Die charakteristischen grünen Kopfnoten vereinen sich mit blumigen Ingredienzien von Rosenholz und Jasmin. Zitrusöle, Fichte, Thymian und Myrrhe geben eine einzigartige Chyprenote hinzu. Eine solche Damenduftkomposition hatte es bis dato noch nicht gegeben. Mit dem jungen und unkomplizierten *Alliage* schuf Estée Lauder den ersten Freizeit- und Lifestyleduft für die sportliche Frau.

Das Unternehmen von Estée Lauder, das luxuriöse Kosmetik, Make-up und Düfte produziert, wurde im Jahr 1946 gegründet.

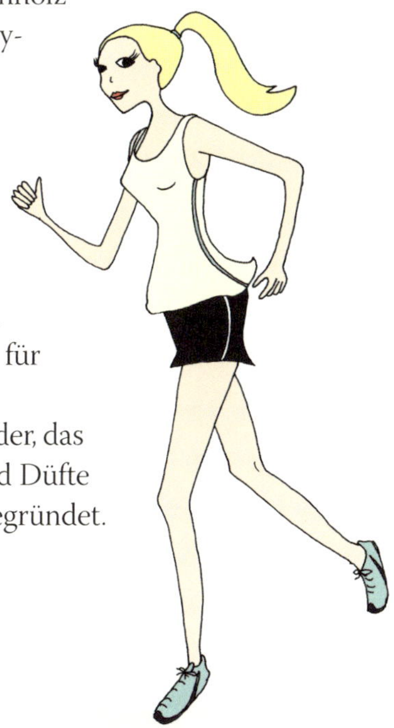

Estée Lauder *Azurée*

Damen

Samtige Moose und Patschuli verleihen seit 1969 das Gefühl, sich stundenlang schläfrig in der mediterranen Sonne zu aalen.

Estée Lauder *Beautiful*

Damen

Für diesen Duft wurden 1985 mehr als 200 Ingredienzien verwendet. Seine Note ist grün und zugleich sehr romantisch.

Estée Lauder *Beyond Paradise*

Damen

Diese Komposition reißt einen aus der Realität und direkt hinein ins Paradies. Akkorde von Hyazinthe, Philodendron, Jabuticaba, Kirsche, Orangenblüte, Jelängerjelieber, Pflaumenblüte und samtig-holzigen Noten machen die Entführung ins Paradies perfekt.

Estée Lauder *Beyond Paradise for Men*

Herren

Im Jahr 2004 kommt dieser bezaubernde Duft auf den Markt, dessen Flakon an einen Horizont bei Sonnenuntergang erinnert, den es zu erreichen gilt. Exotische Nuancen laden ein, diesen Weg zu gehen.

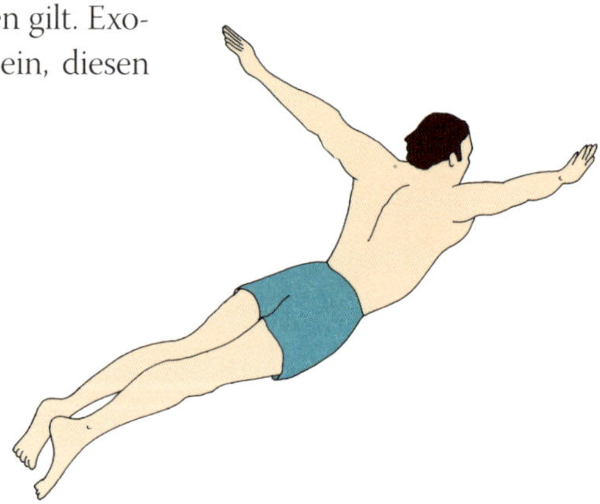

Estée Lauder *Cinnabar*

Damen

Inspiriert wurde Estée Lauder 1978 durch ihr Interesse am Orient und seiner Kultur. Diese Kreation bringt diese Eindrücke mit Akkorden von Mandarine, Gewürznelke, Gartennelke, Vanille und Weihrauch in einen schlichten Flakon. Auch die Farbe erinnert an die Weiten des Orients. *Cinnabar* ist eine Antwort auf *Opium* von Y.S.L.

Estée Lauder *Estée*

Damen

Parfümeur	Betty Busse und Bernard Chant
Jahr	1968
Duftnote	blumig

Ein sensationeller Duft von Estée Lauder! Der Duft verkörpert das neue weibliche Selbstwertgefühl durch eine starke Präsenz und eine außergewöhnliche Haftfähigkeit. Die beinahe explosive und gleichzeitig andauernde Duftentfaltung beruht auf dem Blumenbouquet, das unter anderem Rosen, Maiglöckchen, Jasmin enthält und seine Eindringlichkeit den Aldehyden verdankt. *Estée* war der zweite Duft von Estée Lauder, die ihr Kosmetikunternehmen 1946 gründete. Seinen Namen verdankt der Duft dem Spitznamen der Designerin, die mit dem Zweitnamen Esther hieß und nur Esty gerufen wurde. Daraus wurde im Laufe der Zeit Estée.

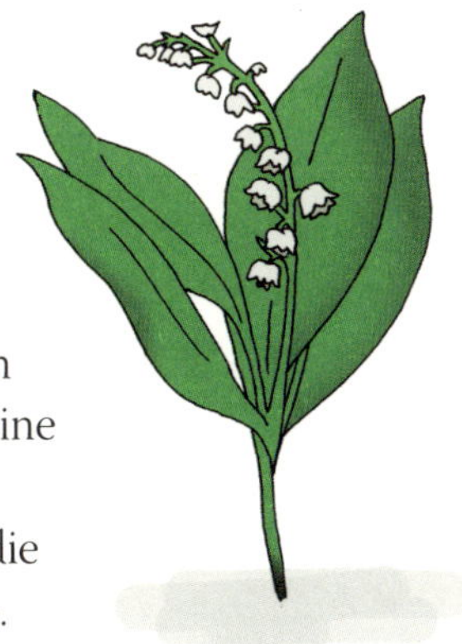

Estée Lauder *Intuition*

Damen

Diese Duftkreation aus dem Jahr 2000 trägt in sich, was ihr Name fordert: Gefühl, Spontaneität und Sinnlichkeit. Die Rose »Double Delight« verleiht ihr einen unvergleichlich blumigen Duft.

Estée Lauder *Knowing*

Damen

Estée Lauder 1988 über ihren Duft: »*Knowing* ist ein Duft des 21. Jahrhunderts, denn es ist ein Parfum, das seiner Zeit voraus ist« – warm, elegant, holzig mit viel Rose.

Estée Lauder *Lauder for Men*

Herren

Gewürze und belebender Lavendel hinterlassen bei dieser Komposition von 1985 ein prickelndes Gefühl auf der Haut.

Estée Lauder *Pleasures*

Damen

Die Herznote enthüllt alsbald schwarzen Flieder, Weiße Pfingstrosen, pinkfarbene Rosen und Blüten der Karaounde-Staude. *Pleasures* aus dem Jahr 1995 ist wie eine Blüte, die sich in der warmen Sonne öffnet und sich nach und nach entfaltet.

Estée Lauder *Pleasures for Men*

Herren

Die männliche Variante von Estée Lauders erfolgreichem Damenduft *Pleasures* wurde 1997 veröffentlicht. Er besticht durch die Zitrusessenz von Pomelo und Nektarine.

Estée Lauder *Private Collection*

Damen

Dieses grün-blumige Parfum mit Akkorden von Rosen, Geißblatt, Jasmin und Bergamotte wurde 1973 ursprünglich für den persönlichen Gebrauch von Estée Lauder kreiert.

Estée Lauder *Spellbound*

Damen

Herbe Rose, Gewürze und Waldmoos verleihen diesem Duft von 1991 seine exotisch-fruchtige und zugleich blumig-orientalische Note.

Estée Lauder *White Linen*

Damen

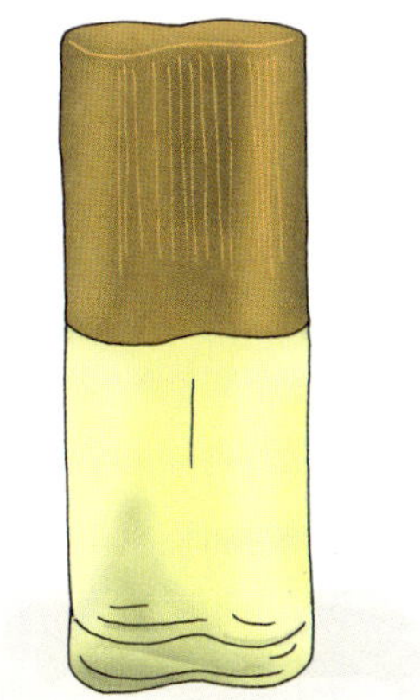

Rosen, Jasmin, Maiglöckchen und Veilchen verbinden sich mit Nelkenpfeffer und Veilchenwurz. *White Linen* soll das Gefühl nach Frühling, Gärten, Leinenstoffen, Hängematten und saftig-grünem Rasen wachrufen. Hier stimmen Name und Duft passgenau. Die blumig-aldehydige Kreation mit Anklängen von Moschus stammt aus dem Jahr 1978.

Estée Lauder *Youth Dew*

Damen

Die Kreation kombiniert 1953 würzige und holzige Duftnoten mit warmen, orientalischen Eigenschaften. Zuerst bot Estée Lauder das sinnliche *Youth Dew* nicht als Parfum, sondern als stark duftendes Badeöl an. Ein großer Erfolg, sowohl olfaktorisch als auch finanziell gesehen.
Es ist die erste Duftschöpfung von Estée Lauder, die den Begriff der »Duftgarderobe« prägte.

Ralph Lauren Lauren

Damen

Ralph Lauren vereint amerikanische Lässigkeit mit britischer Tradition und sportlichen Basics. Diese feminine Komposition von 1978 beinhaltet Akkorde grüner Blumen, Veilchen, Rose und seltene Holznoten, die ihn samtig weich wie die Haut machen.

Ralph Lauren *Lauren Style*

Damen

Veilchenblüten, Orangenblüten, Jasmin, Gardenie, Tuberose, Magnolie, Wildleder, Vanille, Moschus und Patschuli sind die Farben dieses Duftgemäldes aus dem Jahr 2004.

Ralph Lauren *Polo*

Herren

Wie ein frisch gemähter (Polo-)Rasen, so duftet diese Kreation von 1978. Auch der Flakon zeigt einen Polospieler. *Polo* war der erste Herrenduft des US-amerikanischen Modedesigners und von Beginn an erfolgreich.

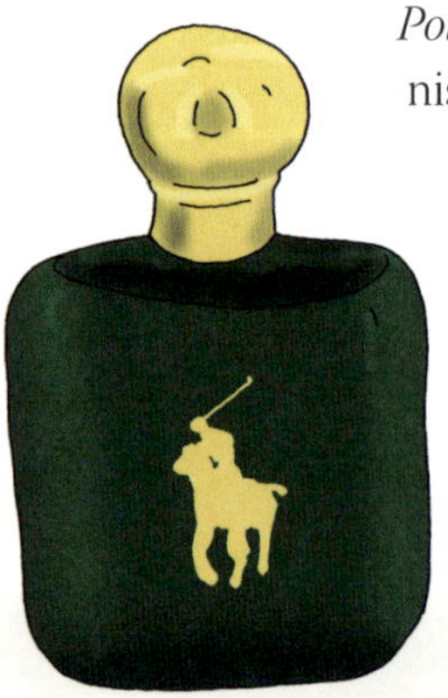

Ralph Lauren *Polo Blue*

Herren

Eine der Weiterführungen des 1978 eingeführten Klassikers *Polo*. Sie besticht durch ihren fruchtig-lebendigen Duft aus kühler Melone, Gurke und Mandarine. Kreiert wurde er von Carlos Benaïm und Christophe Laudamiel

Ralph Lauren *Pure Turquoise*

Damen

Parfümeurin Annie Buzantian kreierte diesen Duft 2005. Die sinnlich-provokative Komposition versah sie mit Nuancen von Cassis, Veilchen, Kaktusblume, Orangenblüte, Bulgarischer Rose, Rum und Bourbonvanille, die sich allesamt mit den restlichen Ingredienzien zu einer harmonischen Melodie arrangieren.

Ralph Lauren *Ralph*

Damen

Dieser Duft aus dem Jahr 2000 ähnelt einer Blume. Seinen temperamentvoll verspielten Charakter entfaltet er erst im Laufe des Tages.

Ralph Lauren *Ralph Lauren Blue*

Damen

Als ob man klares Wasser auf der Haut tragen oder im blauen Himmel versinken würde, so fühlt es sich an, diesen Duft von 2003 zu tragen.

Ralph Lauren *Romance*

Damen

Komponiert wurde dieser Duft 1998 für Ralph Laurens Ehefrau Nicky. Die Kreation riecht blumig-grün.

Ralph Lauren *Safari*

Damen

Im Flakon in viktorianischem Stil verbirgt sich seit 1990 ein blumig-fruchtiger Duft aus Mairosen, Jasmin, Ginster, Iris und Orangenblüten.

Ralph Lauren *Safari for Men*

Herren

Diesen Fougèreduft von 1992 macht sein warmer Hauch von Gewürzen, Kräutern, Lavendel und Geranie aus. Den Flakon ziert ein silber geprägtes Monogramm.

Avril Lavigne *Black Star*

Damen

»It's me in a bottle«, so beschreibt die kanadische Sängerin ihr Parfum aus dem Jahr 2009. Das ist wahr, diese Kreation ist genauso verspielt und energiegeladen wie Avril Lavigne selbst. Im Auftakt sorgt grüne Birne für ein verführerisches Dufterlebnis. Im Herzen folgen rosa Hibiskus und schwarze Pflaumen. Die Basis wird dominiert von dunkler Schokolade. Am Flakon ist ein Ring befestigt, der, am Finger getragen, den »Avril-Look« perfekt macht.

Morgane Le Fay *Morgane Le Fay Fragranza*

Damen

Im Jahr 2008 veröffentlicht Morgane Le Fay eine Duftserie. Die einzelnen Kreationen sind nach den Farben benannt, die sie am besten charakterisieren: *Fragranza Blu, Verde, Rosa* und *Gialla*. Die Glasflakons sind mundgeblasen und in Form von Kolben und Reagenzgläsern gehalten.

Herve Leger *Herve Leger*

Damen

Die Ingredienzien dieser Kreation von 1999 schmiegen sich anmutig um die Giroflée de Nuit, die ihren würzigen Duft nur nachts verströmt. Im Flakon spiegelt sich die Mode von Herve Leger wider.

Lolita Lempicka *L*

Damen

Bitterorange, Strohblume, Vanille und Tonkabohne unterstreichen die Verführungskunst der Trägerin. Ein leichter Salzgeschmack betont zusätzlich die Sinnlichkeit dieser Komposition aus dem Jahr 2006. Der Flakon hat die Form eines blauen Glasherzes.

Lolita Lempicka *Le Premier Parfum*

Damen

1997 bringt die französische Designerin, die für feminine und romantische Mode bekannt ist, ihren ersten Duft auf den Markt. Er riecht blumig-kulinarisch nach Anis und einem Meer von Blumen. Präsentiert wird die Komposition in einem Apfelflakon.

Lolita Lempicka *Lolita Lempicka au Masculin*

Herren

Die starke Efeunote dieses holzig-aromatischen Parfums von 2000 unterstreicht die sinnliche und zarte Seite des Mannes.

Ligne St. Barth *Homme*

Damen / Herren

Ligne St. Barth ist ein Familienunternehmen, das seit 1983 Kosmetik und Düfte auf der Karibikinsel St. Barthélemy herstellt. Das Eau de Toilette riecht herrlich frisch nach Farn und Moos, garniert mit vielen Zitrusnoten. Lavendel, Rosmarin und Anis stärken die Sinnlichkeit.

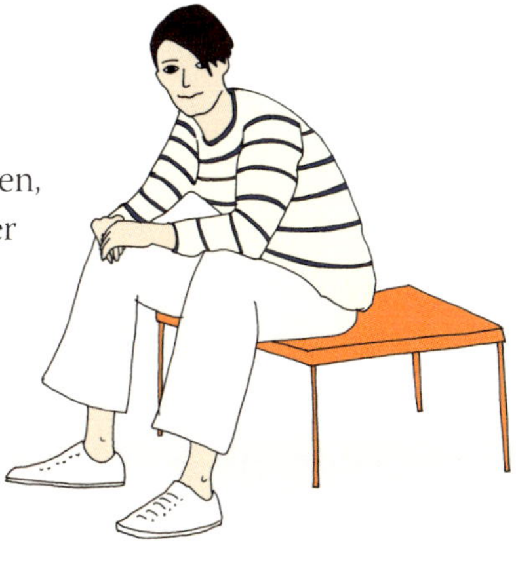

Linari *Acqua Santa*

Damen / Herren

Diese Kreation aus dem Jahr 2001 wird beschrieben als »kristallklares Weihwasser« mit verschiedenen fruchtig-floralen Noten wie Bergamotte, Cassis, Ylang-Ylang, Alpenveilchen und Maiglöckchen sowie einer süßen Note durch Karamell.
Die »Nase« dieses Duftes war Maurice Roucel.

Alexa Lixfield *Alexa Lixfield 001, 002, 003*

Damen / Herren

2010 wurde dieses Dufttrio veröffentlicht. Die Flakons werden mit Betonstöpseln verschlossen. Alexa Lixfield arbeitete früher als Model, seit 2006 betreibt sie ein Designstudio in Hamburg.

Loewe *A Mi Aire*

Damen

Ein klar-markanter fruchtig-frischer Duft von 2005, der mit Mandarine, Orange, Bergamotte, Rose, Jasmin, Moschus und Holznoten betört.
1846 eröffnete zunächst ein Lederwarenladen in Madrid unter dem Namen Loewe. Der führende spanische Duftschöpfer gehört heute zur Firmengruppe um Louis Vuitton.

Loewe *Escencia Loewe*

Herren

Parfümeur	Loewe Parfums
Jahr	1988
Duftnoten	würzig-frisch

Der erfolgreichste Herrenduft der spanischen Duftmarke. Über 200 Bestandteile verbindet *Escencia Loewe* zu einem eleganten, unaufdringlichen, würzig-frischen Duft. Petitgrain, Bergamotte, Zitrone, Estragon, Lavendel sowie Schwarze Johannisbeere, Geranie, Muskat, Sandelholz, Vetiver, Styrax, Ambra, Moschus und Eichenmoos geben nur einen kleinen Einblick in die komplexe Komposition. Der dezente Luxus ist typisch für Loewe.

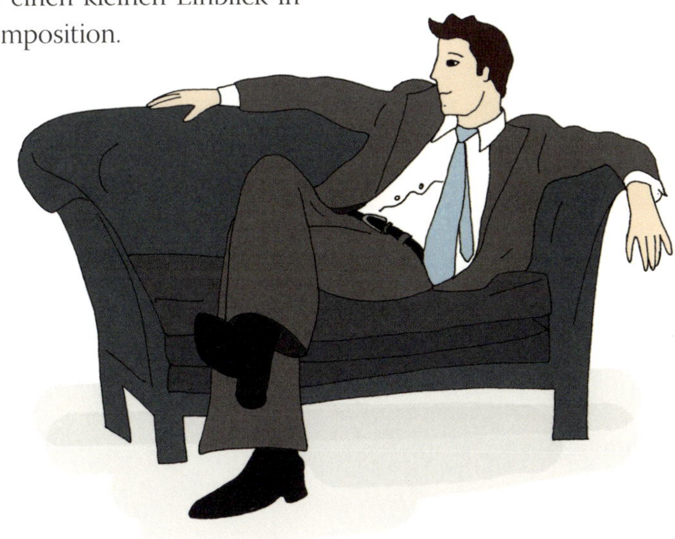

Loewe *Escencia Femme Loewe*

Damen

Inspiriert vom Herrenduft wurde 2002 das weibliche Pendant veröffentlicht. Lotusblüte, Veilchenblätter, Rose und Maiglöckchen legen eine Leidenschaft an den Tag, die so lebhaft ist wie der rote Flakon.

Loewe *I Loewe You Tonight*

Damen

Dieser Duft wurde 2006 für junge Trägerinnen kreiert, für die »Dancing-Queen« im Teenageralter, die gerne Spaß hat und das mit ihrem Duft unterstreichen möchte.
Florale und fruchtige Akzente wechseln sich ab, sodass Birne, italienische Mandarine und Brombeere eine Liaison mit Bergamotte, Magnolie, Jasmin und Alpenveilchen eingehen. Der Flakon erinnert an eine Discokugel.

Loewe *Loewe Homme*

Herren

Lavendel, Petitgrain, Zitrone, Rosmarin, aber auch Geranie und Maiglöckchen machen diesen klassischen und diskreten Herrenduft von 2000 zu einem frischen Aromenfeuerwerk.

Loewe *Quizas, Quizas, Quizas*

Damen

Die frische Kopfnote aus Zitrone und Johannisbeere entführt die Trägerin und ihre Mitmenschen ans Mittelmeer. Ein Bouquet aus Jasmin und Bulgarischer Rose zeigt seine Kraft in der Herznote. Sandelholz und Honig verleihen der Komposition aus dem Jahr 2007 im Ausklang eine weiche Wärme. Kreiert wurde der Duft von Carlos Benaïm und Emilio Valeros.

Loewe *Solo Loewe*

Herren

In dieser Komposition von 2004 wurde eine Harmonie von Gegensätzen geschaffen, schlicht und zugleich elegant umschmeichelt ihr Duft die Haut. Muskatnuss, Pfeffer, Zimt, Lavendel und spritzige Zitrusaromen leihen diesem Duft ihre Noten.

Loewe *Solo Loewe Eau de Cologne Intense*

Herren

Dieser Duft aus dem Jahr 2008 wurde inspiriert durch den Entdecker Marco Polo. Fruchtig und leicht mit Akkorden von Melone, Zitrone und Mandarine sowie mit der Wärme von Ambra und Moschus zeichnet diese Kreation dessen Reise nach. Für den Flakon wurden klare Linien gewählt.

Loewe *Agua de Loewe*

Damen / Herren

Bergamotte, Japanische Yuzu-Frucht, Mandarine und weißer Moschus machen diesen Duft so unkompliziert, und er erfrischt den ganzen Tag lang. Lanciert wurde er im Jahr 2000.

Loewe *Aire Loewe*

Damen

Der blumige, »schwebende« Duft umschmeichelt die Haut der Trägerin mit frischen, floralen, aber zugleich auch würzig-süßen Noten.

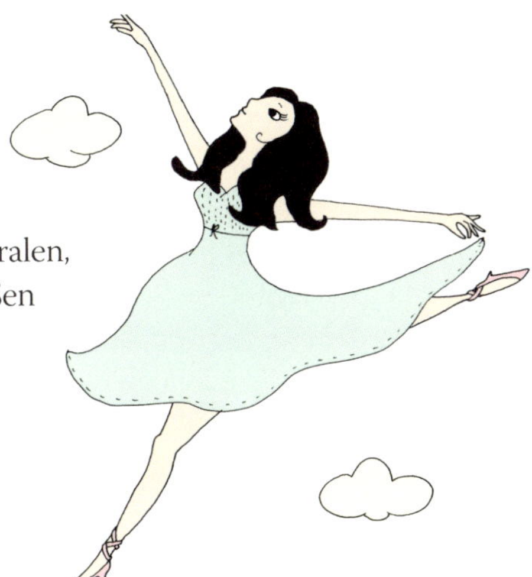

Jennifer Lopez *Glow by J.Lo*

Damen

Auch Sängerin Jennifer Lopez ging 2002 unter die Parfumdesigner. Ihre frisch-sexy Kreation riecht blumig-pudrig mit einer sanften Moschusnote.

Lostmarc'h *Ael Mat*

Damen / Herren

2006 erscheint diese Hommage an die Bretagne mit ihrer ursprünglichen Landschaft und der Verschmelzung von Land und See. Zitrus, Jasmin, Kamille und Moschus fangen dieses Naturschauspiel ein.

Parfums Lubin *Nuit de Longchamps*

Damen

Exotische Blumen von der afrikanischen Mittelmeerküste machen diese Komposition seit 1934 sehr kostbar. Ihr Duft ist unvergänglich.
Namensgeber Pierre François Lubin gründete sein Unternehmen nach der Französischen Revolution.

Serge Lutens *À la Nuit*

Damen / Herren

Serge Lutens übernahm 1980 die Betreuung der Düfte und Kosmetikprodukte von Shiseido, seit 2000 kreiert er unter seinem eigenen Namen Düfte und Flakons, eines der ersten eigenen Parfums ist *À la Nuit*. Im Mittelpunkt dieser Kreation steht der Jasmin, der die Geheimnisse der Nacht ausplaudert.

Serge Lutens *Ambre Sultan*

Damen / Herren

Als er 1968 zum ersten Mal nach Marrakesch reiste, bekam Serge Lutens ein Stück Ambra geschenkt. Dies bewahrte er in einem Kästchen aus Tujaholz auf. Im Laufe der Jahre vermischten sich die Düfte, und so kam ihm, als er daran roch, im Jahr 2000 die Idee, genau diesen Duft in einem Parfum festzuhalten.

Serge Lutens *Feminité du Bois*

Damen

Atlaszedern-Absolue und fruchtige Akzente simulieren die Weiblichkeit des Baumes und verleihen der Komposition von 2009 eine geheimnisvolle Aura.
Serge Lutens entwirft Kosmetik, Parfums, Flakons und Werbegrafiken.

Serge Lutens *Fleur d'Oranger*

Damen / Herren

Um das Orangenblüten-Extrakt dieses Duftes aus dem Jahr 2002 schmiegen sich weißer Jasmin und Tuberose und vermischen sich mit grünen Zitrusschalen und der raffinierten Note von Hibiskussamen.

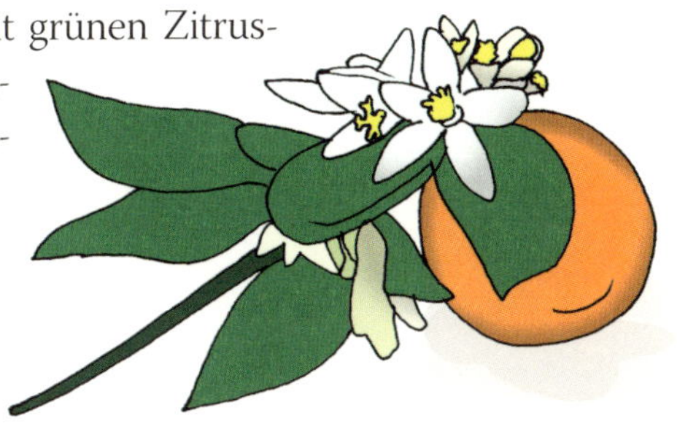

Serge Lutens *L'Eau Serge Lutens*

Damen / Herren

Noch vor den Fruchtakkorden offenbaren die zarten Zitronenblüten frische Melodien und wecken Erinnerungen an die himmlischen Klänge des Orients. Der Duft stammt aus dem Jahr 2010.

Serge Lutens *Un Bois Vanille*

Damen / Herren

Zum Anbeißen lecker. Ein Duft, so süß und köstlich wie sein Name. Sandelholz, Guajakholz, Marzipan, Sirup, Iris, Süßholz, Kokosmilch und Tonkabohne sind nur einige der Ingredienzien, die der Vanille im Zentrum dieser schweren Kreation von 2003 schmeicheln.

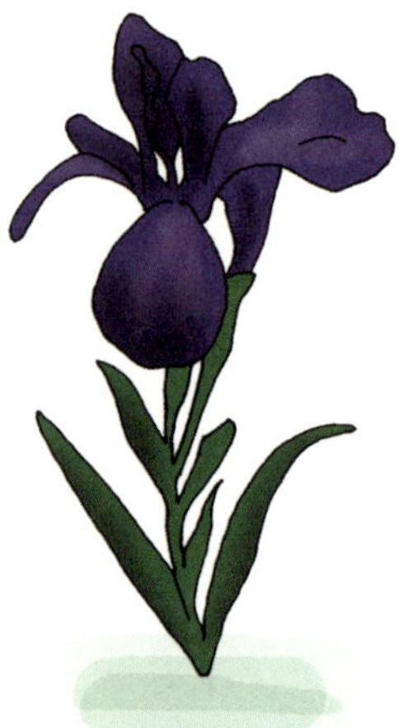

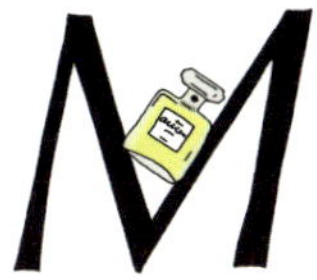

Die Frau ist eine Blume, welche ihren Duft nur im Schatten spendet.
Hugues Félicité Robert de Lamennais

MAC *Creations: MV 1*

Damen

Der Duft aus dem Jahr 2002 ist leicht und mädchenhaft. Die Komposition aus Bergamotte, Lilie, weißem Jasmin, Vanille, cremigem Moschus und Sandelholz unterstreicht das Verführerische einer jeden Frau.

Hubert Maes Créations *Délicieuse Histoire*

Damen

Hubert Maes kreierte hiermit ein leichtes Parfum, das von Akkorden der Birne, Melone, Maulbeere, Kokosnuss, Heliotrop, Nuss und von Pralinenaromen lebt.
Die Familie Maes ist Betreiber der berühmten Parfümerie »Le Soleil d'Or« im französischen Lille.

Hubert Maes Créations *Histoire Charnelle*

Damen

Birne, Kokosnuss, Hölzer, Tonkabohnen und Vanille verleihen dieser Komposition ihr üppig und frivol-erotisierendes Image.

Hubert Maes Créations *Histoire d'un Rêve*

Damen

Mit *Histoire d'un Rêve* schuf Hubert Maes eine frische, blumig-würzige Hommage an die 1920er-Jahre mit Akkorden von Zimt, Rose, Jasmin, Iris und Ylang-Ylang.

Magic Helvetia *La Base*

Damen

Ein Schweizer Erzeugnis aus Essenzen der Alpenflora aus dem Jahr 2004. Magischer kann die Schweiz nicht werden.

Maison Francis Kurkdjian *Aqua Universalis*

Damen / Herren

Eine der sieben spannenden Kreationen des berühmten Parfümeurs Francis Kurkdjian, die er in seinem gleichnamigen Ladengeschäft in Paris und in ausgesuchten Städten weltweit verkauft. Ein »weißes« Parfum, rein wie urzeitliches Wasser. Bergamotte und Zitronen aus Sizilien machen den Auftakt. Maiglöckchen, Orange und Holznoten folgen.

Maître Parfumeur et Gantier *Ambre Précieux*

Damen

Süßer, cremiger Ambraduft mit nachhaltiger Vanille. *Ambre Précieux* ist eine der ersten Kreationen von Jean Paul Millet Lage, dem Parfümeur des Hauses.

Maître Parfumeur et Gantier *Sanguine Muskissime*

Damen / Herren

Frische Kopfnoten mit Zitrus und Orange, Herznoten mit Moschus und Sandelholz machen diese Kreation von 1988 zum idealen Sommerduft.

Frederic Malle *Cologne Bigarade*

Damen / Herren

Frederic Malle ist Produzent von Duftkreationen jenseits des Mainstreams, für die er jeweils einen großen Parfümeur engagiert. Für diese Komposition heuerte er Jean-Claude Ellena an, der 2001 diese kühne Interpretation eines klassischen Cologne schuf.
Ein völlig neuartiger Bitterorangenduft prägt diese Kreation, die so eine verblüffende Extrafrische erhält.

Frederic Malle *Géranium pour Monsieur*

Herren

Parfümeur Dominique Ropion kreierte 2009 dieses opulente und maskuline Parfum rund um die Geranie, die durch Anis und Minze unterstützt wird.

Frederic Malle *Une Rose*

Damen

Aus dem Jahr 2003 stammt dieser edle Blütenduft, der, wie der Name schon sagt, von der Rose dominiert wird. Geschaffen wurde er von Parfümeur Edouard Fléchier.

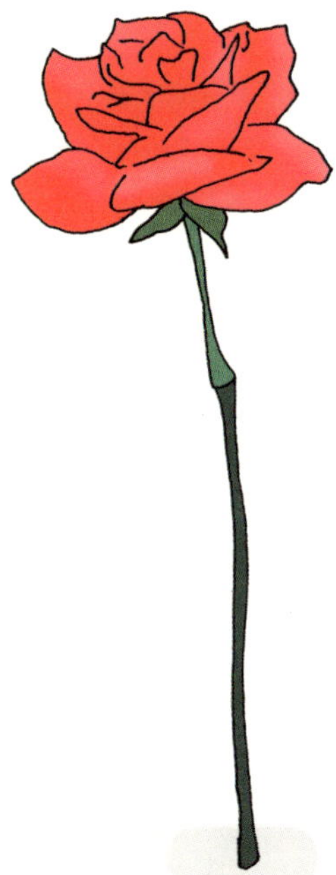

M

Jo Malone *Jo Malone*

Damen / Herren

Jeder Jo-Malone-Duft ist einzigartig und originell. Die Idee dieser Linie ist, die Duftkomponenten zu kombinieren, um einen eigenen, ganz persönlichen Duft zu erhalten.
Die Reihe »Fragrance Combining« ist abgestimmt auf Persönlichkeit, Stimmung und Anlass. Für dieses Konzept bietet Jo Malone verschiedene Duftgruppen mit diversen Parfums:

Zitrisch: zum Beispiel *Lime Basil & Mandarin*, *Verbenas of Provence* oder *Grapefruit*

Fruchtig: zum Beispiel *Pomegranate Noir*, *Nectarine* oder *Blossom & Honey*

Leicht blumig: zum Beispiel *French Lime Blossom*, *White Jasmine & Mint*, *Honeysuckle & Jasmine* oder *Red Roses*

Blumig: zum Beispiel *Orange Blossom*, *Vintage Gardenia* oder *Blue Agava & Cacao*

Würzig: zum Beispiel *Vanilla & Anise*, *Nutmeg & Ginger*, *Amber & Lavender* oder *Black Vetiver Cafe*

Holzig: zum Beispiel *Wild Fig & Cassis*, *Sweet Lime & Cedar* oder *Vetiver*

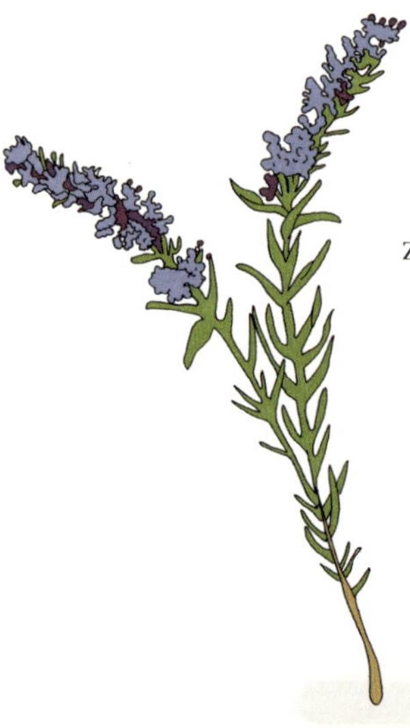

Marbert *Marbert Man Classic*

Herren

Nelke, Moos, Lavendel und Holznoten kennzeichnen diesen herb-würzigen Duft von 1977.

Marbert *Marbert Woman*

Damen

Ein klassischer Duft von 1987 für die Frau von heute. Den Auftakt zum Konzert verschiedener Noten machen Limone und Ananas, ehe frischer Jasmin, Geranie und Olibanum ihre Melodie anstimmen. Tonkabohne, Sandelholz und Gujakholz warten abschließend auf Applaus.

Marjorie Midgarten Fragrances *Summersent*

Damen

2007 wird dieses Nischenparfum in den USA kreiert. Der Sommerduft mit floralen und fruchtigen Noten versteckt sich in einer exklusiven Verpackung.

Alexandra de Markoff *Enigma*

Damen

In dieser Kreation aus dem Jahr 1972 vermischen sich die blumigen Nuancen von Rose, Iris und Jasmin mit den warmen Akkorden von Ambra und Moschus und schaffen so eine sehr elegante Atmosphäre.

La Martina *Cuero Hombre*

Herren

Der Name dieses Parfums des argentinischen Parfumhauses von 2009 bedeutet übersetzt »Leder«. Nach einem frischen Start macht es seinem Namen in der Basisnote alle Ehre.

Masaki Matsushima *Mat*

Damen

Im Jahr 2000 lanciert der japanische Modedesigner Masaki Matsushima diese Komposition mit Zitrus- und Fruchtnoten, Iriswurzeln und Kristallmoschus.

Gai Mattiolo *Gai Mattiolo Woman's*

Damen

Dieser Duft aus dem Jahr 1997 beginnt fruchtig-fulminant mit Melone, Pfirsich, weißen Blüten, Bergamotte und Limone. Im Herzen umgarnen sich Nelke, Veilchen und Birne, die im Fond von Amber und Moschus abgelöst werden.

Mäurer & Wirtz (Mülhens) *4711 Echt Kölnisch Wasser*

Damen / Herren

4711 ist weltweit ein Duftklassiker und nach Farinas Schöpfung der zweite Urtyp des Eau de Cologne. Ab 1792 bis heute wird das Original in unveränderter, klassischer Rezeptur hergestellt.

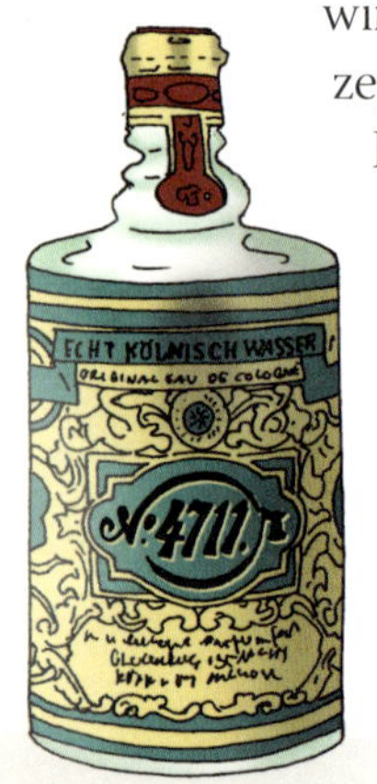

Durch Zitrusöle, Salbei, Rosmarin und Lavendel erhält er seine charakteristische Note. Wilhelm Mülhens, der in der Glockengasse 4711 in Köln wohnte, erhielt das berühmte *Kölnisch Wasser 4711* zu seiner Hochzeit im Jahre 1792 als Geschenk von einem Kartäusermönch. Typisch ist auch die Farbkombination des Flakons in Türkis und Gold sowie das seit 1881 unveränderte Etikett. *4711* ist eine der ältesten Duftkreationen, die es heute noch zu kaufen gibt.

Mäurer & Wirtz (Mülhens) *Nonchalance*

Damen

Die klassische, blumige Komposition von 1960 ist eine natürliche Harmonie aus frischen, würzigen, blumigen und pudrigen Duftakkorden. *Nonchalance* ist ein eleganter Duftklassiker und Ausdruck des positiven Lebensgefühls der Frau, die gelassen ihren Weg geht.

Mäurer & Wirtz (Mülhens) *Sir Irisch Moos*

Herren

Ein grüner Duft aus dem Jahr 1935, so ursprünglich wie die Natur Irlands. Der Duftklassiker ist inspiriert von der Grünen Insel, dem satten Grün der rauen Hügel sowie dem Duft nach Moos.

Würzig-holzige Noten wie Koriander, Zedernholz, Sandelholz und Patschuli bestimmen die Herznote. Eichenmoos und Moschus unterstreichen den männlichen Charakter des frischen Duftes.

Mäurer & Wirtz (Mülhens) *Tabac Original*

Herren

Aldehydige Noten, pfeffrig-würzige Akkorde und exotische Edelhölzer verbinden sich seit 1959 zu einer unverwechselbaren Duftsymphonie. Dazu kommt noch ein Hauch von sanfter Blumigkeit. In den 1960er-Jahren war diese Kreation ein großer Erfolg, sie wird heute von jungen Trendsettern wiederentdeckt.

Mäurer & Wirtz (Mülhens) *Tabac Man*

Herren

Im Jahr 2000 folgt die Weiterentwicklung des Originals, das sich deutlich vom Klassiker unterscheidet. Mit seiner Fougèrenote ist er sehr maskulin.

Mäurer & Wirtz (Mülhens) *Tosca*

Damen

Jasmin, Iris, Maiglöckchen und Rose machen den Duft von 1921 lieblich und anziehend. Der Blütenduft *Tosca* ist ein großer Klassiker und bleibt auch in moderner Aufmachung seinen Ursprüngen treu.

Mazzolari Parfums *Lei*

Damen

Das Parfumhaus wurde 1888 in Mailand von Augusto Mazzolari, einem Barbier, gegründet. Seine Wärme und Sinnlichkeit erhält dieser Duft durch Patschuli, Kakao, Labdanum und Vanille.

Mazzolari Parfums *Lui*

Herren

Das männliche Pendant zu *Lei* duftet ebenfalls verführerisch nach Patschuli.

Mazzolari Parfums *Mazzolari*

Herren

Nostalgie und Klassik prägen dieses grün-holzige Duftwasser mit Akkorden von Zitrus, Sandelholz und Vetiver.

Mazzolari Parfums *Patchouli*

Damen / Herrem

Diese Komposition hält, was ihr Name verspricht: Ein berauschender Patschuliduft vernebelt die Sinne.

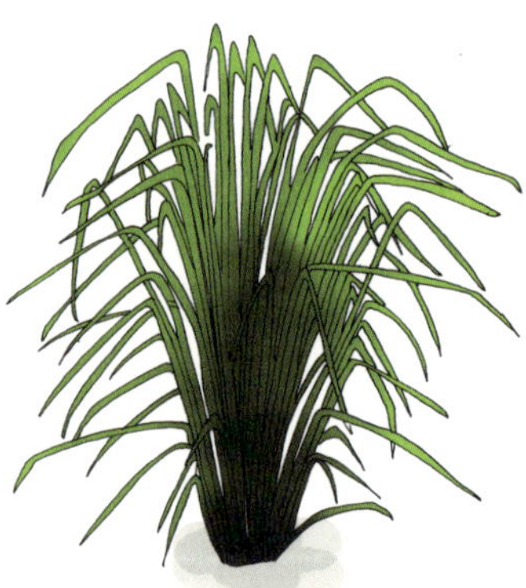

Mazzolari Parfums *Vetiver*

Herren

Männlich, klassische Zitrusfrische, mit Vetiver, Muskat und Tabak.

Stella McCartney *Stella*

Damen

Die Frische femininer Rosen und die warme Ambranote verleihen dem Duft der englischen Designerin Stella McCartney aus dem Jahr 2003 einen erotischen Akzent.

Trish McEvoy *No. 3 Snowdrop & Crystal Flowers*

Damen

Trish McEvoy ist eine ehemalige Visagistin mit einer eigenen Farbkosmetik- und Pflegelinie. Für diese Parfumkreation von 1999 verwendete sie Narzisse, Schneeglöckchen und Moschus.

Alexander McQueen *Kingdom*

Damen

Alexander McQueen ist berühmt für seine Modekreationen, die sehr sexy sind. Sandelholz prägt diesen »königlichen« Duft.

Parfums MDCI *Ambre Topkapi*

Herren

In den Jahren 2008/09 entstand durch den Parfümeur Pierre Bourdon diese komplexe, frisch-holzig-würzige Komposition.

Parfums MDCI *Péché Cardinal*

Damen

Mit Pfirsich und Tuberose kreierte Parfümeurin Amandine Marie 2008/09 ein unvergleichlich blumig-fruchtiges Parfum.

Menard *L'Eau de Ryokuei*

Damen

So riecht 2003 der japanische Frühling. Osmanthus und fruchtige Noten im Kopf; im Herzen Veilchen, Maiglöckchen, Rose und Jasmin mit Sandelholz, Moschus und Ambra als Basis.

Mexx *Mexx Man*

Herren

Würzig, frisch und markant mit Akkorden von Farn und Leder tritt der erste Duft des Labels Mexx auf, das seit 1980 Mode und Accessoires herstellt.

Mexx *Mexx Woman*

Damen

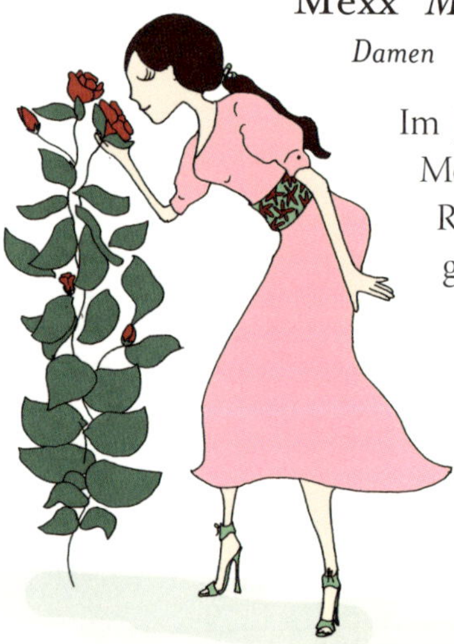

Im Jahr 2000 wird auch der Damenduft von Mexx lanciert. In dessen Mittelpunkt steht die Rose, um die sich die anderen Zutaten arrangieren. Die Kreation wirkt blumig-frisch.

Martine Micallef *Ananda*

Damen

Der Name des Parfums stammt aus dem Sanskrit und bedeutet »Abwesenheit von Unglück«. Martine Micallef bediente in ihrem Schönheitssalon in Cannes 18 Jahre lang eine exklusive Klientel, bevor sie ihre eigene Parfummanufaktur aufbaute. Dieser Duft aus dem Jahr 2006 bietet ein wunderbares Bouquet aus Veilchen, Mimosen, Rose, Ylang-Ylang und Jasmin auf. Die Basis strahlt mit weißem Moschus sowie Vanille eine wohlige Wärme aus.

Martine Micallef *Aoud-Kollektion*

Damen / Herren

Diese Kreation riecht nach den Geschichten von Scheherazade. Der Adlerholzbaum versprüht die Aromen des Orients. So entstand im Jahr 2003 diese individuelle Duftkollektion, die ihren Trägern eine ganz besondere Aura verleiht.

Martine Micallef *Avant-Garde*

Herren

Ein ausdrucksstarkes buntes Gemälde verschiedener »Farben« lanciert Micallef 2006. Die Grundierung besteht aus Tonkabohne und Tolubalsam. Kakao, Tabakblätter und Weihrauch zeichnen die Konturen nach, und zitrische Noten, Wasserlilie sowie Iris sorgen für die Feinheiten.

Martine Micallef *Gaiac*

Herren

Eine außergewöhnliche Guajakholzkomposition. Parfums M. Micallef, die exklusive Parfummanufaktur in Cannes, hat Guajakholz einen gleichnamigem Duft gewidmet.
Das Holz des Lebens (»Lignum Vitae«) galt als eine Art Allheilmittel und findet auch als Räucherwerk rege Verwendung.
Der Duft besticht durch seine erdig-holzigen und gleichzeitig rauchig-veilchenartigen Nuancen. Weitere Hölzer und Balsamnoten sorgen zusätzlich für eine weich-warme Süße.

Martine Micallef *Les 4 Saisons*

Damen / Herren

Unter dem Titel »Die vier Jahreszeiten« entstand je ein jahreszeitliches Parfum für Frauen und Männer. Abgefüllt wurden die edlen Duftwässerchen in Glasflakons mit Swarovski-Kristallen.

M

Martine Micallef *Mon Parfum*

Damen

»Mein Parfum« ist ein Duft, der die Designerin und ihr Wesen widerspiegelt. So verwundert es nicht, dass sie für diese Kreation in die Kiste mit ihren Lieblingszutaten gegriffen hat: Mandarine, Orangenblüte, Vetiver, Vanille, Passionsfrucht, Patschuli, Moschus und Karamell. Das Ergebnis dieser Mischung ist ein sehr weiblich anmutender Duft.

Martine Micallef *Patchouli*

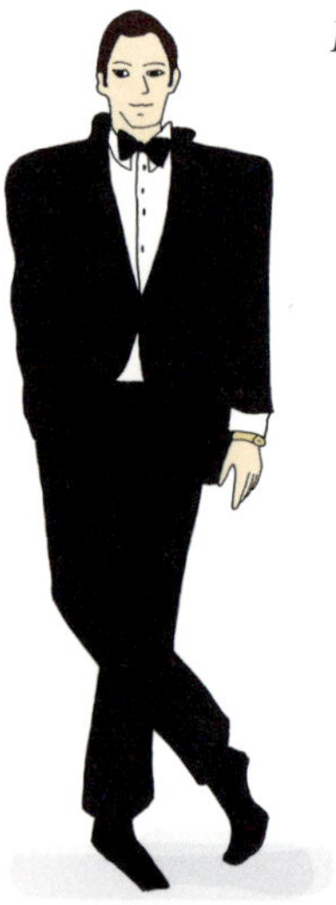

Damen / Herren

Der erste Unisexduft der Parfummanufaktur mit Sitz in Cannes konzentriert sich auf den Duft des Patschuli, einen der ältesten Parfumrohstoffe der Welt.

Miller et Bertaux *L'eau de parfum #1 (for you)*

Damen / Herren

Ein Gourmandduft mit prägnanten Floral- und Holznoten, die an Rosinen und Kastanien erinnern.

Millot *Crèpe de Chine*

Damen

Parfümeur	Millot
Jahr	1925
Duftnote	Chypre

Die Crèpe-de-Chine-Seide gilt als die Eleganteste, die Königin unter den Seidenstoffen.

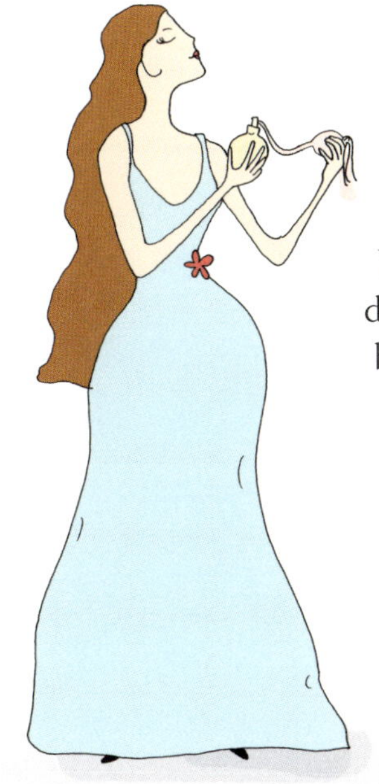

Der nach dem edlen Stoff benannte Duft war ein typischer Vertreter der chyprig-frischen Duftkreationen und seinerzeit ein Trendparfum.

Zitrone, Neroli, Flieder und Ylang-Ylang, Patschuli und Labdanum variieren die Chyprenoten hin zu einem frischen, blumigen und sinnlichen Duft.

Missoni *Missoni*

Damen

Dieser fruchtig-florale Duft, der gerade jungen Frauen wunderbar steht, stammt aus dem Jahr 2006. Das italienische Modeunternehmen Missoni, das vor allem für seine sportliche Mode und die bunte Strickmode mit Zickzackmustern bekannt ist, wurde 1953 gegründet.

Issey Miyake *L'Eau d'Issey*

Damen

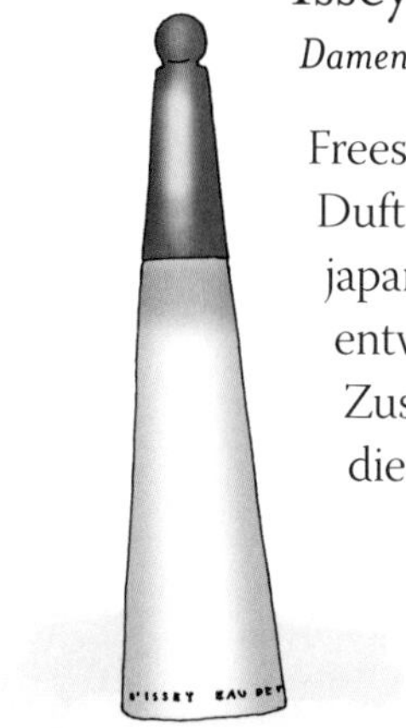

Freesie, Lotus, weiße Lilie und Pfingstrose verleihen dem Duft von 1992 seinen hellen, transparenten Charakter. Der japanische Modeschöpfer Issey Miyake wollte einen Duft entwickeln, der das Element Wasser zum Thema macht. Zusammen mit dem Parfümeur Jacques Cavallier setzte er dieses Vorhaben gekonnt in die Tat um.

Issey Miyake *L'Eau d'Issey pour Homme*

Herren

Die japanische Zitrusfrucht Yuzu trifft in dieser aufregenden Komposition aus dem Jahr 1994 auf feinste Gewürze und Sandelholz. Der Duft riecht aquatisch, belebend und luftig.

Issey Miyake *L'Eau Bleue d'Issey pour Homme*

Herren

Im Jahr 2004 kam dieser orientalisch-würzige Duft auf den Markt, bei dem Kapuzinerkresse und scharfer Ingwer einen gewagten Tanz vollführen.

Molinard *Double Fraîcheur pour elle*

Damen

Dies ist der Partnerduft zu *Double Fraîcheur pour lui* aus dem berühmten Parfumhaus aus Grasse, das 1849 gegründet wurde. Im Jahr 1900 eröffnete Molinard ein prächtiges Firmengebäude in Paris, entworfen von Gustave Eiffel.

Molinard *Double Fraîcheur pour lui*

Herren

Double Fraîcheur pour lui kam im Jahr 2000 auf den Markt. Die Komposition enthält Eichenmoos, Vetiver, Rum, Anis und Limone sowie weitere fruchtige Noten.

Molinard *Habanita*

Damen

Ein Klassiker, der lange hält.
Der Vetiver-Vanille-Akkord, der *Habanita* seinen typischen Charakter gibt, sollte ursprünglich die Zigaretten der Garçonnes parfümieren. Das Parfum im edlen Flakon des Kristallkünstlers René Lalique erhielt bald den Beinamen »das Parfum, das am längsten hält«.
Die Trägerin dieses Duftes braucht Selbstbewusstsein, denn der Duft ist provozierend, stark und gleichzeitig elegant.

Molyneux *Quartz*

Damen

Nach der namhaften Tradition des berühmten Parfümeurs Edmond Roudnitska entstand 1977 dieser poetische, fruchtig-grüne Duft.

Claude Montana *Montana Parfum de peau*

Damen

Designer Claude Montana hatte sich 1986 vorgenommen, ein »Duft-Tattoo« zu schaffen, das mit der Haut verschmilzt. Dazu griff Parfümeur Jean Guichard zu Patschuli, Sandelholz, Moschus und Weihrauch. Verpackt ist die Kreation in einem Flakon, der von Serge Mansau entworfen wurde und der die Form einer gewundenen Säule nachahmt.

Germaine Monteil *L'Eau de Monteil*

Damen

»Schönheit ist kein Geschenk, sondern eine Lebenseinstellung.« Mit diesem Motto und ihrem Modekonzept der »Femme totale« war die gebürtige Französin ihrer Zeit um Längen voraus. 1936 gründete sie ihr Unternehmen. Dieses brachte 1995 das *L'Eau de Monteil* heraus, einen floral-fruchtigen Duft mit Essenzen verschiedener Gewürze, Orangenblüten, Meeresnoten, Jasmin und pudrigen Akkorden.

Montale *Roses Musk*

Damen / Herren

Parfümeur Pierre Montale schuf im Jahr 2007 diesen klaren, ausdrucksstarken Rosenduft auf erdiger Basis.

Mont Blanc *Starwalker*

Herren

Die Firma Mont Blanc wurde 1906 in Hamburg gegründet und vertreibt Luxusschreibgeräte, Schmuck und Uhren. Auch dieser holzig-würzige Duft von 2005 stammt aus dem Unternehmen. Im Auftakt überraschen Bergamotte, Mandarine und Bambus, die in der Herznote Elemiharz, Ingwer und Muskat weichen müssen. Die Basis bilden Holznoten. Der Flakon ist ganz im Stil des Hauses Mont Blanc gehalten.

Hanae Mori *Hanae Mori*

Damen

Hanae Mori ist die einzige japanische Frau, der es gelang, ihre Mode auch auf den Laufstegen in Paris und New York zu präsentieren. Ihr Erkennungszeichen ist der Schmetterling, der auch auf der Verpackung des Duftes von 1995 zu finden ist. Diese Komposition duftet hölzern-orientalisch mit einem Bouquet aus Patschuli und Sandelholz. Durch das erfrischende Gefühl, das es auf der Haut hinterlässt, ist es wie gemacht für die Freizeit.

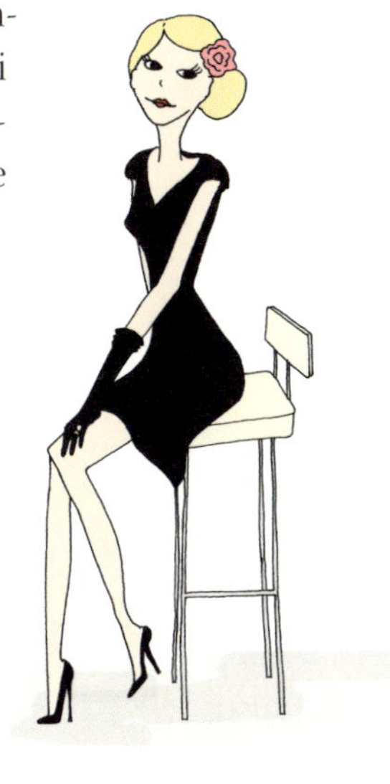

Moschino *Cheap & Chic*

Damen

Cheap & Chic ist ein unbekümmerter Duft für lebensfrohe Frauen mit Humor. Sehr schön und auffällig ist der schwarz-rote Flakon gestaltet. Er gleicht einer Dame mit langem Kleid. Ihre zu einem Zopf gebundenen Haare dienen als Sprühkopf.

Thierry Mugler *A*Men*

Herren

Die Vision von einem Helden, der durch ein legendäres Universum reist, steht hinter diesem Duft aus dem Jahr 1997. So strotzt er durch würziges Patschuli, Zedernholz und Kaffeeextrakten vor feurigem Temperament. Die Kreationen des französischen Modedesigners Thierry Mugler zeichnen sich durch eine strenge Silhouette, betonte Proportionen und dominante Farbkontraste im Hollywoodstil aus.

Thierry Mugler *Alien*

Damen

Parfümeure	Laurent Bruyère, Dominique Ropion
Jahr	2005
Duftnoten	blumig-holzig

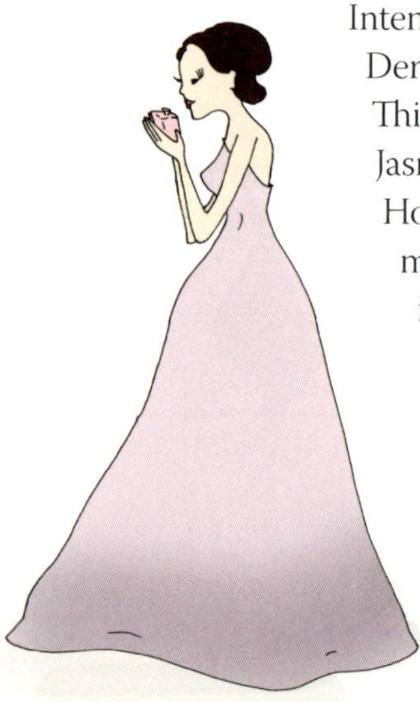

Intensiv und geheimnisvoll!

Der Jasmin-Holz-Ambra-Duft von Modedesigner Thierry Mugler beruht auf drei Säulen: Sambac-Jasmin – noch würziger und fruchtiger als Jasmin, Holz –, Cashmeran, das duftet wie ein warmer, mystischer Wald, und einer weißen Ambranote in hoher Konzentration. Das intensive, unvergleichliche Dufterlebnis entwickelte Thierry Mugler zusammen mit den Parfümeuren Laurent Bruyère und Dominique Ropion.

Thierry Mugler *Angel*

Damen

Parfümeur	Olivier Cresp
Jahr	1992
Duftnote	süß

Der französische Modeschöpfer lancierte mit *Angel* den ersten Gourmanduft: Er erinnert an exquisit zubereitete Speisen und ausgewählte Geschmacksnoten. Er ist geprägt von süßen, köstlichen Schokoladen- und Karamellnoten, begleitet von Vanille, Honig und Pfirsich. Blumennoten kommen in dieser Komposition nicht vor. Eine Sensation, die Thierry Mugler gemeinsam mit dem Parfümeur Olivier Cresp entwickelte.
Den Flakon in Sternenform hat Thierry Mugler selbst entworfen. Angefertigt wurde er vom französischen Glasmacher-Traditionshaus Verreries Brosse.

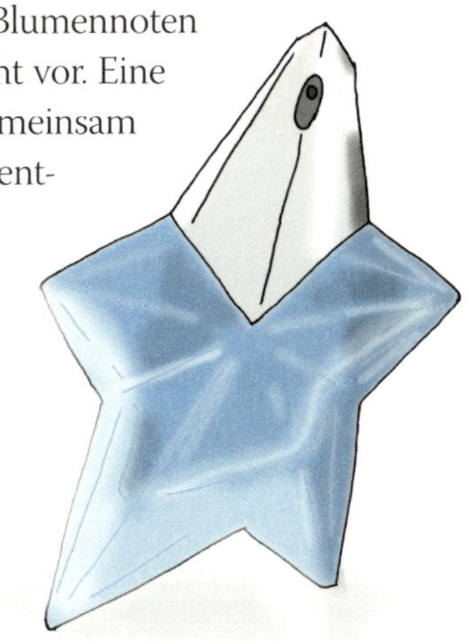

Thierry Mugler *Angel Innocent*

Damen

Sechs Jahre nach dem Original kam diese leichtere Variante des Parfums *Angel* auf den Markt, die fruchtigen Akkorde sowie die Gourmandnoten sind aber dennoch erhalten geblieben. Thierry Mugler hat sich vor allem durch seine ausgefallenen Modekreationen einen Namen gemacht.

Thierry Mugler *Angel Caprice de Star*

Damen

»So zart wie der Flügelschlag eines Engels«, mit diesen Worten beschreibt der Modeschöpfer seine Duftkomposition von 1998. Fruchtig-köstliche Noten von Südfrüchten und Honig mit einer Spur Ambra laden zum Träumen ein, und man wird sich mit diesem Dufterlebnis auf der Haut wie ein Engel fühlen.

Thierry Mugler *Mugler Cologne*

Damen / Herren

Dieser Duft aus dem Jahr 2002 wurde geschaffen für all diejenigen, die sich nicht parfümieren wollen, aber dennoch nicht auf einen schönen Duft verzichten wollen. Diese Kreation wird eins mit der Haut. Das Grün des Flakons findet sich in der Herznote wieder. Dort versprühen Akkorde von frischem Tau und grünem Gras ihren Esprit. Ihren Abschluss findet die Komposition in einer sanften Note von weißem Moschus.

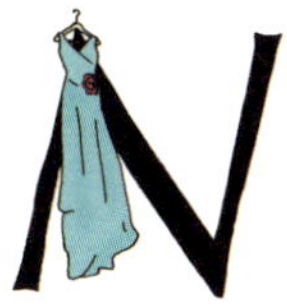

Das wahre Glück des Menschen ist eine zarte Blume; tausenderlei Ungeziefer umschwirret sie; ein unreiner Hauch tödtet sie.
Jeremias Gotthelf

Nanadebary *Nanadebary Classic Pink*

Damen

Nana de Bary ist eine polyglotte Künstlerin aus der Schweiz, sie führt eine Modeboutique in Wien und jongliert viele weitere Projekte. Im Jahr 2001 brachte sie diesen orientalischen, warmen Duft für die freche, sexy und ein wenig verruchte Frau von heute auf den Markt.

Nasomatto *Duro*

Herren

Duro ist der Inbegriff starker Männlichkeit und zeigt die uneingeschränkte sexuelle Anziehungskraft des männlichen Geschlechts. Entstanden ist so im Jahr 2007 ein Duft mit überragender Sinnlichkeit, zu der Leder, Adlerholz, Hölzer, Harze und Gewürze beitragen.
Nasomatto ist ein Projekt des Duftkreateurs Alessandro Gualtieri.

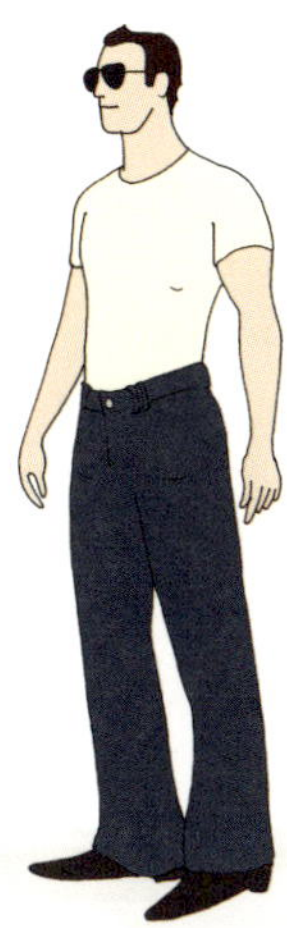

N

Nasomatto *Narcotic Venus*

Damen

Narcotic Venus ist das weibliche Pendant zu *Duro* und strahlt die ganze sexuelle weibliche Anziehungskraft aus. Die Verführung beginnt mit Tuberose, Jasmin und Gewürzen.

Nez à Nez *Bal Musqué*

Damen

Dieser Duft von 2008 lädt alle Ingredienzien zu einem prunkvollen Tänzchen ein. Vanille und Moschus liefern sich auf dem Parkett ein wildes Gefecht, während die anderen Aromen immer wieder versuchen, sich anzunähern. Es beginnen Bergamotte und Lakritze, die sich aber Zimt, Kirschkernen, Magnolien, Ylang-Ylang und dem lieblichen Geruch der Rose geschlagen geben müssen.
Auch die Verpackung lädt zum Hingucken ein: Jeder Duft von Nez à Nez ist in eine handgefertigte Schatulle aus getrockneten Palmenblättern gehüllt.

Nez à Nez *Bouche Baie*

Damen / Herren

Wie ein Ausflug ins Schlaraffenland, so duftet diese Komposition, die 2008 auf den Markt kam. Am Tor warten Johannisbeeren, Brombeeren, Cassis und Maracuja darauf, gekostet zu werden. Der Weg durch diesen zauberhaften Ort führt vorbei an duftenden Orangenblüten und blühendem Jasmin hin zu saftigen Kirschen und reifen Pfirsichen. Eine Kokosnuss fällt uns vor die Füße, ehe das zarte Vanillearoma uns zu einem Ort führt, an dem Mandeln und Honig zu einer perfekten Einheit verschmelzen.

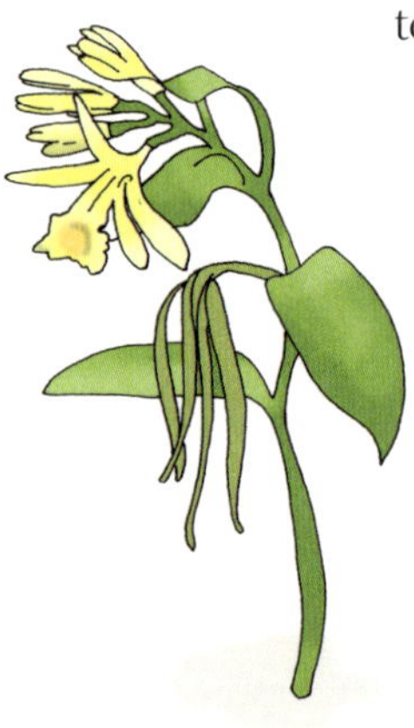

Nez à Nez *Figues et Garçons*

Damen / Herren

Dieser Duft aus dem Jahr 2008 trägt alle Facetten eines wunderbaren Duftfeuerwerkes in sich. Im Angeruch sprühen die grünen Funken krautiger Noten, frischen Grases, saftiger Feigenblätter und Petitgrain. Feige und Kiwi eröffnen einen fruchtig-bunten Regen. Zum Abschluss sorgen Zeder- und Sandelholz sowie Moschus für den golden-warmen »WOW«-Effekt.

Nickel *Eau Maximum*

Herren

Nickel ist ein französisches Unternehmen mit Wellness-Spas in ausgewählten US-amerikanischen und europäischen Großstädten. Jean-Pierre Bethouart kreierte diesen frischen Duft mit Grapefruit, Orange, Zimt und Minze im Jahr 2005.

Patricia de Nicolaï *Balle de Match*

Damen / Herren

Mit diesem prickelnden Zitrusduft von 2002 mit Aromen von Grapefruit, Limette, Pfeffer, Weihrauch, Holznoten und Moschus liegt man immer richtig.

Patricia de Nicolaï *New York*

Herren

New York startet seit seiner Einführung im Jahr 1989 frisch mit Anklängen von Limone, Bergamotte sowie Lavendel und entwickelt sich zu einem würzig-orientalischen Duft, welcher Noten von Thymian, Zimt und schwarzem Pfeffer zu verdanken ist. Zu der Frische gesellt sich später eine wohlige Wärme mit Aromen von Eichenmoos, Vetiver und Ambra. Diesen eleganten Herrenduft liebt auch die Damenwelt.

Nikos *Sculpture Homme*

Herren

Wer denkt bei der Form dieses Flakons nicht sofort an die begehrenswerten Körper klassischer griechischer Skulpturen: gebändigte Kraft olympischer Kämpfer. Gleich ewige Werte prägen die Duftkomposition aus Bergamotte, Orangenblüte und Koriander. Die Basisnote aus Tonkabohne, Vanille und Ambra war sehr erfolgreich in den 1990er-Jahren und überzeugt starke Männer von heute.

Nobile 1942 *Pontevecchio Men*

Herren

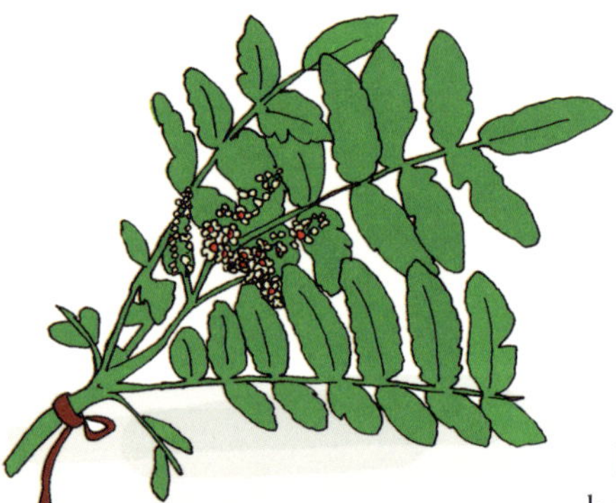

Das italienische Nischenunternehmen wurde im Jahre 1942 von Umberto Nobile gegründet. Es wird viel Wert darauf gelegt, die Rohmaterialien für die Parfums durch natürliche Prozesse zu gewinnen. Parfümeurin Marie Duchêne verwendete für diese Kreation von 2005 Bergamotte, Mandarine und Weihrauch für eine frische Kopfnote, die Herznote überzeugt mit floralen und holzigen Akkorden. Es folgen Vetiver, Patschuli und Sandelholz.

Nougat London *Tuberose & Jasmine*

Damen

Tuberose und Jasmin sind gleichberechtigte Partner in dieser wunderbar floral-femininen Kreation. Milch versucht, den beiden zu gefallen, und schmiegt sich mit süßlicher Wärme an. Auch weißer Pfirsich und Noten aus Zedern- und Sandelholz buhlen um die Gunst der beiden Hauptdarsteller.

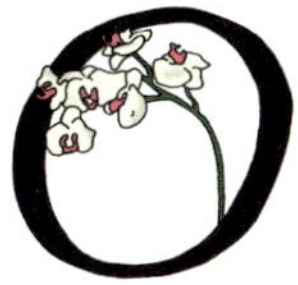

Schönheit ohne Anmut gleicht einer Rose ohne Duft.
Sprichwort

L'Occitane *Eau de 4 Reines*

Damen

L'Occitane verwendet ausschließlich natürliche Produkte aus der Provence, die das mediterrane Lebensgefühl einfangen. So auch bei diesem Duft der Parfümeurin Karine Dubreuil. Cassis, Veilchen, Heliotrop, Zeder und Rose treiben ein aufregendes Spiel, um alle Welt mit den Düften der Provence zu betören.

Odin *Nomad*

Damen / Herren

Im Jahr 2009 kam dieser männliche Vanilleduft auf den Markt. Er startet süßlich und endet in der Wärme von Tonkabohnen und verschiedenen Holznoten.
Der New Yorker Einzelhändler eröffnete 2004 die erste Filiale im East Village von Manhatten. Dieser Store war einer der ersten, der Lifestyleprodukte für Männer anbot. *Nomad* produziert insgesamt drei Düfte, deren Gesamteindruck sich zwischen einem modernen, frischen Cologne und traditionellen, reichhaltigen und würzigen Düften definiert.

O

Odori – Profumo di Firenze *Tabacco*

Damen / Herren

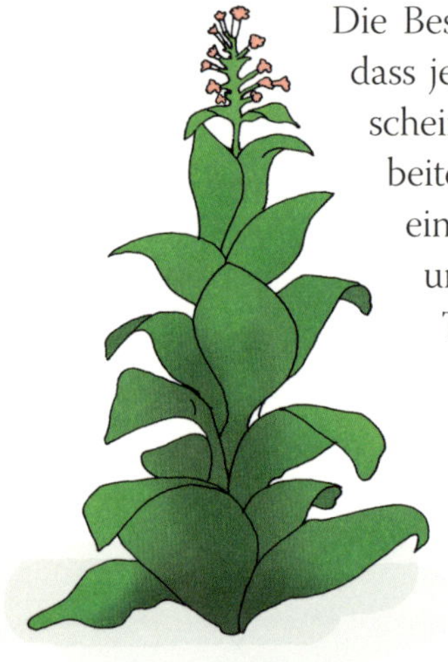

Die Besonderheit der Parfums von Odori liegt darin, dass jeder Flakon vollständig handgefertigt ist. Er erscheint besonders markant durch den handgearbeiteten Lederverschluss, der Glas und Holz miteinander verbindet. Enzo Galardi schuf 2008 eine ungewöhnliche Komposition mit bestimmendem Tabak, bei der aber auch Weihrauch und Honig ein Wörtchen mitzureden haben.

Omnia Profumo *Ambra*

Damen

Wie schon der Name erahnen lässt, dreht sich alles in diesem Duft um Ambra.

Omnia Profumo ist die Duftlinie einer italienischen Juweliermarke.

Marc O'Polo *Marc O'Polo Man*

Herren

Dieser Duft aus dem Jahr 2001 verleiht seinem Träger Geradlinigkeit, Unabhängigkeit und ein enormes Selbstbewusstsein, wodurch er unheimlich sexy wirkt. Diese Aura wird von den feurig-frischen Aromen aus würzigem Muskat, rotem Pfeffer, ozonischen und mediterranen Noten hervorragend kreiert. Seinen männlichen Abschluss findet die Kreation mit der Basis aus Sandelholz, Moschus und Ambra.

Mona di Orio *Lux*

Damen / Herren

Mona di Orio begegnete dem berühmten Parfümeur Edmond Roudnitska im Alter von 17 Jahren. Ihr erklärtes Ziel ist es, mit ihren Kreationen die perfekte Harmonie zu erschaffen. In diesem Fall wollte sie 2006 die Perfektion des Lichts nachempfinden. Der Duft beginnt zitrisch-frisch wie Sonnenstrahlen, die sanft am Morgen die Erde berühren. Im Verlauf des Tages fügen sich dunklere Noten und Akkorde hinzu, die Sonne wird kräftig, ehe sie am Abend in eine sanfte Weichheit fällt, der auch dieser Duft folgt.

Ormonde Jayne *Isfarkand pour Homme*

Herren

Das Londoner Nischenhaus wurde von Linda Pilkington im Jahr 2002 gegründet. Limette, Mandarine und Bergamotte tanzen in der Kopfnote, Zedernholz, Vetiver und Moos in der Basisnote dieser Komposition aus dem Jahr 2005.

Ormonde Jayne *Ta'if*

Damen

Ta'if ist eine Stadt im Westen Saudi-Arabiens, die für ihre Rose bekannt wurde. Die Kopfnote startet mit Rosa Pfeffer, Datteln und Safran. Rose, Freesie, Orangenblüten, Jasmin, Ginster und Amber gesellen sich nach und nach dazu. Dieser Duft betört seit 2004.

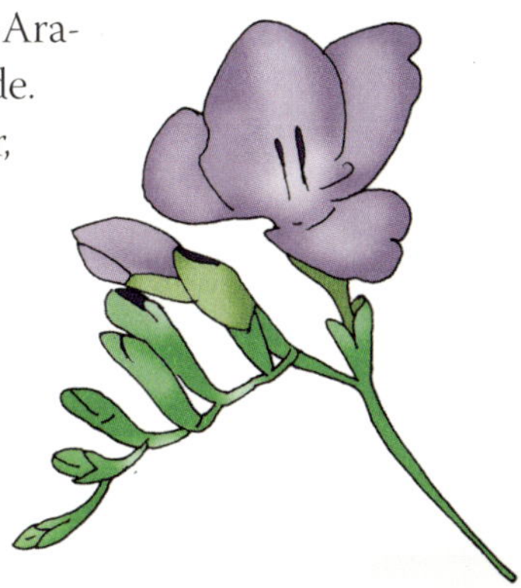

D'Orsay *Chevalier d'Orsay*

Herren

Parfümeur	Parfums D'Orsay
Jahr	1914
Duftnoten	blumig-fruchtig

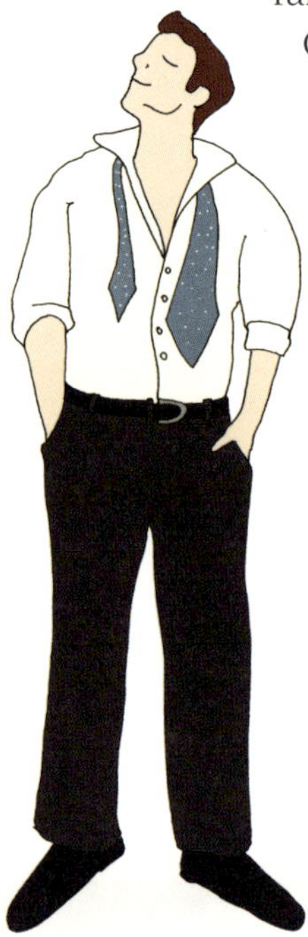

Parfums D'Orsay ist eines der ehrwürdigen französischen Parfumhäuser. Gründer war Alfred Guillaume Gabriel Grimaud, der Comte d'Orsay, ein Künstler, Maler, Bildhauer, Dandy und großer Parfümeur.

1830 begann der Comte, eigene Kreationen herzustellen und hinterließ eine Vielzahl an Rezepturen. Man sagt, er nahm diese Passion auf, als er nach einem Parfum für seine Geliebte, Lady Blessington, suchte, auf deren Haut die damals modischen Moschusparfums nicht harmonieren wollten. Nach seinem Tod gründete seine Familie Anfang des 20. Jahrhunderts die Compagnie Française des Parfums d'Orsay. Bis heute befindet sie sich in Familienbesitz.

Chevalier d'Orsay ist ein klassisch-frischer und prickelnder Herrenduft.

Fruchtige Noten werden fein-würzig ergänzt von einem blumigen Bouquet. Die Basis ist holzig und puderig, balsamisch mit Ambra und Moschus.

D'Orsay *Etiquette Bleue*

Damen / Herren

Diese romantisch-sonnige Duftkomposition aus dem Jahr 1908 wurde vom Comte d'Orsay für seine heimliche Liebe Marguerite Blessington komponiert, damals allerdings unter dem Namen *L'Eau de Cologne D'Orsay*. Sowohl Männer als auch Frauen lieben diesen Duft, weil er frisch duftet und durch Akkorde von Orangenblüten und Sandelholz doch eine wohlige Wärme ausstrahlt. Um seinem neuen Namen gerecht zu werden, trägt der Flakon lediglich ein blaues Etikett ohne Namen.

D'Orsay *Tilleul*

Damen

Parfümeurin Olivia Giacobetti muss eine Lindenallee entlang geschlendert sein, als ihr 1912 die Inspiration für diese Komposition kam, in deren Mittelpunkt die Linde steht. In der Kopfnote zeigt sich der Duft herrlich frisch mit leicht-aquatischen Noten von Wassermelone. Dieser Duft ist genau der richtige für warme und entspannte Sommertage.

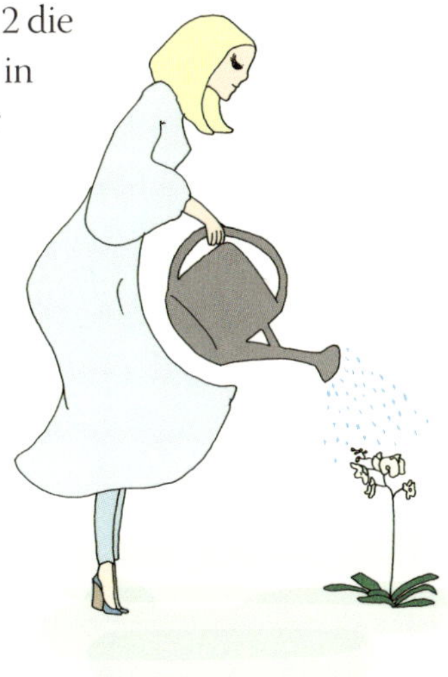

P

Was uns Rose heißt, wie es auch hieße, würde lieblich duften.
William Shakespeare (»Romeo und Julia«)

Parfum d'Empire *Yuzu Fou*

Damen / Herren

Bei Parfum d'Empire handelt es sich um ein französisches Nischenunternehmen von Marc-Antoine Corticchiato. Die ersten dort kreierten Düfte sind durch die Erinnerung an alte Weltreiche beeinflusst. Dieser Duft von 2008 dagegen taucht ein ins vibrierende urbane Leben des gegenwärtigen Japans: grüner Frühlingsduft, Minze, Yuzu und andere Zitrusnoten umhüllen den Träger bzw. die Trägerin.

Parfümerie Générale *PG07 Cologne Grand Siècle*

Damen / Herren

Um im Jahr 2005 diesen pompösen Duft zu kreieren, versetzte sich der Parfümeur Pierre Guillaume ins »große Zeitalter«, sprich in die Zeit des Sonnenkönigs Louis XIV. Da steht es selbstverständlich außer Frage, dass nur natürliche Essenzen gut genug waren, um sich in dieser Komposition wiederzufinden. Bergamotte, Zitrusnoten, Pfeffer, Ylang-Ylang, Holznoten und Weizen entführen in eine vergangene Zeit.

Parfümerie Générale *PG24 Papyrus de Ciane*

Damen / Herren

Inspiriert wurde Parfümeur Pierre Guillaume zu *Papyrus de Ciane* bei einem Besuch der Süßwasserquelle Fonte Aretusa in Syrakus. Das Becken dieser Quelle ist umwachsen von wildem Papyrus. Einer Sage zufolge hatte sich die Nymphe Arethusa in einen Fluss verwandelt, um ihrem hartnäckigen Verehrer Alpheios zu entkommen. Dieser Fluss soll unterirdisch durch den Hades fließen und in Syrakus als Quelle wieder hervortreten. Aus diesen Eindrücken entstand 2010 diese Duftkreation. Bergamotte, Galbanum und Ginster dominieren zu Anfang, danach Beifuß und Nelke, dazu ein Hauch Weihrauch – als Basis folgen grünes Labdanum sowie Holznoten.

Parfums DelRae *Amoureuse*

Damen

Parfümeur Michel Roudnitska schuf 2002 eine Komposition, deren Charme im Spiel süßer Akkorde mit herb-bitteren Noten besteht. Es lassen sich Aromen von Honig, Tuberose, Eichenmoos, Jasmin, Zedernholz, Tangerine und Kardamom erkennen.

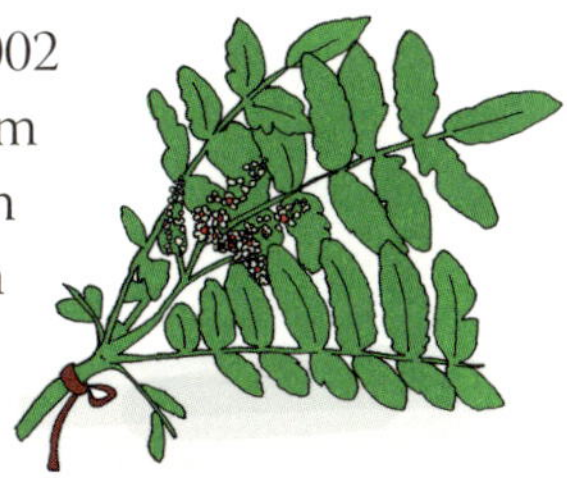

Les Parfums de Rosine *Diabolo Rose*

Damen

»Im Namen der Rose«, so lautet das Motto von Les Parfums de Rosine. Die Düfte dieser Marke basieren ausschließlich auf Rosennoten. »Diabolo Menthe«, das ist der Name eines Cocktails, der für diesen Duft Pate stand. Es ist eine Mischung aus Pfefferminzsirup und Sodawasser. Daher ist es nicht verwunderlich, dass im Angeruch des Duftes eine kühle Brise Pfefferminze mit luftiger Bergamotte wetteifert. Im Herzen wartet selbstverständlich ein süßlicher Rosenduft.

Parfums de Rosine *La Rose de Rosine*

Damen

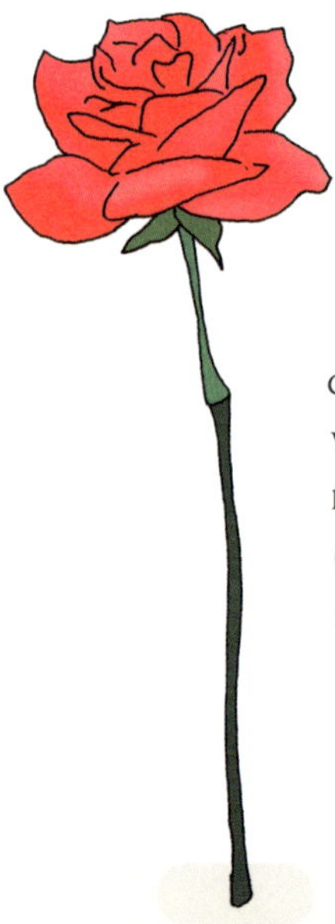

Marie Hélène Rogeon, die heute Parfums de Rosine leitet, führt eine lange Familientradition fort. Sie ist aufgewachsen mit den duftenden Kartons auf dem Speicher ihres Großvaters, der seinerseits die Parfums für Paul Poiret und dessen Unternehmen Les Parfums de Rosine kreierte. Dieser war es, der schon lange vor Coco Chanel das Designerparfum erfand. 1991 ließ Marie Hélèn Rogeon von Parfümeur François Robert den Duft *La Rose de Rosine* neu formulieren und lancierte ihn im neuen Gewand auf dem Markt. Mit jedem neuen Duft zeigt das Unternehmen, dass eine Rose eben nicht nur eine Rose ist.

Parfums de Rosine *Roseberry*

Damen

Pierre Bourdon kreierte 1997 diese Komposition aus grünen, fruchtigen und floralen Noten. *Roseberry* startet mit Akkorden frischer Johannisbeeren und blauer Kamille. Heidelbeeren, Weinrot führen die Trägerin zum Herz aus Türkischer Rose. Sandelholz, Vetiver und pudrige Iris bilden den Fond.

Parfums de Rosine *Rose d'Amour*

Damen

Der Duft der Liebe von Parfümeurin Camille Latron stammt aus dem Jahr 2005. Eine Frau, die diesen Duft trägt, steckt voller Liebe für ihren Mann, ihre Kinder, ihre Freunde und natürlich auch für das Leben. Die Kreation gehört zur Gruppe der floral-aldehydig duftenden Parfums. In der Kopfnote präsentieren sich Galbanum, Bergamotte und Ingwer mit den Aldehyden von ihrer besten Seite. Die Herznote bildet, wie bei allen Düften dieser Marke, die Rose, die sich auf raffinierte Art und Weise mit Iris, Jasmin und Narzissen vereint. Im Fond beweisen Muskat, Pfeffer und Vetiver ihre Rassigkeit.

Parfums de Rosine *Rose d'Homme*

Herren

François Robert schuf diesen Duft im Jahr 2005 nach einer Idee von Marie Hélène Rogeon. Sie hatte ein Parfum im Sinn, das dem neuen Typ Mann entsprechen sollte. Der ist den Künsten zugetan, interessiert sich leidenschaftlich für neue Technologien, ein Städter, der es liebt zu reisen, stark und zugleich zerbrechlich. All das sollte dieser Duft vereinen. Um alles unter einen Hut zu bringen, verzichteten sie auf das klassische Konstrukt aus Kopf-, Herz- und Basisnote, stattdessen begleitet eine tolle, lang anhaltende Komposition aus Vetiver, Lavendel, Rosen, Zitronen, Bergamotte, Patschuli, Vanille, Jasmin und Mandarine den Träger über den ganzen Tag.

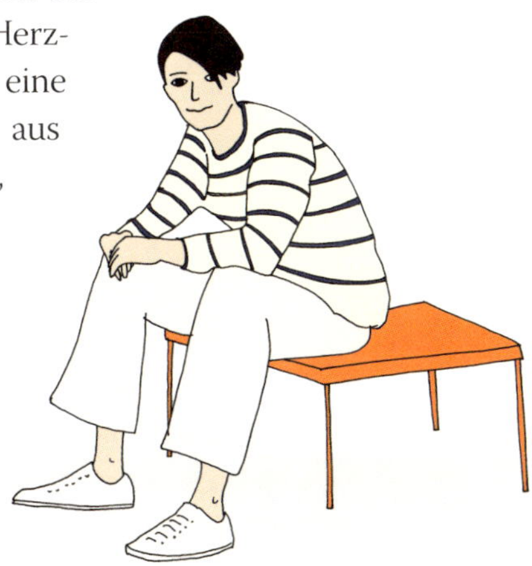

Parfums d'Imperfiction *O Alquimista*

Damen / Herren

Das Independant-Parfumhaus von Konstantin Mihov benannte diese Kreation nach Paulo Coelhos bekanntestem Buch »Der Alchemist«, der die Geschichte einer abenteuerlichen Mannwerdung erzählt. Ambra, Rose und Pflaume erzählen seit 2007 auf olfaktorische Weise diese Geschichte nach.

Parfums d'Interdits *Absolument Absinthe*

Damen

Wer denkt bei diesem Duft nicht an eine Sommerwiese voller Kräuter und vereinzelter Blüten: Schwarztee, Bergamotte und Cannabis in der Kopfnote. Die Herznote verzaubert mit Absinth, Galbanum, Maiglöckchen, Jasmin, Ylang-Ylang, Muskat und Kardamom, während im Fond Sandelholz und Moschus auf ihren Einsatz warten.
Das »verbotene Parfum« aus dem Jahr 2006 ist raffiniert und überraschend.

Les Parfums Historiques *George Sand*

Herren

Diese Duftlinie stammt aus dem Hause Maître Parfümeur et Gantier. Bisher sind zwei Düfte erschienen, die beide an historischen Figuren angelehnt sind. Dieser Duft verdankt seinen Namen der französischen Schriftstellerin George Sand. Als wohl erste Frau überhaupt trug sie Männerkleidung und rauchte Pfeife sowie Zigarre. Sie schreibt in ihrer Biographie: »Ich wollte so weit Mann sein, dass ich in Bereiche und Milieus eindringen konnte, die mir als Frau verschlossen waren.« Bergamotte, Zitrone, Patschuli, Rose, Ambra, Sandelholz und Moschus lassen die Taten dieser Frau wieder aufleben, die leidenschaftliche Liebe forderte und sich gegen die Zwänge der Ehe aussprach.

Memo Paris *Lalibela*

Damen

Lalibela ist eine Pilgerstätte in Äthiopien, die wegen ihrer elf aus Stein gemeißelten Kirchen bekannt ist. Einer Legende zufolge stieg eines Nachts ein Engel vom Himmel herab und erschuf bis zum Morgengrauen diese Bauwerke. Parfümeurin Aliénor Massenet hielt diese Geschichte 2007 in einem wunderschönen Duftgemälde fest. Die bewegte Oberfläche dieser Kreation ist aus Kokosnuss und Orchidee gestaltet. Darunter liegen die schönen Formen aus Rosen, Pfingstrosen und Jasmin auf einer Leinwand von Patschuli, Labdanum, Vanille, Tabakblatt, Weihrauch und verschiedenen Hölzern.

Sarah Jessica Parker *Lovely*

Damen

Aus dieser Kreation spricht das Wesen Sarah Jessica Parkers. Die Schauspielerin legte großen Wert darauf, diesem Parfum ihren ganz persönlichen Stil zu verleihen. So wurde diese Komposition aus dem Jahr 2005 zu einer Hommage an die Klassiker der Mode. Da der Duft völlig zeit- und alterslos ist, können ihn sowohl Frauen mit 17 als auch mit 107 tragen. Der Angeruch von Apfel-Martini scheint nicht ungewöhnlich, man denke nur an ihre Sex-and-the-City-Vergangenheit. In der Herznote betört Patschuli, vermischt mit dem Duft von Narzissen und Orchidee. Die verführerische Basisnote aus Zeder, weißem Ambra, Moschus und Hölzern weiß geschickt, lange im Gedächtnis zu bleiben.

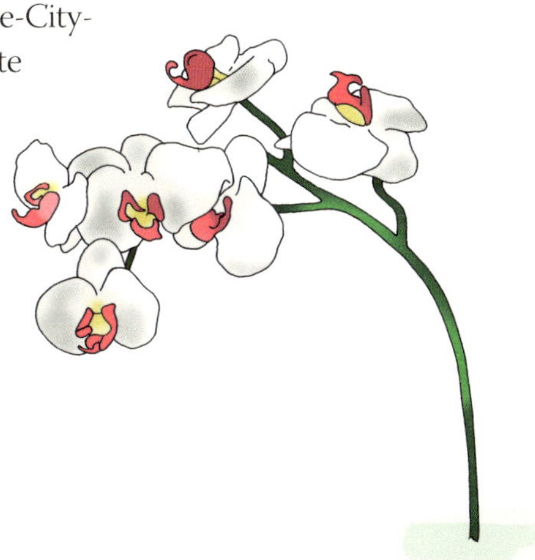

Hugh Parsons *99, Regent Street*

Herren

Diese elegante Komposition besticht mit ihrem Zitrusduft und frischen, aromatischen Noten.
Hugh Edward Lancelot Parsons, der die Firma 1925 zusammen mit seiner Frau Gladys gründete, stieg kurz nach seiner Hochzeit in die Produktion von Seidenkrawatten und Accessoires ein. Die Marke steht für britischen Lifestyle.

The Party Fragrance *The Party in Manhattan*

Damen / Herren

The Party Fragrance wurde von drei Geschäftspartnern gegründet, die auch hinter der Neulancierung von *Acqua di Parma* stecken. Dieser fruchtige Chypreduft fängt den Charme New Yorker 1950er-Jahre-Partys ein und erweckt deren Geist im Jahr 2006 zu neuem Leben.

Jean Patou *1000*

Damen

Dieser Duft erhielt seinen Namen, weil er sich aus 1000 unterschiedlichen Ingredienzien zusammensetzt, darunter Duftblüten (Osmanthus) aus China, Bulgarische Rose, Jasmin, Veilchen, Mairose aus Grasse, Sandelholz, Patschuli.
Jean Patou (1880 – 1936) war ein bedeutender französischer Couturier des 20. Jahrhunderts, der für diese Kreation 1972 den Parfümeur Jean Kerléo beauftragte.

Jean Patou *Enjoy*

Damen

Enjoy lässt *Joy*, den wohl berühmtesten Duft aus dem Hause Jean Patou, wieder aufleben. Der Parfümeur Jean-Michel Duriez schuf 2003 ein junges Duo aus Rosen und Jasmin.

Jean Patou *Joy*

Damen

Parfümeur	Henri Alméras
Jahr	1929
Duftnote	blumig

Nach dem Wall-Street-Crash 1929 entschloss sich Jean Patou, bedeutendster französischer Modeschöpfer der 1920er-Jahre, seine Klientel in den USA, die sich die Reise nach Paris in die Rue Saint-Florentin nicht länger leisten konnte, mit einem exklusiven Präsent zu trösten. Er beauftragte seinen Hausparfümeur Henri Alméras, einen absolut außergewöhnlichen, luxuriösen und zeitlosen Duft zu schaffen. Gemeinsam kreierten sie ein Parfum, das auf den rarsten und kostbarsten Grundsubstanzen basierte: auf Bulgarischer Rose, Mairose und Jasmin aus Grasse. So entstand *Joy* – und wurde bald bekannt als das »teuerste Parfum der Erde«. Und: Der Duft wurde ein fantastischer Erfolg! Schon der Name bringt all die »joie de vivre«, die überschwängliche Lebenslust des Designers zum Ausdruck – ein willkommener Kontrapunkt zur depressiven Grundstimmung der frühen 1930er-Jahre. Der Duft von 10 600 Jasminblüten und 336 Mairosen steckt in jedem 30-Milliliter-Flakon *Joy*! Die Formel ist seit 1930 unverändert und bürgt damit auch weiterhin für die Aura geheimnisvoller Exklusivität. Die Frau von Welt trägt *Joy* wie Haute-Couture-Mode – als Statement und zum ultimativen, ureigenen Vergnügen.

Der Luxusflakon des Extrait de Parfum von *Joy* ist ein Meisterwerk des Designers und Innenarchitekten Louis Süe. Geformt wie ein Juwel, basiert das Design auf dem Goldenen Schnitt, dem Schlüssel zur klassischen Harmonie Griechenlands. Gracia von Monaco und Sophia Loren verehrten diese Komposition.

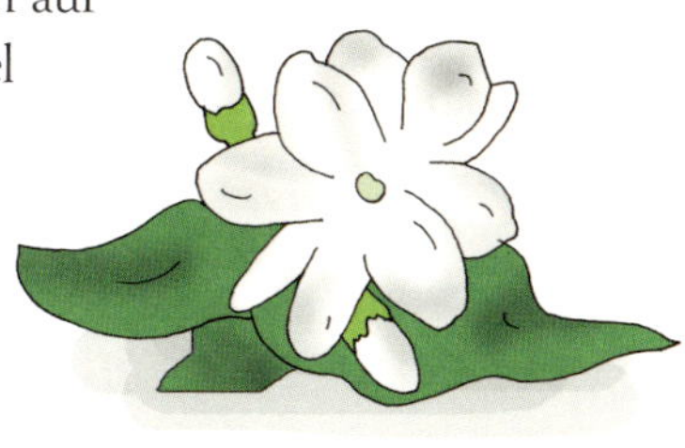

Penhaligon's *Blenheim Bouquet*

Herren

Der Duft wurde 1902 für den Duke of Marlborough kreiert und nach dessen Familiensitz »Blenheim Palace« benannt. Auch Winston Churchill war begeistert und ernannte ihn zu seinem Lieblingsduft, dennoch blieb er ein Insiderduft. Er besticht durch seine Basis aus Edelhölzern und Moschus. Gewürze und Gräser veredeln das Herz, während Zitrus, Lavendel und Pinie für einen fulminanten Start sorgen.

Penhaligon's *Elisabethan Rose*

Damen

Die Rosengärten der Aristokratin, Dichterin und Schriftstellerin Vita Sackville-West lieferten die Inspiration zu dieser Komposition aus dem Jahr 1984. In diesem Flakon steckt der Duft feinster englischer Rosen, um die Kamille, Veilchen, Geranie, Moschus, Sandelholz und Ambra schleichen und auf ihren Einsatz warten.

Penhaligon's *Endymion*

Herren

Diese Kreation von 2003 ist eine Hommage an König Endymion aus der griechischen Mythologie. Er opferte all sein Hab und Gut, um seiner großen Liebe, der Mondgöttin Selen, zu folgen. Um ihn vor dem Tod zu bewahren, brachte sie ihn in eine Höhle und versetzte ihn in einen ewigen Schlaf. Sie kam ihn aber jeden Abend besuchen.

Ausdrucksstark und anregend erzählt dieser Duft die Geschichte jener Nächte. Mandarine, Lavendel und Salbei begrüßen den Geliebten, in dessen Herzen Geranien und Kaffee schlummern. Die holzig-würzige Basis aus Muskat, Pfeffer, Kardamom, Moschus und Leder bildet die perfekte Grundlage für eine unvergessliche Nacht.

Penhaligon's *Love Potion No. 9 for Men*

Herren

Wer kennt nicht den Film »Love Potion No. 9« mit Sandra Bullock und Tate Donovan. Tate Donovan bekommt von einer Wahrsagerin die erschreckende Nachricht mitgeteilt, dass in seiner Zukunft keine Frauen zu sehen sind. Um das Unglück abzuwenden, könne er aber den Zaubertrank No. 9 trinken. Gemeinsam mit seiner Kollegin, gespielt von Sandra Bullock, probiert er im Selbsttest dieses Wundermittel aus. Und tatsächlich, der Trank wirkt. Er wird von Frauen umschwärmt, und seine Kollegin verwandelt sich in eine atemberaubende Schönheit. Eine ebenso unwiderstehliche Aura umgibt den Träger dieses blumig-romantischen Duftes aus dem Jahr 2009, dem die Herzen des anderen Geschlechts nur so zufliegen werden. Von dieser Komposition gibt es auch eine Damenvariante.

Penhaligon's *Malabah*

Damen

Die zitrischen Kopfnoten verleihen dieser Komposition von 2003 seine Spritzigkeit. Ingwer, Zimt und Ambra in Kombinaton mit edlen Hölzern schenken ihm eine sanfte Wärme, während Magnolie, Geißblatt und Seerose die Fantasie anregen. In der Basis finden sich die Zutaten, die für die orientalische Note verantwortlich sind: Iris, Vanille und Ambra.

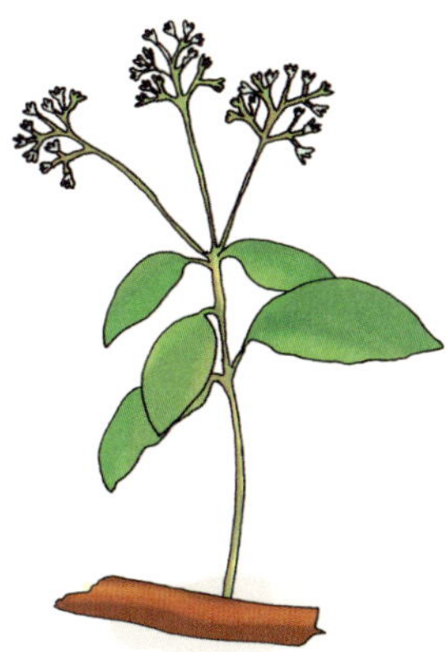

People of the Labyrinths *Luctor et Emergo*

Damen

1998 veröffentlichten die »Leute aus den Labyrinthen« ihr erstes Parfum. Die Suche nach den richtigen Ingredienzien erstreckte sich über drei Jahre. Aber die lange Arbeit hat sich gelohnt. Dabei herausgekommen ist ein Duft mit einem Bouquet frischer Gräser, verschiedener weißer Blumen, Vanille und edlen Hölzern, wobei der Charakter jeder einzelnen Zutat vollständig erhalten bleibt.

La Perla *Charme*

Damen

Ebenso verführerisch wie die Dessous von La Perla legt sich auch der Duft von *Charme* aus dem Jahr 2006 auf die Haut und passt sich der Trägerin an. Die Spitze des Flakons erinnert an die feine, hochwertige Lingerie des Hauses. In der Basis zeigt sich die provokante Note dieses Dufts: verführerische Ambra, Vanille und Moschus. Das Vorspiel leiten Bergamotte, Johannisbeere und Lotus ein. Baccarà-Rose, Jasmin und Stechapfel sorgen im weiteren Verlauf für die richtige Spannung.

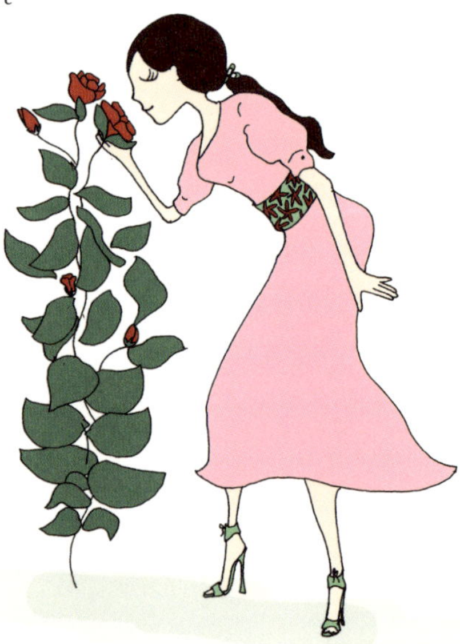

Paloma Picasso *Minotaure*

Herren

Auch diese Kreation von 1992 erzählt die Geschichte eines Mythos. Der Minotaurus, ein mythologisches Wesen, halb Mensch, halb Stier, war das Produkt der Vereinigung von Pasiphaë mit dem sogenannten Kretischen Stier. Sie verliebte sich als Strafe in einen Stier, da ihr Gatte Minos eine Vereinbarung mit Poseidon nicht eingehalten hatte.
Minotaure schlägt die Brücken zur Gegenwart. Durch das Zusammenspiel warmer und kühler Duftnoten fühlt man sich immer wieder in die klassische Mythologie versetzt, erlebt aber auch die Vorzüge der heutigen mediterranen Leichtigkeit.

Paloma Picasso *Paloma Picasso*

Damen

Parfümeur Francis Bocris kreierte 1984 dieses sehr opulente chyprig-holzige Parfum. Im Mittelpunkt steht die Mairose, die zusammen mit Jasmin, Hyazinthe, Ylang-Ylang, Iris und Maiglöckchen eine wunderbar blumige Melodie anstimmt. Der Flakon gleicht einem Ring, der einen edlen Stein umfasst.

Robert Piguet *Bandit*

Damen

Parfümeur	Germaine Cellier
Jahr	1944
Duftnoten	grüner Chypreduft mit Ledernoten

Ein Duftklassiker mit Kultstatus.

Bandit war der erste Duft, den das Haus Robert Piguet vorstellte. Kreiert von Germaine Cellier und lanciert im Jahr 1944, handelte es sich dabei um die erste Chyprekomposition für Frauen, die rauchige und Lederaromen umfasste. Dieser provokante Duftklassiker verbindet heißblütig exotisches Leder, Hölzer und Gewürze mit Jasmin und Rose und verfügt über eine sinnliche Basis aus Vetiver, Patschuli und Moschus. *Bandit* wirkt zunächst wie ein äußerst präziser Duft, ein Eindruck, der sich schnell in der exotischen Hitze von Jasmin, Rose und Tuberose verliert. Die Basisnoten aus Leder und Hölzern verleihen der gesamten Komposition einen Hauch von augenzwinkernder Exzentrik. Machtvolle Leidenschaft, wie geschaffen für einen Banditen. Dank seiner maskulinen Ausstrahlung wird dieser Duft auch von Männern geliebt. Erwähnung fand diese Kreation auch in unzähligen Romanen der Weltliteratur.

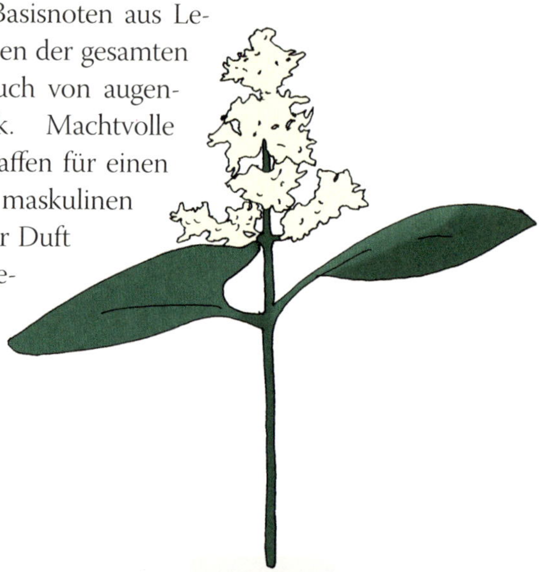

Robert Piguet *Fracas*

Damen

Parfümeur	Germaine Cellier
Jahr	1948
Duftnote	blumig

Der erfolgreichste Duft von Robert Piguet.
Dieser hatte die Idee, der geheimnisvollen Frau, deren Gegenwart stets einen Hauch von sinnlicher Tuberose hinterlässt, einen Duft zu widmen.
Germaine Cellier, damals eine der wenigen Parfümeurinnen, kreierte einen außergewöhnlichen, blumigen weiblichen Duft, der sich um weiße Blüten rankt: Tuberose, Jasmin, Gardenie, ein Hauch von Orange. Das Ganze begründet auf zarten weißen Blüten mit einer Sandelholz-Vetiver-Moschus-Basis.

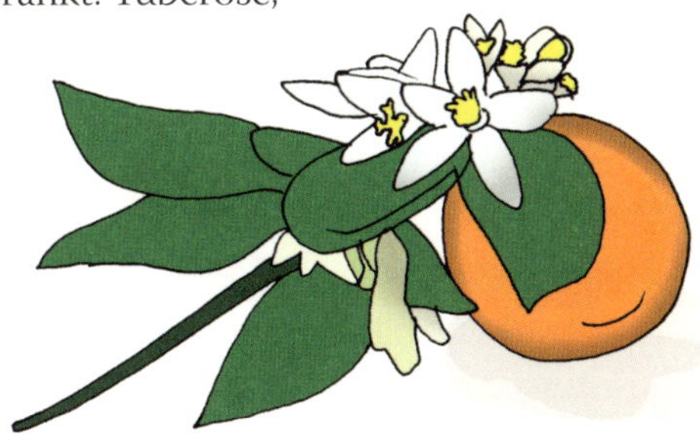

Piazetta di Portofino *Profumo Donna*

Damen

Dieser Duft mit seiner floral-fruchtigen Mischung versetzt seine Trägerin sofort ins sommerliche Portofino nach Italien.

The Pink Room *The Pink Room Parfum No. 1*

Damen

Inspiriert durch die Abbildungen von Marcel Proust entstand 1999 dieser Boutiqueduft, der ursprünglich vom Geschäft mit Schals, Schuhen und Taschen der Britin Sarah Baron-King aus vertrieben wurde. Mittlerweile ist er aber in weiteren Geschäften erhältlich. Niemand wusste Bildbeschreibungen so gekonnt einzusetzen wie der Autor Marcel Proust. In seinem Meisterwerk »Auf der Suche nach der verlorenen Zeit« zeichnet er seine Figuren anhand großer Werke der europäischen Kunstgeschichte. Diese Komposition des Parfümeurs Guy Robert tut es ihm mit Limette, Bergamotte, Rose, Jasmin, Maiglöckchen, Veilchen, Vanille, Moos und Moschus gleich.

L.T. Piver *Cuir de Russie*

Damen / Herren

Der Ledergeruch der Reitstiefel von Kosaken, die durch Birkenteer aus der Rinde der Weißbirke vor Nässe geschützt werden, lieferte die Inspiration für diese Kreation aus dem Jahr 1939. Der Duft besticht allerdings weniger durch Leder, als vielmehr durch fruchtige und würzige Noten.

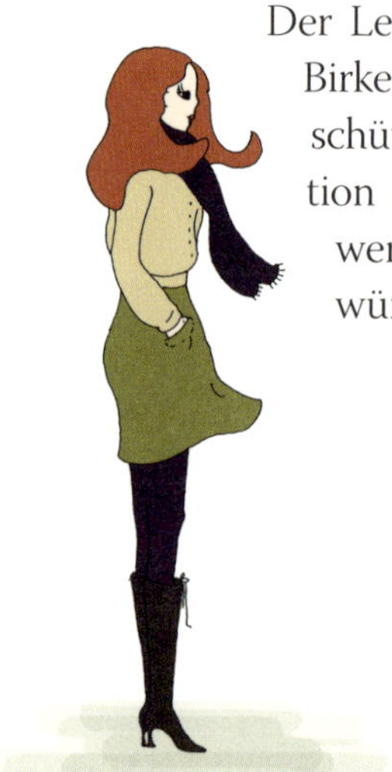

Playboy *Hollywood*

Herren

Hinter dem Männermagazin »Playboy« steht längst eine große Markenverwertung. Für ihre Parfumkreationen wählt das Label Städtenamen internationaler Metropolen, die in Verbindung mit dem Lifestyle des Hauses stehen. In Hollywood steht die berühmte Villa von »Playboy«-Gründer Hugh Heffner. Der orientalisch-holzige Duft mit Zitrusnoten in der Kopfnote, Lavendel, Rosenholz, Jasmin und Zeder im Herzen und einer Basis aus Ambra, Vanille und Sandelholz gewähren einen bunten Einblick in die menschliche Leidenschaft.

Anne Pliska *Anne Pliska*

Damen

Das kleine Schwarze unter den Parfums. Die Komposition aus dem Jahr 1987 passt perfekt zu jeder Gelegenheit, wird aber immer Aufsehen erregen. Bergamotte sorgt für die standesgemäße Begrüßung, gefolgt von Ambra, Orange, Vanille und Moschus. Die Basis aus Geranium und einem Hauch Patschuli lässt die Aura der Trägerin erstrahlen.

Police *Pure DNA pour Femme*

Damen

Muskat und Zitrone mit Lorbeer- und Zedernblättern beginnen im Angeruch, im Herzen Bernsteinholz, Lavendel und Kaschmirholz. Patschuli, Sandelholz, Tonkabohne sowie Orangenblüten duften in der Basis. Der Herrenduft bildet ein sinnliches Pendant.

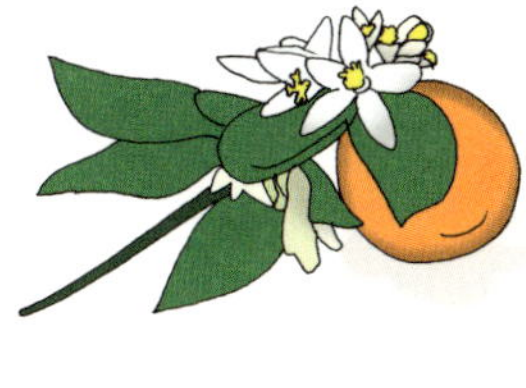

Porsche Design Fragrances *The Essence*

Herren

Das Porsche Design Studio hat ein ganz klares Motto, dem sich jedes Produkt unterwerfen muss: »passion, performance, purism, precision«. Daran hatten sich auch die Parfümeure Anne Flipo und Bruno Jovanovic zu halten, als sie 2008 diesen würzig-markanten Herrenduft kreierten. Sie verwendeten Myrte, Wacholder, schwarzen Pfeffer, Korianderblätter, Sibirische Kiefer und Zimt, um das Porsche-Image zu unterstreichen. Der kühl-puristische Flakon spiegelt seinen Inhalt wider.

Potter & Moore *Spiced Tuberose & Orchid*

Damen / Herren

Potter & Moore ist ein traditioneller englischer Hersteller von Pflegeprodukten und Parfums, das schon 1749 von John Potter und William Moore gegründet wurde. Das Unternehmen blickt auf eine lange Tradition im Umgang mit exotischen Stoffen zurück. Im Jahr 2007 vereint es Kreation Tuberose und Orchidee zu einer geheimnisvoll-blumigen Mischung. Das Haus sagt selbst: »Dieser Duft beinhaltet die natürliche Blüte.«

Prada *Infusion d'Homme*

Herren

Mit dieser Duftkreation von 2006 trägt jeder Mann ein sauberes weißes Hemd. Dieser Duft ist die flüssige Verkörperung italienischer Eleganz, mit Iris im Mittelpunkt.

Prada *Infusion d'Iris*

Damen

2007 führt Parfümeurin Daniela Andrier durch Italien. Der Reiseführer ist diese blumig-zarte Komposition um die Iris.

Prada *L'Eau Ambrée*

Damen

2009 komponiert die Parfümeurin Daniela Andrier starken, weiblichen Charakter. Der rechteckige Flakon mit schwarzem Farbverlauf unterstreicht die geheimnisvolle Aura.

La Prairie *Silver Rain*

Damen

Rosenblüten, saftige Pflaume, Sternmagnolie und Jasmin berieseln seit 2004 die Trägerin dieser Parfumschöpfung. Der Flakon hat die Gestalt eines silbernen Regentropfens.

Prescriptives *Calyx*

Damen

Den Vergleich mit anderen frischen Düften muss diese intensive Melonen-Grapefruit-Mischung aus dem Jahr 1997 nicht scheuen, ganz im Gegenteil, sie hält sogar viel länger an als Düfte der Konkurrenz.

Le Prince Jardinier *Labyrinthe Libertin*

Damen / Herren

Der »Gärtnerprinz« macht seinem Namen alle Ehre. Er betreibt eines der luxuriösesten Pariser Geschäfte, in dem man alles kaufen kann, was in irgendeiner Weise mit Garten zu tun hat, und das ganz in der Nähe des Pariser Palais Royal.
Dieser Duft führt durch den Irrgarten. Erst erleuchten Bergamotte, Minze, Thymian, Estragon und Basilikum die Route. Tagetes, Orangenblüte, Jasmin, Maiglöckchen, Veilchen und Iris flüstern den Weg. In der Basis führen einen Brasilianisches Rosenholz, Buchsbaumblätter, Ambra, Moschus, Zedernholz und Vetiver an der Hand zurück in die Freiheit.

Le Prince Jardinier *Précieuse Orchidée*

Damen / Herren

Dieser Duft ist eine Aufforderung zum Träumen. Von der Zitrone gekitzelt entschwindet man durch ein Meer von Bergamotte und Jasminblüten in ferne Welten, wo im Herzen exotische Orchidee und Sandelholz süße Erinnerungen wachrufen. Ambra, Vanille, Benzoe und Moschus sorgen für ein gemütliches Bett zum Weiterträumen.

I Profumi di Firenze *Acqua di Firenze*

Damen / Herren

Dr. Giovanni di Massimo ist Gründer der I Profumi di Firenze. Der Parfümeur und Chemiker entdeckte 1966 die Rezepturen der Düfte der Prinzessin Caterina di Medici wieder und kombinierte sie mit ausgesuchten floralen Essenzen. Mit dieser Kreation imitieren sie 1996 den Geruch der Boboli-Gärten in Florenz. Weißer Moschus in Verbindung mit Geißblatt und Schwertlilie erinnern an längst vergangene Ereignisse.

I Profumi di Firenze *Caterina di Medici*

Damen

Da es Caterina di Medici war, die schon in der Renaissance die Parfümeurskunst förderte, wurde ihr zu Ehren dieser Duft im Jahr 1994 kreiert. Die Kombination aus Jasmin, Maiglöckchen, Rose und Pfirsichblüten in Verbindung mit Schwertlilie, Hyazinthe, Benzoe und Vetiver erwecken dieses Zeitalter zu neuem Leben.

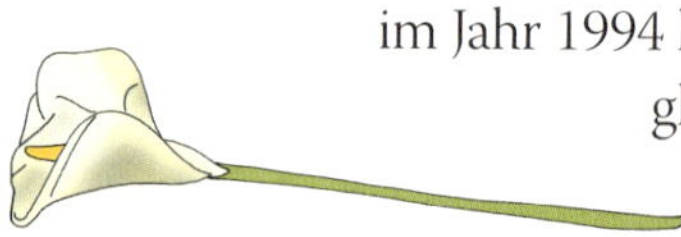

Profumi del Forte *Tirrenico*

Damen / Herren

»… Ich sitze am Strand von Forte dei Marmi und lasse meinen Blick schweifen. Ich sauge die verschiedenen Düfte in mich ein, beginne, mir im Gedächtnis Notizen zu machen. In meinem Rücken ruhen die Apuanischen Alpen mit ihrem kühlen, strahlenden Marmor. Eine Szenerie, die nahezu irreal wirkt.« Dies sind Worte, die der Chefparfümeur in seinem Tagebuch niedergeschrieben hat. Es waren diese Eindrücke, die ihn 2008 zu *Tirrencio* inspiriert haben. Ihm ist es gelungen, sie in einen Flakon zu füllen. Aquatische und balsamische Noten verbinden sich mit Hölzern, Bitterorangen und Bergamotte. Im Herzen erfüllen Jasmin, Elemi, Fenchel, Basilikum und getrocknete Früchte die Meeresluft. Eichenmoos, Sandelholz und Moschus leiten aromatisch den Sonnenuntergang ein.

Profumi di Pantelleria *Aire*

Damen

Pantelleria ist die südlichste Insel Italiens, gelegen zwischen Sizilien und Tunesien, auf der Route vieler Zugvögel, erhielt sie von den Phöniziern den Namen »Hiranim«, die Insel der lärmenden Vögel. Von den Arabern aber erhielt sie den poetischen Namen »Bent el Rhia«, die Insel des Windes. Viele Kulturen hinterließen ihre Spuren auf der Insel, doch ihre unberührte Natur konnte sie sich immer bewahren.
Dieser Duft strahlt die ganze Lebensfreude aus, die auf der Insel greifbar ist. Heiter und anregend ist die aufputschende Wirkung von Zitrus, Kiwi und weißem Tee zu spüren, während Iris und Jasmin verzaubern. Für das überraschende Moment sorgt weißer Pfeffer. Das Nischenparfumhaus betreibt selektiven Vertrieb und produziert nur in kleiner Stückzahl.

Profumi di Pantelleria *Dammuso*

Damen / Herren

»Dammuso« werden die antiken Häuser genannt, die aus Vulkangestein auf der Insel Pantelleria errichtet wurden. Um diese Häuser herum befinden sich die prachtvollsten Gärten, deren Früchte und Blumen einen außergewöhnlichen Duft verströmen. Grapefruit, Zitronen, Limetten und Brombeeren warten nur darauf, verzehrt zu werden. Kardamom, grüner Tee, Zedernholz, Sandelholz, Moschus und Vetiver verleihen das Gefühl, als sei man in so einem »dammuso« zu Hause.

Profumi di Pantelleria *Jailia*

Damen

Jailia, die Prinzessin der Stadt des Sandes, wunderschön, unsterblich und liebevoll, beschloss, sich dem Mann zu schenken, der ihren Traum findet. Edelleute, Sultane und Ritter brachten ihr die größten Kostbarkeiten dar. Doch es war ein Krieger, gehüllt in blaue Seide, der ihr Herz eroberte. Sein Geschenk an sie: eine Flasche mit einem bezaubernden Duftwässerchen darin. Genau diesen Duft hat Profumi di Pantelleria mit Aromen von Bitterorange, Bergamotte, Ananas, Pfirsich, roten Früchten und Honig versucht nachzuempfinden. Patschuli, Vanille, Schokolade und Ambra lassen einen an Märchen glauben.

Profumi di Pantelleria *Maestrale*

Herren

Der Charme dieses Duftes liegt darin, dass er Aromen vereint, die normalerweise nicht miteinander harmonieren. So verbindet sich die leicht bittere Note herber Zitrusfrüchte mit der Frische einer Brise am Mittelmeer. Hinzu fügen sich Akkorde von weißem Rum, Lavendel und Rhabarber. Auch Nelken, Iris, Kardamom und Koriander können nicht widerstehen, dieser Komposition beizuwohnen.

Profumi di Pantelleria *Nicà*

Damen / Herren

Nicà ist das Gebirge auf der Insel Pantelleria, das von Thermalquellen durchsetzt ist. Der Duft verströmt genau die Dynamik und Vitalität, die nötig ist, um die Berge zu erklimmen. Mandarine, Grapefruit und Heidelbeere sorgen in der Kopfnote für einen schwungvollen Start. Kardamom, Veilchen und Freesie bescheren das nötige Durchhaltevermögen. Am Gipfel warten schließlich Zedernholz, Sandelholz und Moschus darauf, den ausgelaugten Bergsteiger in Empfang zu nehmen.

Profumi di Pantelleria *Profumo di Pantelleria*

Damen / Herren

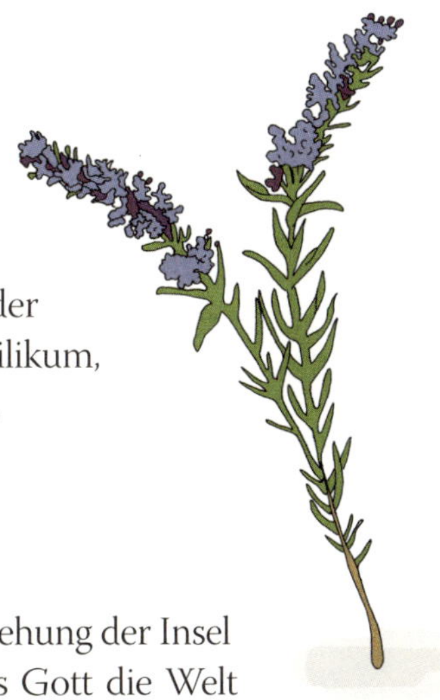

Die sorgfältige Auswahl der Zutaten macht diesen Duft zu etwas ganz Besonderem. Orangen, Zitronen, Mandarinen, Bergamotte und Blüten von Orangenbäumen werden von den blumigen Noten des Jasmins und der Geranien umgarnt. Dazu spielen Thymian, Basilikum, Lavendel und Rosmarin ihre liebliche Melodie.

Profumum *Ichnusa*

Damen / Herren

Dieser Duft erzählt die Legende über die Entstehung der Insel Ichnusa, heute besser bekannt als Sizilien. Als Gott die Welt erschaffen hatte, blieb ihm ein großer Haufen Steine übrig. Er warf sie also ins Meer, wo er sie mit seinem Fuß feststampfte. Eine Insel in Form einer Sohle war entstanden. Weil ihm aber die karge Gestalt des Steinhaufens nicht gefiel, nahm er wieder etwas von den bereits geschaffenen Ländern weg und pflanzte es auf den Steinhaufen. Deshalb kann man heute den frischen Feigenduft riechen, unter den sich Myrte, geschnittenes Gras und Holz mischen.

Il Profumo *Il Profumo – Chocolat Frais*

Damen / Herren

Ein Duft mit der ambivalenten Tiefe von Schokolade, delikat schwankend zwischen bitteren Kakao- und süßen Zuckernoten. Mit einem Hauch Schokoladencreme verwöhnt diese exotische und fantasievolle Kreation Träger jeglichen Geschlechts.

Antonio Puig *Agua Brava*

Herren

Antonio Puig ist ein spanischer Kunstliebhaber, Kosmetik- und Dufthersteller; die Firma wurde 1914 gegründet. Dieser Duft überrascht mit einer angenehm ledrigen Note, die der Kreation einen sehr männlichen Charakter verleiht. Die Herznote ist würzig, aber auch an einer leichten Blumigkeit mangelt es ihr nicht. Ein holziger Ausklang rundet die Komposition aus dem Jahr 1968 ab.

Antonio Puig *Quorum*

Herren

Wie schon *Agua Brava* ist auch *Quorum* ein sehr männliches Parfum. Würzige, holzige sowie grüne Noten verbinden sich mit einem Testosteronfeuer von Leder- und Tabakaromen. Das Parfum wurde 1982 lanciert.

Puma *Puma Jamaica Man*

Herren

Die Sport- und Lifestylemarke Puma, die im Jahr 1948 von Rudolf Dassler gegründet wurde, versucht seit 2004, das Lebensgefühl der karibischen Insel nachzuahmen. Obwohl nicht gerade sofort Dreadlocks wachsen, wird der Träger die lässige Entspanntheit genießen können, die dieser Fougèreduft ausstrahlt.

Puma Puma Jamaica Woman

Damen

Auch der Damenduft von 2004 sorgt sofort beim Auftragen dafür, dass der Stress verschwindet. Alles »easy« eben. Während die Trägerin am Strand der Insel sitzt und auf den Horizont blickt, läuft im Hintergrund duftende Reggaemusik mit Noten von Pfirsich, rosa Grapefruit, Wasserkastanie und Honigmelone. Pflaume, Jasmin und Freesie geben den Takt vor, während Veilchen, Vanille und Patschuli dazu jammern.

Pupa Milano *Yes Gold*

Damen

Parfümeurin Francesca Stratta kreierte 2005 einen femininen, sinnlichen und eleganten Duft, der so charmant ist, dass man ihn niemals vergessen wird. Trotz seines Retrocharmes kann er zu jeder Gelegenheit getragen werden. Wassermelone, Iris, Rose, Jasmin, Karamell und Vanille passen sich jeder Situation an.

Andrée Putman *Préparation Parfumée*

Damen / Herren

In Zusammenarbeit mit der Parfümeurin Olivia Giacobetti entstand dieser wunderbare Duft. Aufgrund der raffinierten Zutaten, grauer Pfeffer, Wasserlilie und Koriander, kann diese Komposition gleichermaßen von Männern und Frauen getragen werden. Er spiegelt auch Andrée Putmans Lebensmaxime wider: »Ich bin frei, weil ich nie Zugeständnisse gemacht habe und keinen Regeln gefolgt bin.«

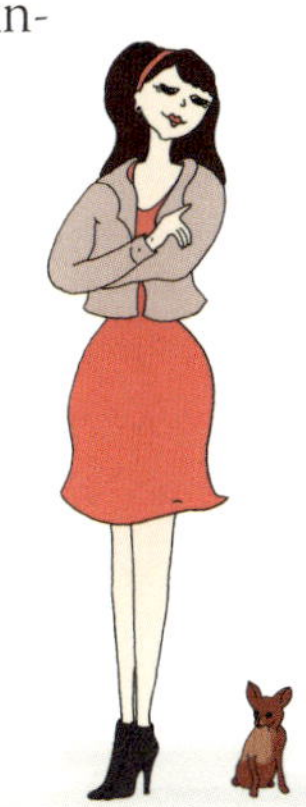

R

Wer nie jagte und nie liebte, nie den Duft der Blumen suchte und nie beim Klang der Musik erbebte, ist kein Mensch, sondern ein Esel.
Sprichwort

Paco Rabanne *Black XS*

Herren

Parfümeur Olivier Cresp schuf 2005 diese Komposition voller Gegensätze. Aromatisch und zugleich äußerst sexy mit Noten von Zitrus, Praline, Kardamom und Ambra.

Paco Rabanne *Black XS for her*

Damen

Barock meets Rock' n' Roll; wie auch der Herrenduft zwei Jahre zuvor spielt *Black XS for her* mit den Kontrasten. Die Christrose im Zentrum dieser Komposition wird umschmeichelt von der fruchtig-frechen Kopfnote aus roten Pfefferkörnern und Cranberrys. Eine hohe Dosis holziger Aromen in Kombination mit Patschuli und Vanille bilden den würzig-warmen Abschluss. Kreiert wurde das Parfum von Emilie Copperman, Maurice Roucel und Marc Buxton.

Paco Rabanne *Calandre*

Damen

Parfümeur	Michael Hy
Jahr	1969
Duftnoten	metallisch-kühl

Der erste Duft des Modeschöpfers Paco Rabanne besticht durch seine metallische Kühle, zu der sich der Hauch von Waldbäumen gesellt. Weiße Rose, Geranie, Hyazinthe und ein holzig-pudriger Fond bilden die feminine Seite des Duftes, die der Parfümeur Michael Hy erschaffen hat.
Der mit einem Metallrahmen umschlossene Flakon, gestaltet von Designer Pierre Dinand, macht das metallische Element nach außen hin sichtbar und ist typisch für Paco Rabanne.

Paco Rabanne *1 Million*

Herren

Alles an diesem Duft von 2008 dreht sich um Reichtum: der Name, der Flakon in Form eines Goldbarrens, die hochwertige Duftkreation selbst. Das Edelmetall fasziniert seit jeher die Männerwelt, für sie ist es Ausdruck maskuliner Macht. Diese männliche Leidenschaft ist auch das Thema dieses Parfums. Pampelmuse, Pfefferminze und Blutmandarinen sorgen für einen energievollen Auftakt und wünschen viel Erfolg beim Glücksspiel: »Rien ne va plus«, nichts geht mehr. Dieser Spruch stimmt hier nicht, denn Rose sowie Zimt und Absolue-Noten sorgen dafür, dass der Rubel rollt. Im Rausch außergewöhnlicher Noten kann Man(n) schließlich seinen Sieg feiern. Die »Nasen« hinter diesem Duft sind Christoph Reynaud, Olivier Pescheux und Michel Girard.

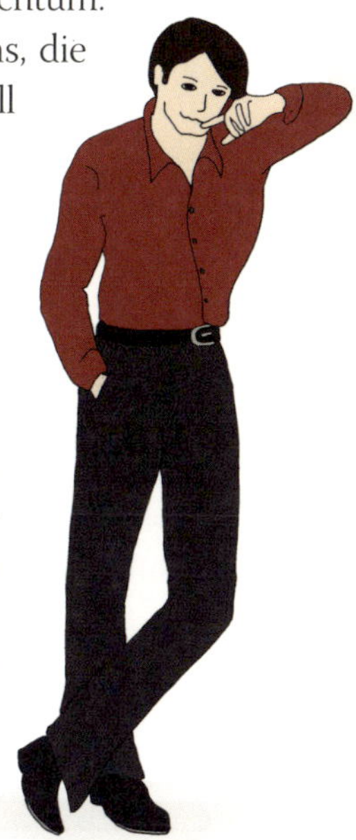

Paco Rabanne *Paco Rabanne pour elle*

Damen

Ein frisch-sonniges Dufterlebnis. Pflaume und Aprikose finden sich in der Kopfnote. Pfingstrose und Tiaré dominieren das Herz, während Vanille und Sandelholz die Basis süßen.

Paco Rabanne *Paco Rabanne pour Homme*

Herren

Dieser Duft aus dem Jahr 1973 lässt den Geruchssinn der Damen jubeln und dem Träger die Herzen unzähliger Frauen zufliegen. Zum ersten Mal wurde bei der Herstellung eines Herrenduftes das warme Aroma des Honigs verwendet. Zusammen mit Geranien, Gewürznelken und Eichenmoos sowie Moschus und edlen Hölzern entsteht diese sinnliche Komposition, die den Duft so erfolgreich macht.

Paco Rabanne *Ultraviolet*

Damen

Im Mittelpunkt dieser Kreation aus dem Jahr 1999 stehen die Blüten des japanischen Osmanthus, die einen leichten, samtigen Geruch verströmen, der an Aprikosen denken lässt. Durch das Nature-Print-Verfahren gelang es Rabanne, diesen Odeur aus der Luft einzufangen und zu reproduzieren. Verführerische Ambra- und Vanillenoten unterstützen wärmend die Frische des Piments und verleihen der Komposition einen kraftvollen Charakter. Der Flakon hat ein futuristisches Design aus Glas, Metall und Silikon, das an Gegenstände aus anderen Dimensionen erinnert.

Paco Rabanne *Ultraviolet Man*

Herren

Auch für den »ultravioletten« Herrenduft hat Rabanne zwei Jahre nach dem Damenduft das Nature-Print-Verfahren angewandt. Dieser Hightechduft entführt den Träger in fremde Galaxien jenseits jeglicher Kategorien. Grenzen verschwimmen, sodass graue Ambranoten, flüssige Minze, organisches Vetiver und Schaumkristalle die Seele eines völlig neuen Männertyps zum Vorschein bringen.

Rancé *Eugénie*

Damen

Vom Dufthaus Rancé als Hommage an Kaiserin Eugénie, die Frau Napoleons III. im Jahr 2006 kreiert. Dominiert wird dieses floral-fruchtige Parfum von weißen Blüten und Ambra.

Rancé *Joséphine*

Damen

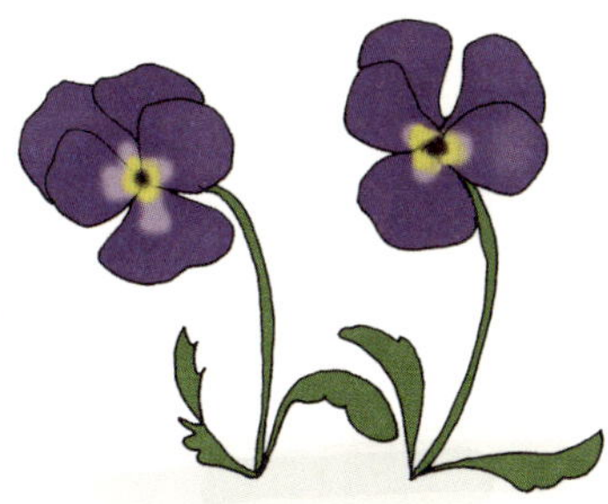

Dieses Parfum von 2005 riecht wie der Duft, den Napoleon beim Haus Rancé zur Krönung von Joséphine in Auftrag gab. Veilchen und Rosen unterstützten die Beliebtheit der neuen Kaiserin.

Rancé *Le Vainqueur*

Herren

Der Hofparfümeur François Rancé erhielt von Kaiser Napoleon den Auftrag, diesen Duft zu kreieren. Im Jahr 2004 wurde er von dem Dufthaus mit 400 Jahre langer Tradition neu lanciert. Der holzige Fougèreduft besticht durch Eleganz, Esprit und Männlichkeit.

Red Flower Organic Perfume *Guajak*

Damen

Chandler Burr von der »New York Times« vertritt die Meinung, dass *Guajak* »das exquisiteste liebliche Parfum ist, das man jemals gerochen hat«. Die organische Pflegeserie aus New York umfasst bisher drei Parfums. Seinen Namen hat der Duft von einer seiner Zutaten, dem Tropenbaum Guajak. Umschmeichelt wird der Duft von Pink Grapefruit und Rosen.

REMINISCENCE *Patchouli*

Damen

Der Duft von *Patchouli* steht seit 1970 für exzessive Träume, exotische Reisen und längst vergessene Geheimnisse. Seine Essenz gilt als das Sinnbild vollkommener Weiblichkeit. Dieser orientalisch-holzige Duft ist ein wahrer Klassiker, der die Seele des Hauses REMINISCENCE verkörpert.

Renée *L'Eau*

Damen

Duftserie der Australierin Renée Griffith. Ein klarer, leicht grüner Duft mit Minze, floralen Akkorden und Eichenmoos geben einen Einblick in das Lebensgefühl von »Down Under«.

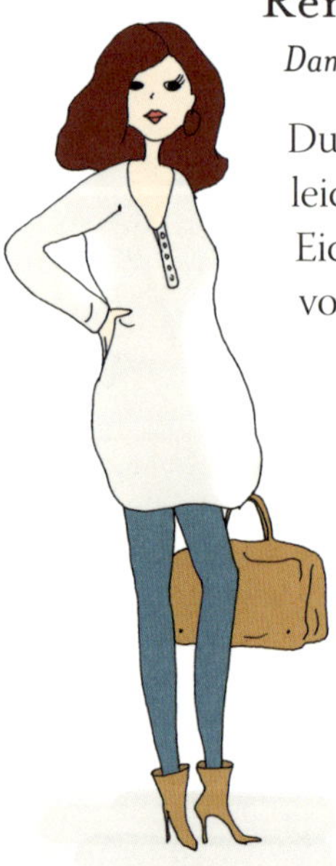

Oscar de la Renta *Oscar*

Damen

Diese romantische, raffinierte Duftkreation des großen US-amerikanischen Couturiers Oscar de la Renta von 1977 besticht durch ihren florientalen Charakter mit pudrigen opulenten Noten.

Replay *Replay your fragrance!*

Damen

Replay your fragrance! steht dafür, dass man diesen Duft mit nur einem Tropfen Wasser auch Stunden nach dem Auftragen zu neuem Leben erwecken kann. Süße Orange, Bergamotte und Freesie versprühen im Angeruch gute Laune. Rote Früchte machen das Herz dieses Duftes zu einer sinnlichen Verführung, in die man vollständig eintauchen möchte. In der Basis warten edle Hölzer.

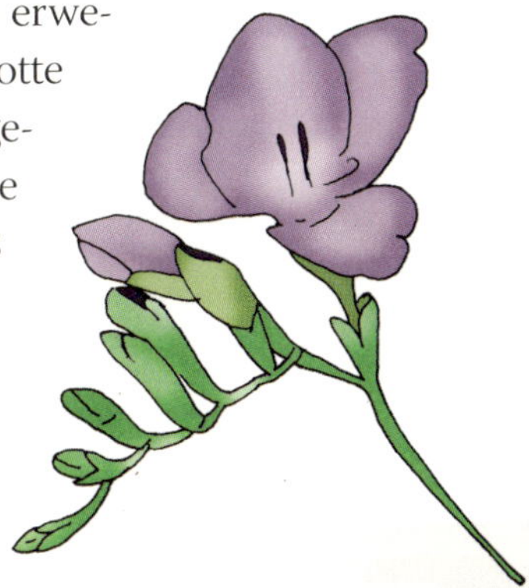

Revillon *Turbulences*

Damen

»Turbulenzen« verursacht diese Kreation von 1981 auch im Flakon. Orkanartig bewegen sich die Kopfnoten von Kümmel, Minze, Grün und Bergamotte voller Schwung vorwärts. Im Auge des Orkans warten Muskat, Nelke, Pfeffer, Iriswurzel, Ylang-Ylang, Maiglöckchen, Rose und Salbei. Beim Abklingen des starken Windes werden Aromen von Sandelholz, Ambra, Moschus, Vanille, Vetiver und Zeder frei.

Revlon *Charlie*

Damen

Parfümeur	Revlon
Jahr	1973
Duftnoten	blumig-aldehydig

Ein legendärer Duft der 1970er-Jahre!

Charlie war noch einige Jahre nach seiner Lancierung sehr beliebt, fing er doch die Flower-Power-Stimmung sowie die unbeschwerte Fröhlichkeit in seiner strahlenden Blumigkeit perfekt ein. Und der Name spiegelte das Empfinden vollkommen wider.

Die blumig-aldehydige Komposition startet frisch mit Zitronenblüte, Hyazinthe und Pfirsich. Rose, Iriswurzel, Alpenveilchen und Nelke werden dann mithilfe von Vanilleakkorden, Sandelholz, Eichenmoos, Moschus und Zeder harmonisch abgerundet.

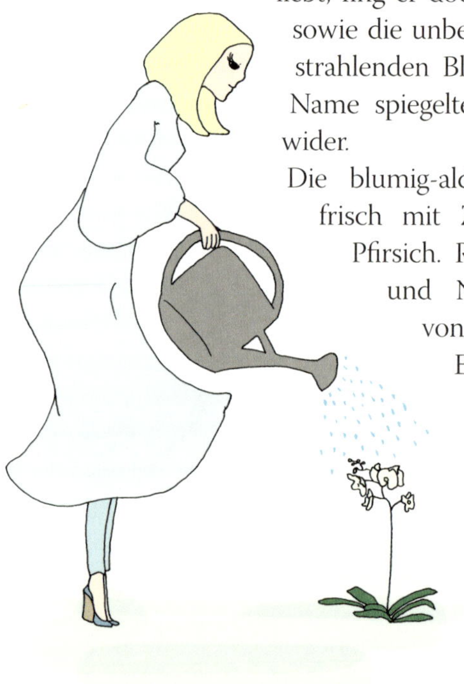

Nina Ricci *L'Air du Temps*

Damen

Parfümeur	Francis Fabron
Jahr	1948
Duftnote	blumig

Centifoliarose und Jasmin in der Herznote sind mit Gardenie sowie Nelke in der Kopfnote und Iris sowie Sandelholz in der Basis kombiniert.

L'Air du Temps in seinem mit turtelnden Täubchen geschmückten Flakon ist ein Klassiker mit Welterfolg. Es blieb lange Zeit der berühmteste Duft des Modehauses, das 1932 durch die Italienerin Nina Ricci in Paris gegründet wurde.

Lalique kreierte den Flakon für dieses Parfum, eine kreative und erfolgreiche Zusammenarbeit, die sich zeitweise sogar exklusiv über viele weitere Ricci-Düfte ausdehnen sollte.

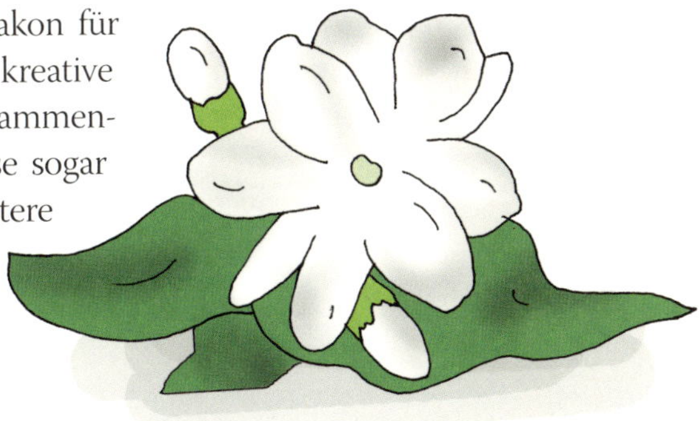

Riva *Follia di Aquarama*

Herren

Die Speedboote aus dem norditalienischen Riva am Gardasee inspirierten zu diesem Duft. Aquarama, die bekannteste Luxusyacht des Herstellers Carlo Riva, ist das Vorbild dieses Duftes. Die maritimen Noten, vermischt mit Zitrusfrüchten und Hölzern, sorgen dafür, dass man sich sofort an das Steuer eines solchen Sportbootes versetzt fühlt. Der Duft aus dem Jahr 2004 riecht spritzig und dabei aber sehr klassisch.

Riva *Rivarama*

Herren

Auch dieser Duft von 2008 ist nach einem Boot des Hauses Riva benannt. Schon beim ersten Wahrnehmen kann man den luxuriösen Lebensstil der Schönen und Reichen erahnen. Die frischen und lebendigen Noten aus Zitrusfrüchten, Hölzern und dem aromatischen Akkord im Herzen plaudern die Geheimnisse einer Promiparty aus. Weißer Moschus und Patschuli in der Basis verstärken die geheimnisvolle Aura einer Welt, in die nur die wenigsten Menschen Einblick haben.

Rochas *Eau de Rochas*

Damen

Dieser Duft von 1970 riecht nach Sommer und versprüht Leichtigkeit und gute Laune. Prickelnd wie eine Abkühlung im kühlen Nass streicheln Mandarine, Grapefruit und Limone die Haut. Ein warmer Wind aus Sandelholz, Ambra und Myrrhe föhnen sachte die Wasserperlen von den Armen.

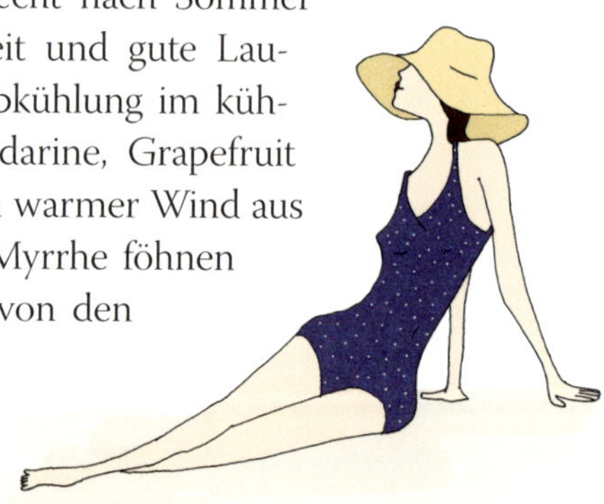

Rochas *Rochas Femme*

Damen

Parfümeur	Edmond Roudnitska
Jahr	1944
Duftnoten	blumig-fruchtig

Für die »femme par excellence«!
Edmond Roudnitska, wohl der größte Parfümeur und Parfumfachmann des 20. Jahrhunderts, kreierte *Femme* im Auftrag von Marcel Rochas. Der Couturier der Hollywoodstars wollte einen opulenten, femininen, gut abgerundeten Duft. Es sollte ein Geschenk für seine Braut Hélène sein.
Ylang-Ylang, Jasmin, Moschus und Ambra machen *Femme* zu einem blumig-fruchtigen, aufregend verführerischen Duft.
Femme war der erste Duft von Marcel Rochas und wurde zu einem großen Erfolg.
Der bauchige, haptisch angenehme Flakon strahlt noch heute eine enorme Faszination aus.

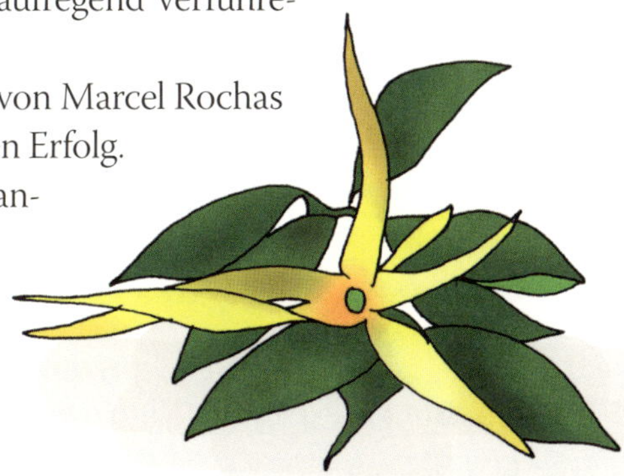

Rochas *Rochas Man*

Herren

Bei dieser Komposition von 1999 wird jede Frau aufmerksam. Die erotische Mischung aus Lavendel, reifen Früchten, Jasmin und Sandelholz lässt kaum Zweifel an den Liebeskünsten des Trägers.

Rochas *Tocade*

Damen

Tocade begleitet die junge Frau durch den ganzen Tag und ist fähig, jede ihrer Launen zu unterstreichen. Er ermutigt sie dazu, die eigenen Ideen zu verwirklichen, und seien sie noch so unkonventionell. Er appelliert, sich der Liebe hinzugeben. Seine Aufforderungen trägt er nach außen hin durch einen ungewöhnlichen Flakon von Serge Mansau zur Schau. Farbenfroh und witzig unterstreicht dieser die orientalischen Noten der Duftkomposition aus dem Jahr 1994.

Narciso Rodriguez *Narciso Rodriguez for her*

Damen

Ob Narciso Rodriguez Kleider, Schuhe oder Duft entwirft, sein Leitmotiv ist immer die Grazie einer Frau. Mit diesem Vorbild entstand 2003 dieser perfekt abgerundete Duft, für dessen Weiblichkeit ihn die Damenwelt liebt.
Die Moschusherznote ist mit Impulsen von Blütenhonig, Bernstein und taktilen Hölzern bereichert.

Roger & Gallet *Thé Vert*

Herren

Bei dieser wunderbaren Kreation von 2000 tauchen augenblicklich die Teefelder auf dem Fuji vor dem inneren Auge auf, hervorgerufen durch Noten von grünem Tee und Agrumen.

Roja Dove Haute Parfumerie *Unspoken*

Damen / Herren

Nach Roja Dove ist die Nischenparfümerie im Londoner Luxuskaufhaus Harrod's benannt.
Seine bisherigen drei Düfte gehören verschiedenen Familien an; *Unspoken* aus dem Jahr 2007 ist ein reichhaltiger, sanfter und sinnlicher orientalischer Duft mit einer (Über-)Dosis Vanille und Tonkabohne.

Tann Rokka *Kisu*

Damen / Herren

Tann Rokka ist eine Prestigeboutique für Interior Design in London. Die Inspiration für den Duft von 2004 war das ausgefeilte japanische Baderitual, bei dem Noten von Ylang-Ylang, Zedernholz, Moschus und marine Akkorde frei werden.

Roméa D'Améor *The Great Inca Priestesses*

Damen

The Great Inca Priestesses von 2008 ist einer von sieben Düften von Dr. Annie Vannier. Das Parfum aus der »Nase« von Pierre Bourdon erzählt die Geschichte einer Priesterin, die ein Band zu den Inkagöttern knüpft.

Isabella Rossellini *Daring*

Damen

Aus dem Jahr 2004 stammt dieser floral-holzige Duft mit Akkorden von Moschus. Kreiert wurde er von Parfümeurin Nathalie Lorson. Die Kopfnote besteht aus einer Dominanz von Koriander und Mezereumblüten aus den Gebirgen Nepals. Das Herz besteht aus Apfelnoten, Jasmin, Honig und Pfingstrose. In der Basis verführen Moschus und Sandelholz.

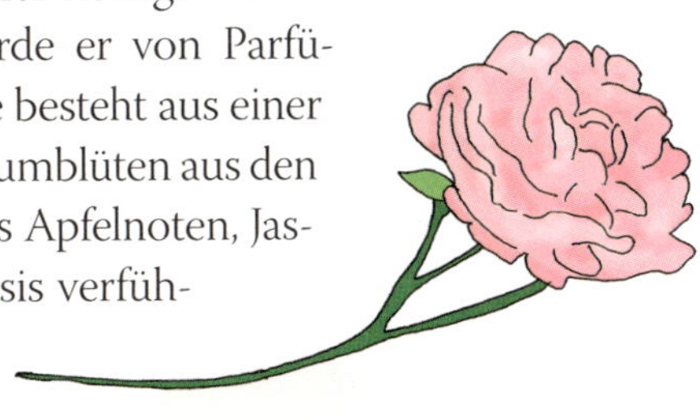

Isabella Rossellini *My Manifesto*

Damen

Diesen Duft von 2000 kennzeichnen lebendige, volle Akkorde aus Blüten, Blättern und Hölzern. Isabella Rossellini verwendete ihre Lieblingsaromen: Pfeffer, Basilikum und Rosen.

Rothenstein *Déjà Vu*

Damen

Aprikose, Pfirsich und edle Hölzer verleihen diesem Duft von Parfümeur Francis Camail eine besondere Note. Den Flakon ziert am oberen Ende eine kleine Skulptur.

Rothenstein *Déjà Vu Gay*

Herren

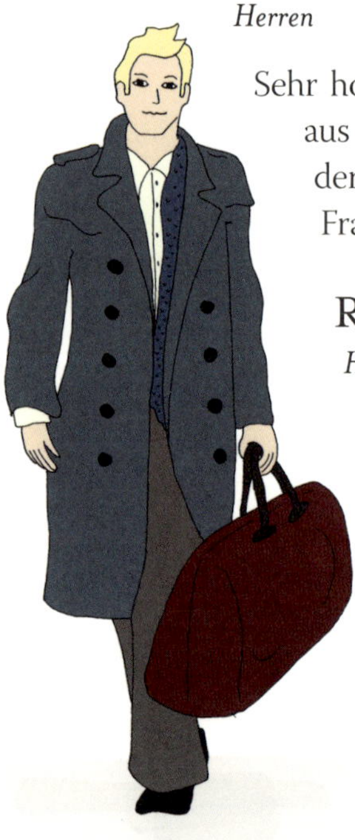

Sehr holzig und aromatisch duftet diese Komposition aus dem Jahr 2002 mit Noten von Kardamom, Zeder und Sandelholz. Auch für diese Kreation ist Francis Camail verantwortlich.

Royal Copenhagen *Royal Copenhagen*

Herren

Royal Copenhagen bereitet seit 1970 den Weg für mehrere der folgenden sinnlich-süßen Herrendüfte.

Rose, Iris, Nelke, Tonkabohne, Honig und Vanille lassen die Herzen der Frauen höher schlagen.

Royall Lyme of Bermuda *Royall Bay Rhum*

Herren

Bay ist ein strauch- bis baumartiges Myrtengewächs und steht im Mittelpunkt dieser Duftkreation aus dem Jahr 1962. Besonders in den USA ist diese Komposition bekannt und beliebt.

Rubino *Prédateur ou Proie pour Homme*

Herren

Dieser Nischenduft ist originell und einzigartig, wild und leidenschaftlich, fesselnd und mysteriös. Seine Inspiration sind die Klänge und Bilder der Natur.
Die Noten von Leder, Tabak, Holz und Heu machen ihn üppig, aber auch unglaublich maskulin. Geliefert wird diese Komposition in einem originellen Holz-Kork-Behälter.

Rubino *Providence*

Damen

Amber und Tabak machen diese Kreation aus dem Jahr 2008 zu einem Fest wahrer Sinnlichkeit. Der Duft stammt aus der Trilogie von Loris Rubino: *Providence*, *Shock* und *Cosmo*.

Helena Rubinstein *Apple Blossom*

Damen

Ein beliebter und bekannter Duft von 1948 aus dem Imperium Rubinstein, der vor allem in der Zeit nach dem Zweiten Weltkrieg einen großen Absatz fand, da die USA im Aufschwung nach den Jahren des Krieges sich nach exklusiven, neuen und bis dato außergewöhnlichen Produkten sehnten.

Ineke Rühland *Ineke*

Damen / Herren

Die Parfümeurin aus San Francisco veröffentlichte seit 2006 mehrere Duftkreationen, die sie in alphabetischer Reihenfolge lancierte:

After my own Heart (frischer Flieder)

Balmy Days & Sundays (grün, süß, blumig)

Chemical Bonding (spritzige Zitrusnoten, pudrig)

Derring-Do (klassischer Fougèreherrenduft mit Magnolie)

Evening Edged in Gold (dunkle kühle Noten, Engelstrompete)

Field Notes from Paris (nostalgisch, Pariser Cafés)

Gilded Lily (fruchtiger Chypreduft)

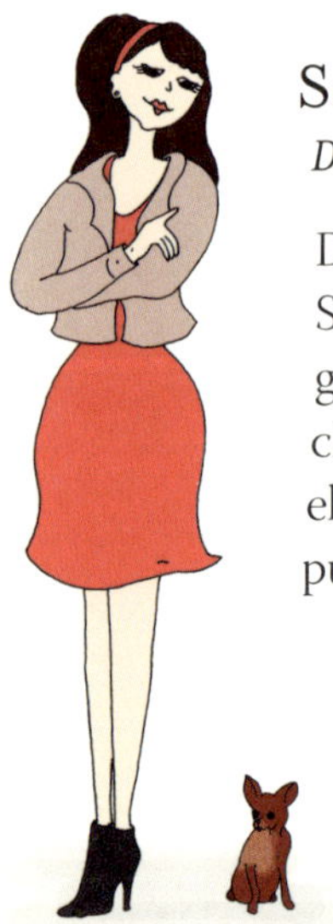

Sonya Rykiel *Rykiel*

Damen

Die Designerin Sonya Rykiel revolutionierte 1974 die Strickmode. Ihren ersten Duft entwarf sie 1997 ergänzend zu ihren textilen Kreationen. Dementsprechend fühlt er sich anheimelnd, erwärmend, edel und elegant an, verzichtet aber nicht auf vollblumige und pudrige Noten.

S

Die Schmeichelei ist wie Kölnisch Wasser: zum Riechen, nicht zum Schlucken.
Josh Billings

Gabriela Sabatini *Gabriela Sabatini*

Damen

Der ehemalige Tennisstar Gabriela Sabatini gründete nach dem Ende seiner Karriere eine eigene Parfumlinie. Ihr erster Duft aus dem Jahr 1989 ist gekennzeichnet durch seine lebendig-blumige Note mit exotischen Nuancen, Vanille und edlen Hölzern.

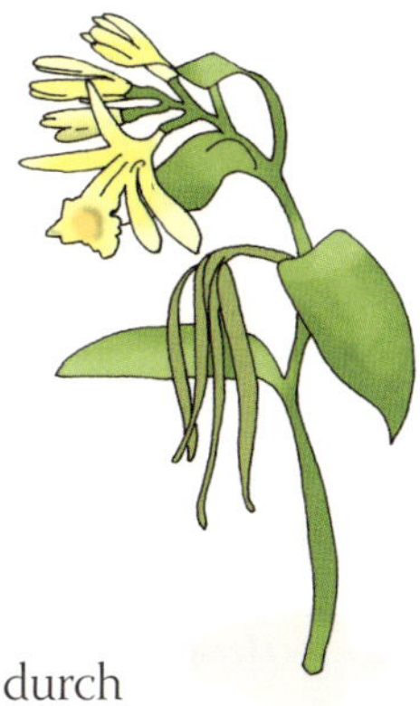

Thomas Sabo *Charm Rose*

Damen

Der Designer Thomas Sabo ist bekannt geworden durch seinen hochwertigen Silberschmuck und besonders erfolgreich mit den Charms-Kollektionen. Das Lifestylelabel stellte im Sommer 2010 in München seinen ersten Duft vor. *Charm Rose* setzt die Philosophie von Thomas Sabo (Glück, Mode, Liebe und Leidenschaft) subtil in dem blumigen Parfum, dem stylishen Flakon und der gut durchdachten Verpackung um.

Stéphanie de Saint-Aignan *Le pot aux Roses*

Damen

Die Parfümeurin Stéphanie de Saint-Aignan hat an der ISIPCA (Institut Supérieur International de la Cosmetique et de l'Aromatique Alimentaire) studiert. Bisher hat sie eine Kollektion mit verschiedenen Düften lanciert. Schon der Name verrät uns, dass im Mittelpunkt dieser Kreation der florale Duft der Rose steht. Komplettiert wird die Komposition mithilfe von Veilchen, pudrigem Moschus und grünen Noten.

Saffron James Parfums *Pûnono*

Damen

Übersetzt bedeutet das gesprochene »puu non no« aus dem Jahr 2004 so viel wie »mit Sonnenschein durchflutet, immer schön«. Es ist eine olfaktorische Hommage an die Puakenikeniblume. Das erklärte Ziel dieses Nischenparfums aus Hawaii ist es, die ursprüngliche hawaiianische Kultur und Landschaft zu erhalten.

Yves Saint Laurent *Baby Doll*

Damen

Yves Saint Laurents Hommage an das schönste Mädchen der Stadt von 1999 überzeugt durch Rote Johannisbeere, wilde Rose und Grenadine. Diese Ingredienzien verleihen dem Duft eine würzige Fruchtigkeit. Die Angebetete dürfte dahingeschmolzen sein, als dieser Duft ihre Nase erreichte.

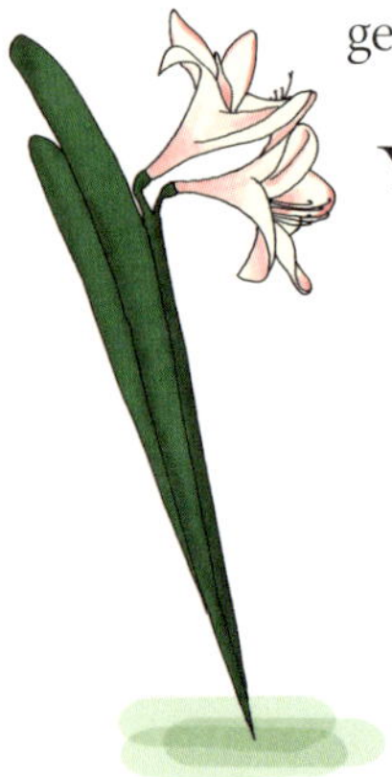

Yves Saint Laurent *Cinéma*

Damen

Im Jahr 2004 entstand dieser floriental-würzige Damenduft, dem Mandelblüte, Amaryllis und Ambra den besonderen Schliff verleihen.

Yves Saint Laurent *M7*

Herren

Verführerisch und sinnlich mit holzigen Noten und Akkorden von warmem Ambra verdreht diese Komposition seit 2002 den Frauen den Kopf. Yves Saint Laurent gab seinem siebten Herrenduft den Namen *M7*.

Yves Saint Laurent *YSL Paris*

Damen

Im Jahr 1983 lanciert der in Algerien geborene Modeschöpfer dieses beschwingte Parfum. Zart und frisch, wenn man daran schnuppert, warm, blumig und leicht pudrig im Mund. Im Abgang überzeugt die Kreation durch einen holzigen und tiefgründigen Charakter.

Yves Saint Laurent *Opium*

Damen

Mandarine, Jasmin und Vanille sind die Hauptingredienzien des orientalisch-opulenten Welterfolgs von 1977. Der Couturier setzte Meilensteine, sowohl mit seiner Mode als auch mit seinen Düften. 33 Jahre später kommt mit *Belle d'Opium* eine transatlantische Überarbeitung (Alberto Morillas in Paris mit Honorine Blanc in New York) des Klassikers heraus.

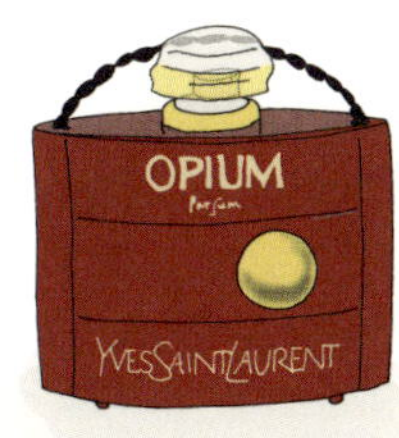

Yves Saint Laurent *Opium pour Homme*

Herren

Erst viele Jahre nach dem Original kam 1995 der männliche Partner zu Yves Saint Laurents Damenduft *Opium* auf den Markt. Dieser verdankt seinen orientalisch-würzigen Charakter Akkorden von frischer Vanille, Szechuanpfeffer und Atlaszeder.

Yves Saint Laurent *Rive Gauche*

Damen

Die »Rive Gauche« sind die südlich der Seine gelegenen Pariser Viertel wie das Quartier Latin und Montparnasse. *Rive Gauche* steht für Geist und Kunst. Mit Noten von Bergamotte, Aldehyden, Ylang-Ylang und Freesien entstand 1970 eine Komposition für die neue, selbstbewusste Frau.

Yves Saint Laurent *Rive Gauche pour Homme*

Herren

Im Jahr 2003 kreierte Yves Saint Laurent mit diesem holzig-warmen Fougèreduft eine elegante, moderne Interpretation der großen Herrendüfte der 1970er-Jahre. Bergamotte, Lavendel und Guajakholz spielen hierbei die Hauptrolle.

Niki de Saint Phalle *Niki de Saint Phalle*

Damen

Die 2002 verstorbene Künstlerin Niki de Saint Phalle ist vor allem für ihre bunten, drallen Frauengestalten, die Nanas, bekannt. In der südlichen Toskana steht sogar ein ganzer Garten nur mit diesen von ihr gestalteten Frauenfiguren, der Giardino dei Tarocchi. Diese Nanas finden sich auch im Flakon ihres Duftes wieder, der ein ausgesprochenes Blumenbouquet an den Tag legt und durch Chyprenuancen komplettiert wird.

Jil Sander *Jil*

Damen

Ein Duft, der sich wie eines der puristischen Kleider von Jil Sander an den Frauenkörper schmiegt. Floral, ambra-betont und sinnlich; Maiglöckchen, Iris, Heliotrop, Moschusnoten, Vanilleschoten und graue Ambra benutzten die Parfümeure Olivier Polge und Bruno Jovanovic im Jahr 2009.

Jil Sander *Jil Sander Man*

Herren

Dieser Duft von 2007 ist so blau wie sein Flakon. Lavendel, Veilchen und blaue Zeder zeigen, wie wundervoll die Farbe Blau duften kann. Myrrhe und russisches Leder runden die Komposition ab. Die Parfümeure dieses aromatisch-holzigen Parfums waren Thierry Wasser und Annick Menardo.

Jil Sander *Jil Sander No. 4*

Damen

Parfümeur Michel Almairac kreierte 1991 diesen florientalischen Duft. Ihm schwebte vor, einen Duft zu erschaffen, der die Attribute der »neuen« Frauen in einem Flakon einfängt: stark, sinnlich, verführerisch, dabei aber autonom und selbstbewusst. Dafür verwendete er Akkorde von Rosen, Geranien, Veilchen, Jasmin, Zedernholz und Honig. Genau so riecht die selbstbewusste Dame von heute.

Jil Sander *Pure*

Damen

So puristisch wie ihre Mode, so riecht auch ihr Duft *Pure*, ein Duft für jeden Tag, der die Nuancen zwischen Stärke und Weichheit schön ausbalanciert. Die Parfümeure Nathalie Lorson und Ilias Ermenidis kreierten ihn 2003 grün-aquatisch-frisch mit einer dominierenden Jasminnote und Moschus.

Jil Sander *Pure for Men*

Herren

Diese Kreation aus dem Jahr 2004 nimmt den Träger mit zu einem Spaziergang an der frischen Luft. Schlicht, klar und doch elegant überzeugt diese Komposition von Nathalie Lorson und Ilias Ermenidis. Zu dem »Frischluft«-Akkord gesellen sich Mahagoni und weißes Sandelholz.

Jil Sander *Sun*

Damen

Parfümeur	Jil Sander
Jahr	1989
Duftnote	sommerlich

So riecht der Sommer: Ein Strand, Sonnenstrahlen erwärmen sanft die Haut, der süßliche Duft von Sonnencreme liegt in der Luft ... um sich Abkühlung zu verschaffen, hüpft man schnell ins kühle Nass. Egal wie schlecht das Wetter auch sein mag, diese Kreation holt die Trägerin schon beim Aufsprühen sofort den Sommer zurück.

Unbeschwert und sinnlich breitet sich das Aroma auf der Haut aus, und man kann nicht anders, als sich den Erinnerungen an den vergangenen Sommerurlaub hinzugeben. Dafür sorgen die prickelnden Noten von Schwarzer Johannisbeere, Bergamotte und Rosenholz sowie von den Sommerblüten wie Jasmin, Maiglöckchen, Orangenblüte sowie Veilchen.

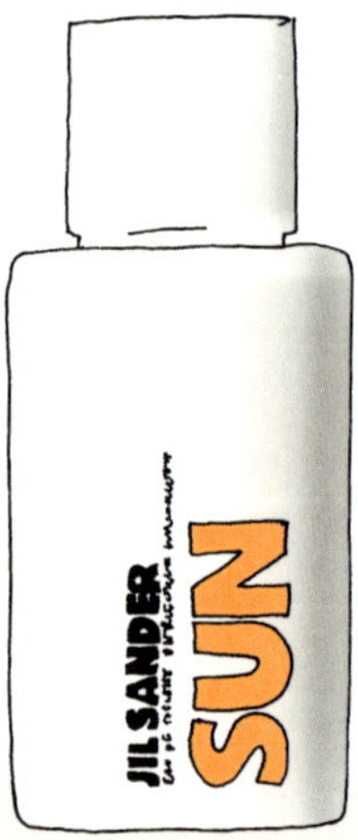

Auch über zwanzig Jahre nach der Lancierung trifft diese Kreation den Geschmack der Frauen wie keine andere. Aber wer wird auch nicht gerne an den Sommer erinnert?

Jil Sander *Sun for Men*

Herren

Da das herrliche Sommergefühl auch den Männern nicht vorenthalten werden soll, veröffentlicht die Designerin 2002 das männliche Pendant zu *Sun*. Warme und markante Holznoten bringen Sommer und Sonne auf die Haut. Die »Nasen« hinter diesem Duft waren Béatrice Piquet und Alain Astori.

Jil Sander *Woman III*

Damen

Michel Romani schuf 1986 einen Duft, der so selbstbewusst und charismatisch ist wie die Frau, die ihn trägt. Blumige Noten verleihen der Kreation im Angeruch eine angenehme Frische. Ylang-Ylang, Patschuli und Koriander zeigen in der Herznote ihr ganzes Können und versprühen Wärme und einen Hauch Exotik. In der Basisnote bringen holzige Akkorde, Honig und Rum die sinnliche Weiblichkeit der Trägerin ans Tageslicht.

Jil Sander *Sensations*

Damen

Der Parfümeurin Nathalie Lorson gelang im Jahr 2000 dieser orientalische Duftcoup. In der Kopfnote dominiert das frische grüne Aroma der Nesselblume, im Herzen sorgt eine Milch-Getreidenote in Kombination mit Vanille für Aufmerksamkeit. Im Fond schaffen Tonkabohne und Ambra eine sinnliche Basis.

Santa Maria Novella *Città di Kyoto*

Damen / Herren

2005 entstand anlässlich der 40-jährigen Städtepartnerschaft zwischen Kyoto und Florenz diese Kreation. Sie verbindet die typischen Aromen beider Städte. Dazu wurden unter anderem Bergamotte, Orange, Jasmin, Hyazinthe, Rose und Ylang-Ylang verwendet.

Satellite Paris *Padparadscha*

Damen

Das Pariser Juweliergeschäft wurde in den späten 1980er-Jahren von Sandrine Dulon gegründet. Ihren Duft, der nach Akkorden von Ambra, Moschus, Zedern- und Sandelholz sowie Wacholder, Jasmin und Pfeffer riecht, benannte sie 2006 nach dem seltenen Padparadscha-Saphir.

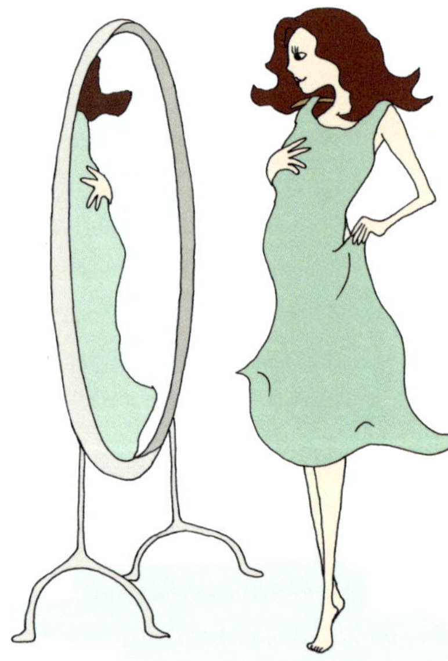

Jean-Louis Scherrer *Jean-Louis Scherrer Classic*

Damen

Parfümeur	Jean-Louis Scherrer
Jahr	1979
Duftnoten	grün, blumig, sinnlich

Der erste Duft von Jean-Louis Scherrer, der seine eigene Modefirma im Jahr 1962 gründete. Mit einer grün-blumigen, sinnlichen Komposition aus Galbanum, Römischer Kamille, Bulgarischer Rose und Bourbonvanille ergänzt der Modeschöpfer seine Kreationen.

Der Duft ist so feminin wie die Haute Couture von Jean-Louis Scherrer.

Jean-Louis Scherrer machte zunächst eine Ausbildung zum Tänzer. Später studierte er Modedesign an der Chambre Syndicale de la Couture. Dann arbeitete er mit Yves Saint Laurent bei Dior.

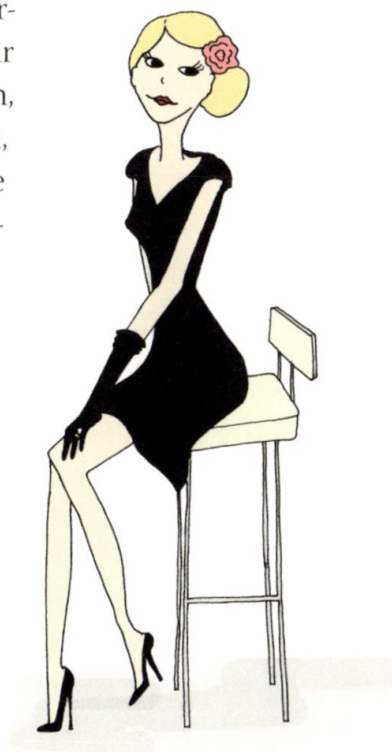

Jean-Louis Scherrer *Nuits de Scherrer*

Damen

1994 wurde dieses Parfum mit Blüten- und Fruchtnuancen lanciert, das die Eleganz und Weiblichkeit einer jeden Frau perfekt unterstreicht.

Jean-Louis Scherrer *Scherrer 2*

Damen

So feminin wie die Mode von Jean-Louis Scherrer riecht diese Komposition aus dem Jahr 1986. Sie mutet blumig an und wird sanft durch Eichenmoos und Moschus abgerundet.

Sean John *Unforgivable*

Herren

Sean John Combs, früher bekannt als Puff Daddy, nennt sich heute P. Diddy und ist ein weltweit bekannter Rapper. Seit 1998 ist er auch als Modedesigner tätig. Im Jahr 2005 lancierte er diesen Duft: »*Unforgivable* definiert cool.« Die Kreation ist Ausdruck von Männlichkeit, Selbstbewusstsein und Leidenschaft. Zitrus im Angeruch vermischt sich mit kräuterigen und warmen Noten.

Sean John *Unforgivable Woman*

Damen

Ein Jahr nach dem Herrenduft erscheint auch das weibliche Pendant zu *Unforgivable.* Diese Kreation trägt pure Sinnlichkeit in sich, die die Sinne eines jeden Mannes einnimmt. Noten von Bergamotte, Orangenblüte, Jasmin und Coco de Mer vermischen sich mit Rose zu einem femininen Feuerwerk.

Elsa Schiaparelli *Shocking*

Damen

Parfümeur	Jean Carles
Jahr	1937, neu 1999
Duftnoten	süß-sinnlich

Ein Meilenstein der Parfumgeschichte.

Die gebürtige Römerin Elsa Schiaparelli schrieb vor dem Zweiten Weltkrieg Modegeschichte. Ihre Mode zeichnete sich durch ihre Verrücktheit aus, und die Designerin schuf die Farbe »Shocking Pink«. Auch wenn ihr Modehaus nur gut zehn Jahre von Bedeutung war, so hinterließ sie doch einen unerschöpflichen Fundus an Ideen, derer sich Designer noch heute bedienen. So war es nicht Jean-Paul Gaultier, der erstmals einen Flakon in Form eines Frauentorsos kreierte, Schiaparellis *Shocking* war schon 1937 in einem solchen »verpackt«.

Mit *Shocking* lancierte die Modeschöpferin einen derart opulenten, süß-sinnlichen orientalischen Duft, wie es ihn noch nie gegeben hatte.

Der Parfümeur hinter der Kreation war Jean Carles. Den Flakon zierte ein rosafarbenes Maßband. Diese Farbe sollte die Designerin bis zu ihrem Tod hin begleiten. So wurde ihre Leiche gekleidete mit einer antiken Chinarobe in der Farbe »Shocking Pink« beigesetzt.

Im Jahr 1999 wurde der Duft neu lanciert.

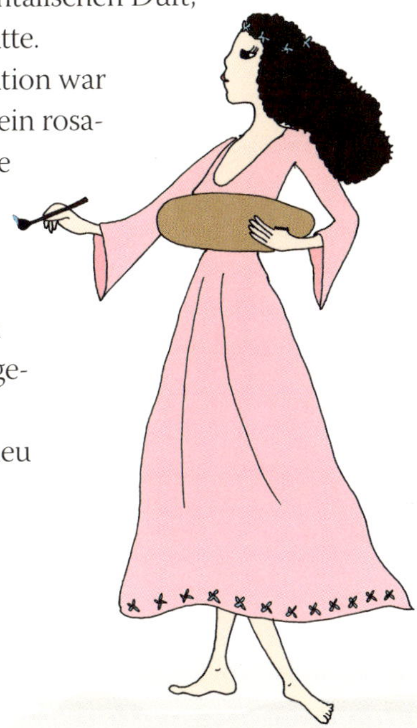

Angel Schlesser *Angel Schlesser Femme*

Damen

Der spanische Designer brachte 1984 seine erste Kollektion heraus, seit Anfang des 21. Jahrhunderts produziert er auch Parfums. Thierry Wasser schuf für ihn im Jahr 2000 diesen blumig-aldehydigen Duft.

Septimanie Perfumes *Pavillon des Fleurs*

Damen

2008 lancierte das Nischenhaus der in Philadelphia lebenden Gartendesignerin Jeanne Weber diese Kreation. Der »Pavillon der Blumen« beinhaltet das Bouquet weißer Floralnoten.

Sévigné *Les Parfums de Sévigné*

Drei Düfte gibt es von der Goldschmiede Sévigné, die seit 1979 in München extravagante Schmuckkreationen herstellt. Die Besitzer des Ateliers sind Renate Schrems und Robert Fink.

Le Parfum N° 1 : Damen, floral-holzig

Le Parfum N° 2 : Damen, fruchtig-frisch

Le Parfum N° 3 : Unisexduft, würzig-elegant

Shiseido *Zen*

Damen

Der Wunsch des japanischen Kosmetikkonzerns war es, den Aspekt des Zen, die Erleuchtung, in einem Parfum festzuhalten. So kreierte im Jahr 2007 der Parfümeur Michel Almairac diesen Duft rund um die Blaue Rose. Strahlend, frisch und rein präsentiert sich diese Kreation mit stressmindernden und aromachologischen Essenzen, sodass sich die Trägerin wahrlich ein wenig erleuchtet fühlen mag.

Shiseido *Zen for Men*

Herren

Würzige Aromen, Hölzer und Moschus charakterisieren diese eigenwillige Duftkreation aus dem Jahr 2009.

Shulton *Old Spice*

Herren

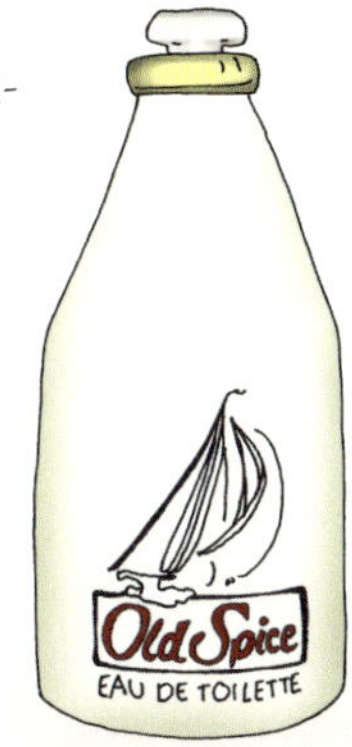

Seit Jahrzehnten ist dieser Duft als Klassiker unter den Herrendüften bekannt, ein Meilenstein. Diese Kreation von 1937 duftet mutig, maskulin und zeitlos. Schon beim Aufsprühen erlebt man das Gefühl purer, starker Männlichkeit.
In den USA wird im Jahr 2010 eine neue Kampagne gestartet, um das Produkt neu auf dem Markt zu platzieren. Der Slogan lautet: »Smell like a man, man!«

Sigilli *Athunis*

Herren

Das Nischenhaus aus Italien um den Parfümeur Enrico Buccella brachte 2008 dieses durch verschiedenene Hölzer und Vetiver bestimmte, schwere Parfum auf den Markt.
Die Göttin Turan war Schutz- und Fruchtbarkeitsgöttin der Etrusker. Unter ihren Anhängern befand sich auch Athunis, bei den Römern und Griechen bekannt als Adonis, der Gott der Schönheit und der Vegetation. Dieser rauchige, intensiv maskuline Duft ist eine Hommage an ihn.

Sigilli *Claudiae*

Damen

Dieser Duft aus dem Jahr 2008 ist eine Hommage an die »einfache Eleganz« und diejenigen, die diese verkörpern können. Tomatenblätter und Mohn versprühen ihre floral-grünen Akkorde in der Kopfnote, Rose und Fenchel folgen in der Herznote. Patschuli und Moschus runden die Komposition ab. Enrico Buccella steht als Parfümeur hinter den Düften der Sigilli-Linie. *Claudiae* widmete Buccella seiner Frau.

Sinfonia di Note *Saveur d'Artichaut*

Damen

Die Kreation ist eine Hommage an die Artischocke, der Duft besticht mit Bergamotte, aromatischen Noten, Basilikum, Moschus, Wermut und Holznoten.

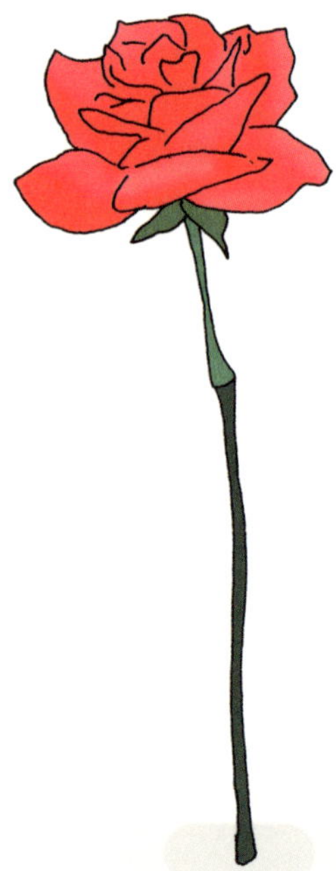

Sisley *Eau de Campagne*

Damen / Herren

Parfümeur	Jean-Claude Ellena
Jahr	1974
Duftnote	grün

Ein grüner Klassiker, der sich jedem Landausflug, Picknick oder Spaziergang im Park optimal anpasst. Dieser Duft, der sowohl Frauen als auch Männern gefällt, erinnert mit seinem ursprünglichen Charme an Gärten, Wälder und Felder, an frisch gemähtes Gras und sonnengereifte Früchte.

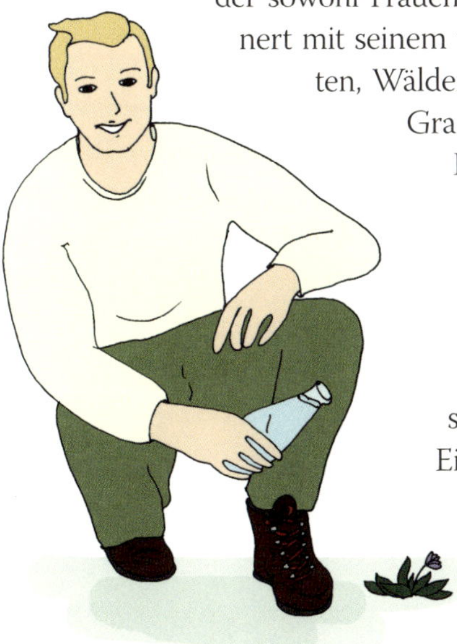

Einzigartig an dem blumig, holzig-grünen Duft ist das pikante Aroma grüner Tomatenblätter. Diese werden von Bergamotte, Zitrone, Galbanum, Jasmin, Maiglöckchen, Pelagornien, Moschus, Patschuli, Vetiver sowie Eichenmoss, Pflaume und Basilikum begleitet.

Sisley ist *die* Kosmetikmarke für luxuriöse sowie natürlich hergestellte Pflegeprodukte.

Sisley *Eau du Soir*

Damen

Dieser Duft wurde 1990 von den Gründern des Kosmetikunternehmens Sisley als Erinnerung an die Jardines de los Reales Alcázares in Sevilla kreiert. Im Mittelpunkt der Komposition steht die Seringablüte, um die herum sich die anderen Ingredienzien schmeicheln und sich zu einem chyprig-blumigen Duft vereinen.

Six Scents *Series Two No. 2 Damir Doma: Ende/Anfang*

Damen / Herren

Die Kreation von Damir Doma und Yann Vasnier, der Damir Domas Mode in klare und transparente Noten übersetzt hat, kam 2009 auf den Markt. *Ende/Anfang* ist dunkel und doch klar – mit Ingwer, Vetiver, Kardamom, Bienenwachs, Sandelholz, Koriander, Patschuli und Myrrhe.

Paul Smith *Paul Smith Floral*

Damen

Aus dem Jahr 2005 stammt diese Hommage an die Flower-Power-Bewegung. Mit viel weißen Blüten im Duft statt im Haar, Moschus und Ambra fängt diese Kreation in perfekter Weise die Stimmung der damaligen Zeit ein: Leichtigkeit, Tiefgang, Spritzigkeit und Kreativität. Auch der Flakon greift all diese Motive auf. Ganz in Weiß mit pink-, orange- und gelbfarbenen Akzenten erinnert er an die Verspieltheit der »Seventies« und mutet auch ein wenig psychedelisch an.

Social Creatures *Rebel Ambush*

Herren

Das englische Nischenhaus, das von Russell Newell gegründet wurde, arbeitet zu mehr als 95 Prozent mit natürlichen Rohstoffen. Für diese Komposition wurden Lavendel, Tabak, Vanille, Sandelholz, Champaca, Orange und Kardamom verwendet.

Hilde Soliani *Bell'Antonio*

Damen

Dieser Duft aus dem Jahr 2008 ist dem Vater der Designerin gewidmet. Die sinnliche Komposition aus Tabak und Kaffee erinnert an einen jungen Mann, der auf einer italienischen Piazza sitzt und rauchend an einem Espresso nippt. Die Basis bildet der Tabak, der diesem Parfum seine Wärme verleiht, die durch das Aroma von frisch geröstetem Kaffee an Tiefe gewinnt. Doch trotz dieser Aromen, die eher zu einem älteren Herrn zu passen scheinen, riecht dieser Duft erstaunlich jung und geheimnisvoll und macht seine Trägerin verführerisch und sexy.

s.Oliver *s.Oliver man*

Herren

Kraftvoll tritt dieser Duft für lässige, junge Männer aus dem Jahr 2002 auf. Bergamotte, Basilikum, roter Pfeffer und Kardamom überraschen im Auftakt. Ihnen folgen im Herzen Muskateller, Salbei und Zedernholz. Die Basis bilden Moschus, Ambra und Sandelholz. Der Firmengründer Bernd Freier nannte sein erstes Ladengeschäft »Sir Oliver« nach dem Roman von Charles Dickens. 1975 nannte sich das Unternehmen »s.Oliver«, weil eine andere Firma sich bereits das »Sir« gesichert hatte.

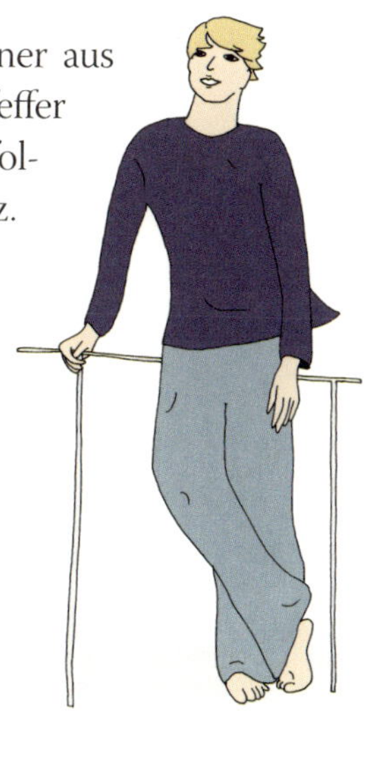

s.Oliver *s.Oliver woman*

Damen

Diese Kreation von 2002 sprüht nur so vor prickelnder Energie, beinahe könnte man sie als Aphrodisiakum bezeichnen. Bergamotte, Limone und roter Apfel vernebeln im Angeruch die Sinne der Männer, ehe das florale Herz sie hypnotisiert. Die orientalischen Noten in der Basis entflammen schließlich das Feuer in jedem Mann.

s.Oliver *s.Oliver Sports >1< Female*

Damen

Die Geschichte von s.Oliver beginnt im unterfränkischen Würzburg, wo Firmengründer Bernd Freier 1969 seinen ersten Laden eröffnete. Mit dem Gespür für neue Modetrends avancierte das Unternehmen zu einem der führenden Modelabel in Europa. Dieser Duft von 2006 weckt den Ehrgeiz in jeder Frau. Ananas, Grapefruit, Amaretto und Erdbeere verleihen dieser Kreation ihre spritzige Eigenwilligkeit.

s.Oliver *s.Oliver Sports >1< Male*

Herren

Erster! Mit diesem Duft aus dem Jahr 2006 sprintet jeder Mann als Sieger durchs Ziel. Rosa Pfeffer und Muskatnuss sorgen in der Kopfnote für den nötigen Schwung beim Start. Fruchtakkorde, Lavendel und wässrige Noten erhalten die Energie während des Laufes. Hölzer und Moschus helfen, gegen Ende des Wettkampfes das Ziel nicht aus den Augen zu verlieren. Der Flakon leuchtet in einem spritzigen Grün und bietet farbliche Unterstützung.

SoOud *Al Jana*

Damen / Herren

Parfümeur	Stéphan Humbert Lucas
Jahr	2010
Duftnote	floral

Dieser florale Duft wurde von Stéphan Humbert Lucas kreiert. Er orientierte sich gedanklich an einem arabischen Garten. Die neue Nischenparfumlinie wurde nach einer saudi-arabischen Familie benannt. Das Zusammenspiel der Ingredienzien erinnert an die im Mittleren und Fernen Osten typischen Oud-Düfte. Das »Gesicht« der neuen Düfte ist eine Frau aus dem Mittleren Osten, die einen klassischen Niqab trägt, um »dieses völlig neue und faszinierende Parfum« zu bewerben. Allen Parfums der Duftlinie ist die außergewöhnlich hohe Konzentration an Adlerholz gemeinsam. Die Konzentration der Düfte ist ohnehin etwas völlig Neues, da sie als Parfum Nectar und Eau Fine präsentiert werden.

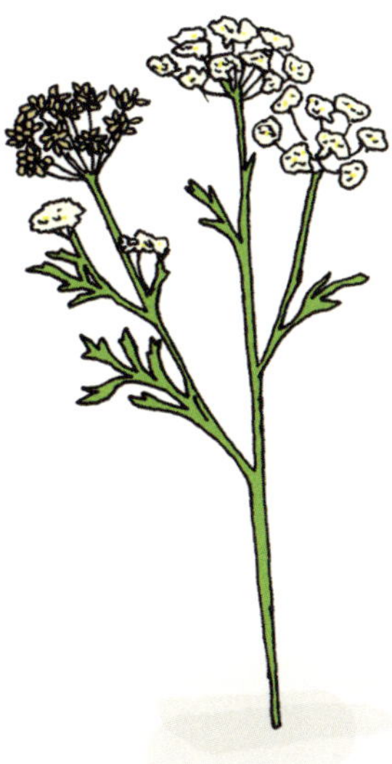

Sieben Düfte sind in dieser Linie entstanden. »Al Jana« bedeutet übersetzt »der Garten«. Genauso riecht es auch: In der Kopfnote versprühen Thymian, Zitrone und Sternanis ihren Charme. Die Herznote erfüllen Immortelle, Ylang-Ylang, Zypresse und Muskatellersalbei mit Leben. Den Fond bilden Virginiazedernholz, Vetiver, Sandelholz und Tonkabohne.

Strange Invisible Perfumes *Moon Garden*

Damen / Herren

Das kalifornische Nischenhaus wurde 2000 von Alexandra Balahoutis gegründet. Die Inspiration für diese Kreation fand sie 2006 in den klassischen viktorianischen Gärten bei Nacht. Noten von Jasmin, Pikake, Tuberose und afrikanischen Harzen entführen in diese nächtliche Zauberwelt.

Strellson *No. 1*

Herren

Im Mittelpunkt dieser Kreation von 2009 steht die auf innovative Weise gewonnene südamerikanische Holznote Wacapou. Schwarzer Pfeffer, Petitgrain, Zitrone und Neroli unterstützen das Aroma in der Kopfnote. In der Herznote übernehmen Elemi, Cashmeran, Lavendel und Jasmin diese Arbeit, bevor sich im Fond diverse Hölzer, Vetiver und Ambra in den Vordergrund drängen. Das Modelabel wurde für das Design des Flakons mit monolithischem Körper und magnetischer Verschlusskappe ausgezeichnet.

Strenesse *L'Eau*

Damen

Im Jahr 2003 lanciert die Designerin Gabriele Strehle ihr zweites Parfum. Es ist ein leichtes Sommerparfum mit Lotus- und Wasserliliennoten sowie verschiedenen floralen Akzenten.

Britney Spears *Fantasy*

Damen

Die Pop-Ikone brachte 2005 diesen fruchtig-blumig-kulinarischen Duft heraus. Er ist verlockend, warm und exotisch. Dominiert wird er von Noten von Kiwi, weißer Schokolade und Litschi. Der Flakon erstrahlt in leuchtendem Pink.

Anna Sui *Anna Sui*

Damen

1999 bringt die Designerin Anna Sui ihren ersten Duft auf den Markt. Die Modeschöpferin ist bekannt für ihre Couture, die Nostalgie und Hippieflair vereint. Blumen sowie Früchte wie Himbeere und Aprikose zaubern der Trägerin ein sinnliches Lächeln auf die Lippen.

Anna Sui *Dolly Girl*

Damen

Der originelle Flakon zeigt stilisierte Puppengesichter der Designerin Anna Sui.
Parfümeur Benoît Lapouza verleiht dem Duft 2003 mit Fruchtakkorden von Melone und Apfel eine ganz besondere Note.

Anna Sui *Secret Wish*

Damen

Die blumig-orientalische Komposition von 2005 beginnt mit einem spritzig-fruchtigen Bouquet aus Zitrone, Melone und Aprikose, das sich in Ananas, Zedernholz, Schwarze Johannisbeere und Ambra verwandelt.

Pino Silvestre *Pino Silvestre*

Herren

Dieser maskuline Pinienduft aus dem Jahr 1955 ist ein Klassiker der italienischen Parfümerie. Seither gelang es keiner noch so mächtigen Modewelle, diesem Duft seinen Platz in der Welt der Parfums streitig zu machen. Der Flakon ist grün und in Form eines Pinienzapfens gestaltet.

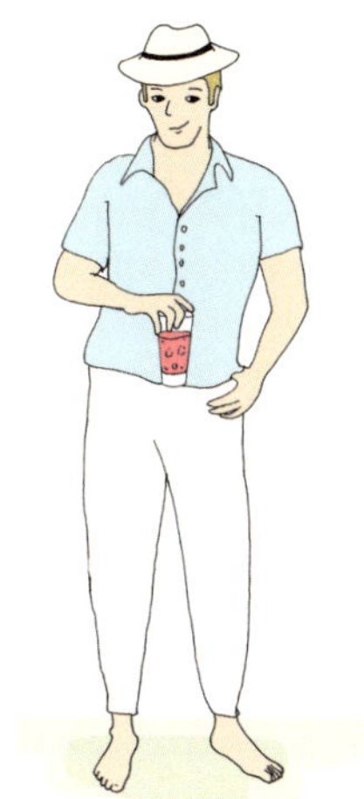

T

Dir mit Wohlgeruch zu kosen,
deine Freuden zu erhöhn,
knospend müssen tausend Rosen
erst in Gluten untergehn.
Johann Wolfgang von Goethe

Tom Tailor *Bodytalk Man*

Herren

Im Jahr 2005 lancierte die trendige Hamburger Designermarke Tom Tailor das Duftduo *Bodytalk Man* und *Woman*, das die Körpersprache von Männern und Frauen in ein Parfum packt. Aus dieser Kreation sprechen die zarten Gefühle eines Mannes für sein Gegenüber. Bergamotte und Ingwer entfachen in der Kopfnote die Gefühle, die das Herz aus Zimt, Kardamom und Lavendel höher schlagen lassen. Zeder, Guajak, Moschus und ein Hauch Vanille erhalten das Feuer der Leidenschaft.

Tom Tailor *Bodytalk Woman*

Damen

So duftet Verliebtsein. Mandarine und Pflaume flirten in der Kopfnote mit sinnlichem Neroli. Rose und Magnolie erwärmen das Herz, während Sandelholz und warme Vanille die Schmetterlinge im Bauch ein wenig schneller fliegen lassen.

Tauer Perfumes *L'Air du Désert Marocain*

Damen / Herren

Gewürze vom Suq und ein Hauch Jasmin entführen uns in eine andere Welt, den Orient. Hinzu gesellt sich der klare, warme Duft der abendlichen Wüste, der uns auf Kamelen die Dünen entlangreiten lässt. Lanciert wurde das Parfum im Jahr 2005.

Tauer Perfumes *Une Rose Chyprée*

Damen

Aus dem Jahr 2009 stammt dieses exklusive Parfait aus Rosen. Unterstützt wird die edle Blume durch Geranie, Zimt und Nelke. So entstand ein modernes Vintageparfum, das zu jedem Anlass getragen werden kann.

Elizabeth Taylor *White Diamonds*

Damen

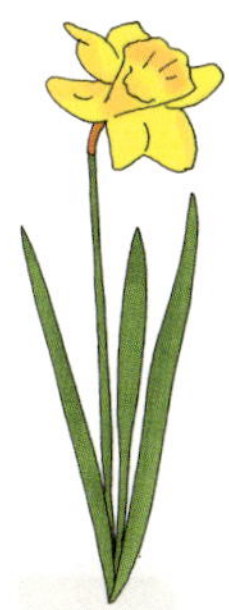

Dieser Duft von 1991 drückt abermals das feine Stilgefühl der Filmdiva aus. Italienischer Neroli, Lilien aus dem Amazonas, Tuberose aus Ägypten und Türkische Rose vereinen sich zu einer Weltreise von Aromen. Narzissen, Jasmin, Sandelholz, Patschuli und Ambra sind gemeinsam mit Eichenmoos treue Weggefährten.

Montgomery Taylor *Ambra di Venezia*

Damen

Französische Narzisse und Jasmin vereinen sich mit Mango, Mandarine, Orange und Limette zu dieser fruchtig-blumigen Komposition aus dem Jahr 1998.
Es ist die erste Duftkreation von Montgomery Taylor, der in Princeton University Architektur studierte, über 15 Jahre lang Einrichtungen für Kosmetikläden entwarf und die Kunst der Glasbläserei erlernte.

Vicky Thiel *Sirène*

Damen

Amerikanisch laut, hell und trotzdem durchdringend pudrig, so duftet diese Kreation von 1994. Wie die Sirenen einst den Odysseus verführt haben, wird auch dieser Duft die Aufmerksamkeit der Männer erregen. Präsentiert wird dieser luxuriöse Duft in einem edlen, alten Lalique-Flakons nachempfundenen Behälter.

Chantal Thomass *Âme Coquine*

Damen

Ein blumig-orientalischer, verführerischer Duft der französischen »Grande Dame de Lingerie« Chantal Thomass. Christoph Raynaud kreierte 2004 aus Schwarzen Johannisbeeren, Mandarine, Rose, Freesien, Pfingstrose und Lotus in Kombination mit Sandelholz und Ambra dieses herrliche Parfum.

Chantal Thomass *Chantal Thomass*

Damen

Dieser Duft aus dem Jahr 2002 legt sich auf die Haut der Trägerin wie die verführerische Lingerie des Hauses Chantal Thomass. Heidelbeeren, Himbeeren und Liebesapfel setzen ihre ganze verführerische Kraft ein, um die Sinne zu stimulieren, während blumige Noten von Heliotrop, roten Rosen, Veilchen, Orangenblüten das Herz gewinnen. Eine Basis aus Moschus, Ambra, Patschuli und Sandelholz rundet die Kreation ab.

Tiffany *Tiffany*

Damen

Im Jahr 1987 entstand dieses blumig-holzige Parfum. Der Flakon von Pierre Dinand und John Loring spiegelt die klare Architektur von Tiffany's stromlinienförmigem New Yorker Hauptsitz an der Ecke 5th Avenue und 57th Straße wider. Erhältlich ist diese Komposition nur in Tiffany-Boutiquen.

Tiffany *Tiffany for Men*

Herren

Zwei Jahre nach den Frauen kommen auch die Männer in den Genuss eines Parfums von Tiffany. In der Kopfnote überraschen fruchtige Aromen wie Zitrone, Mandarine mit einem verführerischen Hauch Rosenholz. Kardamom, Ylang-Ylang und Muskat gehen direkt ins Herz. Abgerundet wurde die Komposition mit Ambra, Eichenmoos, Sandelholz, Patschuli und Tonkabohnen.

Tocca *Stella*

Damen

Dieser Duft von 2006 ist rebellisch wie eine junge italienische Schönheit. Bitter- und Blutorange lehnen sich gegen alle olfaktorischen Konventionen auf und werden von sanften Wasserakkorden besänftigt. Freesie und Orchidee verführen gemeinsam mit Lilie das Herz. Moschus und Sandelholz zähmen die Wildheit dieser Komposition.

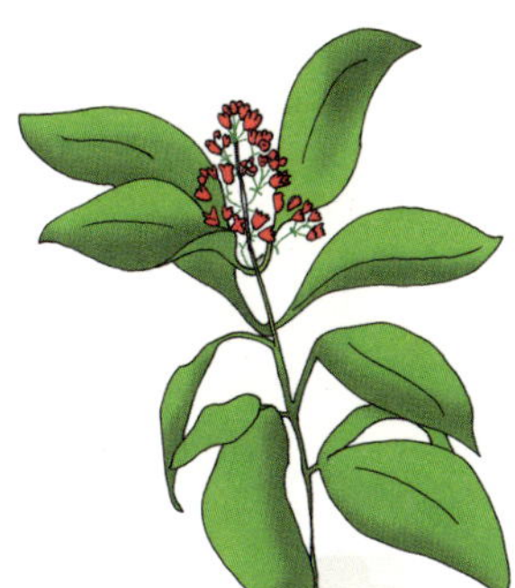

Ellen Tracy *Imagine*

Damen

Die Modedesignerin ergänzt ihre Kreationen seit 2001 mit Düften. *Imagine* stammt aus dem Jahr 2003 und besticht durch die Vielfalt seiner Noten von blumig über würzig zu fruchtig.

Truefitt & Hill *1805*

Herren

Die Duftrezeptur stammt aus dem Jahr 1850. Damals erhielt Truefitt von führenden Köpfen aus allen Bereichen der Gesellschaft den Auftrag, eigenständige und exklusive Düfte zu kreieren. 1998 wurde die Rezeptur überarbeitet und neu aufgebaut. Der ozeanische Duft zeichnet sich durch Noten von Bergamotte, Zypresse, Mandarine und Kardamom aus, die eine reizvolle Liaison mit Muskat, Sandelholz, Zeder und Moschus eingehen

1805 eröffnete William Francis Truefitt seinen ersten »barber shop« in London. Heute unterhält Truefitt & Hill abgesehen von dem Flagshipstore in der St James's Street in London Dependancen in Chicago, Las Vegas und Toronto.

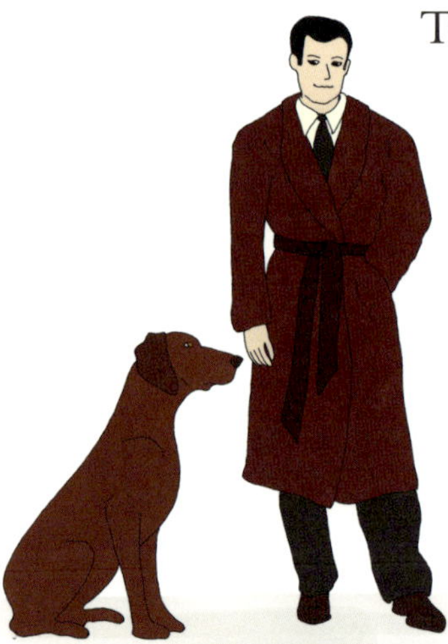

Truefitt & Hill *West Indian Limes*

Herren

Aus den Blättern und Blüten der Zitruspflanze schuf Truefitt den Duft *West Indian Limes*. Kreiert wurde diese Komposition anlässlich der Krönung Königin Victorias zur Kaiserin von Indien im Jahr 1870. Noch heute ist dieser exotisch-würzig-blumige Duft bei der britischen Königsfamilie äußerst beliebt.

True Religion *True Religion for Men*

Herren

True Religion for Men ist ein klassischer Fougèreduft aus dem Jahr 2009. In der Kopfnote überrascht schon eine Liaison von Zitrus- und Kräuterakkorden. In der Basis beschwören Moos und Patschuli die dunkle und raue Seite eines jeden Mannes herauf.

Geo F. Trumper *Curzon*

Herren

Das Traditionshaus aus England ist bekannt für seine Pflege- und Rasurprodukte für den anspruchsvollen Herrn. Die Rezeptur für diesen Chypreduft mit Bergamotte, Eichenmoos, Französisches Labdanum, Patschuli und verschiedenen Gewürznoten stammt bereits aus dem Jahr 1882.

Trussardi *Trussardi Jeans*

Damen

Die Verbindung von weißer Lilie und Freesie mit Moschus, Heliotrop sowie Vanille unterstreicht den italienischen Stil der Marke Trussardi. Der Duft stammt aus dem Jahr 2003.

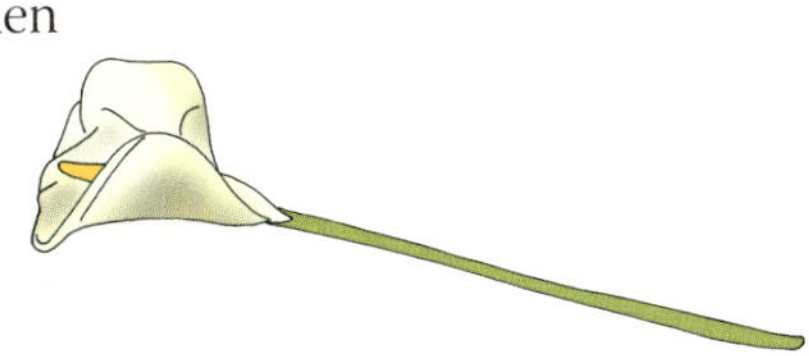

Trussardi *Trussardi Jeans Men*

Herren

Diese Kreation fängt das italienische »Dolce Vita« kombiniert mit dem Erfolg und der Freiheit einer Jeans in einem Flakon ein. Die Komposition duftet frisch und holzig, maskulin und verführerisch, aber gleichzeitig unheimlich vertraut. Getragen wird der Duft von 2004 wie die lässige Lieblingsjeans, die man am liebsten für immer anbehalten würde.

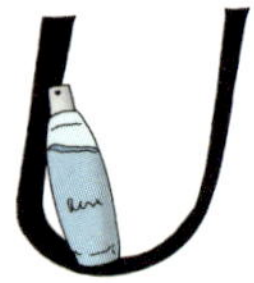

Jemand, der den Duft einer Rose nicht riecht, wird doch nicht darüber kritisieren dürfen; und riecht er ihn, à la bonne heure*! Dann wird ihm die Lust vergehen zu kritisieren.*
Friedrich Nietzsche

Ungaro *Diva*

Damen

Parfümeur	Jacques Polge
Jahr	1983
Duftnote	blumig

Diese Komposition vereint Blumen aus der ganzen Welt auf einer einzigen Blumenwiese. Warm, ausdrucksvoll, sehr weiblich, sinnlich, für die Diva der 1980er-Jahre, die unabhängig und willensstark ist – so waren die Vorgaben, nach denen der Parfümeur Jacques Polge den ersten Damenduft für Ungaro kreierte. In der Kopfnote bestechen Mandarinen aus Kalabrien und Ylang-Ylang von den Komoren. Im Mittelpunkt der blumigen Herznote steht die Türkische Rose. Im pudrigen Fond zeigen Florentinische Iris und Sandelholz ihr ganzes Können. Der Duft streichelt die Haut wie die sanfte, aufgehende Sonne die mit Tau bedeckten Blumen. Der Flakon symbolisiert den Stil der drapierten Seidenkleider von Emmanuel Ungaro.

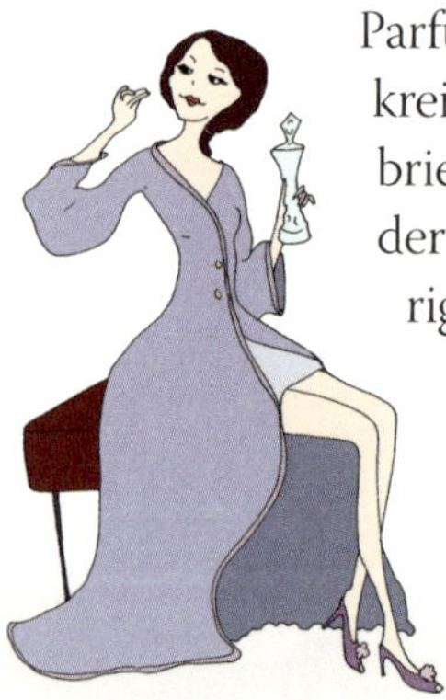

V

Ein Parfum zu kreieren ist wie Kochen.
Geza Schön

Valentino *Rock'n Dreams*

Damen

Dieser Duft aus dem Jahr 2009 verkörpert den Traum, eine kleine Rockprinzessin zu werden. Auf dem Weg zum großen Ruhm ist dieses blumige Parfum ein treuer Begleiter. Gerade weil diese Komposition auf wenige, ausgesuchte Duftstoffe beschränkt ist, ist sie etwas ganz Besonderes. In der Kopfnote erfrischt ein zarter Hauch von Pfirsich. Vanille und zarte Iris bringen das Herz zum Strahlen. Sandelholz und andere weiße Hölzer runden die Kreation ab.

Valentino *Rock'n Rose*

Damen

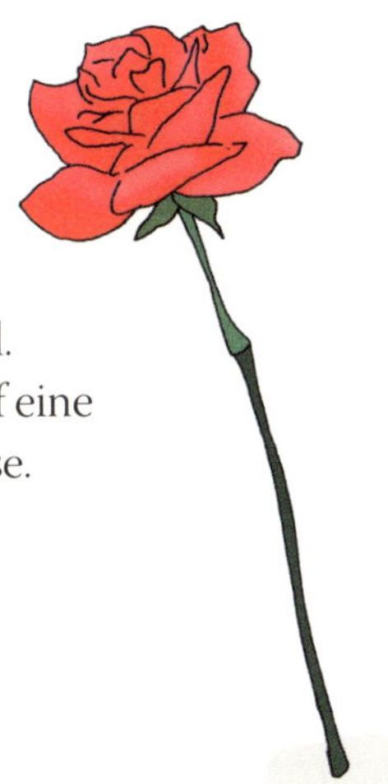

Valentino verbindet im Jahr 2009 die klassische Schönheit der Rose mit der Wildheit und Provokation des Rock'n' Roll. Florale und fruchtige Noten harmonieren auf eine nie dagewesene verführerische Art und Weise.

Valentino *Valentino V pour Homme*

Herren

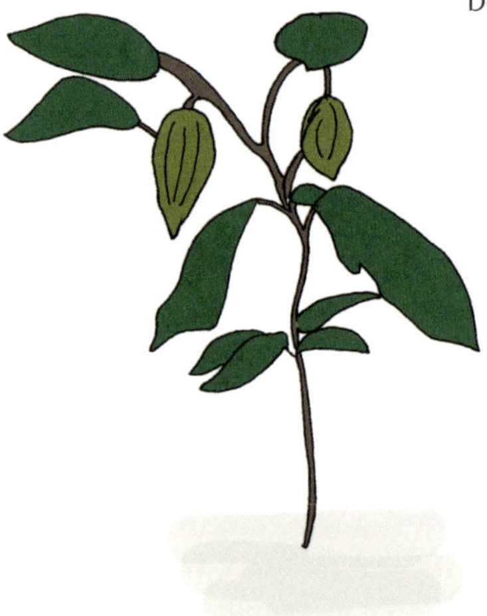

Ein Duft für die Bewunderer und Nacheiferer des berühmten Casanova. Mithilfe dieses Duftes wird ein jeder Mann zu einem Verführer, dem die Frauenherzen reihenweise zufliegen. Mandarine und Tamarinde, umhüllt von Basilikum, Wacholder und Rosa Pfefferbeeren lassen im Angeruch keinen Zweifel an der Männlichkeit des Trägers aufkommen. Erdiges Patschuli, süßliche Vanille und Kakao, feurig unterstützt durch Kreuzkümmel und Muskat unterstreichen das subtil Machohafte, das Frauen so sehr lieben. Der Fond aus Sandel- und Zedernholz, Ambra sowie Moschus erobert auch die letzte Zweiflerin im Sturm.

Gloria Vanderbilt *Vanderbilt*

Damen

Die US-Amerikanerin Gloria Vanderbilt ist ein wahres Multitalent: Sie ist Schauspielerin, Malerin, Designerin und Autorin unzähliger Bücher, was ihren schon von Familienseite aus gut aufgestellten Finanzplan nicht unbedingt beeinträchtigte. Das weiße Schwein ist als ihr Markenzeichen bekannt. Ihr Parfum aus dem Jahr 1982 beginnt in der Kopfnote mit einem Blütenbouquet aus Tuberose, Mimose und Palmarose in Verbindung mit einem frischen Hauch Mandarine. Die Würzigkeit der Herznote wird durch Nelke, Piment und Koriander erreicht. Vanille bildet den warm-süßlichen Abschluss.

John Varvatos *Artisan Black*

Herren

Maskulin, kontrastreich, belebend und erfrischend, so ist diese Duftkreation aus dem Jahr 2010. *Artisan Black* ist die moderne Variante des spritzigen Varvatos-Artisan-Duftes von 2009 von Parfümeur Rodrigo Flores-Roux.
Die Kreation beginnt mit einem erfrischenden, einfachen Cologne-Charakter, entwickelt jedoch im Verlauf eine tiefe, holzbetonte Struktur bis hin zu einer ledrigen Chyprenote. Der Flakon sticht durch seine schwarze Korbumhüllung ins Auge.

John Varvatos *John Varvatos*

Herren

Der Designer John Varvatos bringt in dem Duft von 2005 die Philosophie seiner Herrenmode zum Ausdruck: Selbstbewusstsein, Eleganz, Männlichkeit, ein Hauch Sanftheit und Lässigkeit ließen diesen Duft zum Klassiker werden. Holz- und Gewürzakkorde vereinen sich mit einer verführerischen Süße zu dieser ambriert-sinnlichen Komposition.

Roberto Verino *VV Platinum*

Damen

Diese Kreation des spanischen Designers, eine Zusammenarbeit mit Ilias Ermenidis, aus dem Jahr 2008 ist ein luxuriöser Duft mit metallischem Erscheinungsbild. Mandarine und Limette erfrischen in der Kopfnote, während im Anschluss die florale Herznote aus Veilchen und Lotus überzeugt.

Vero Profumo *Kiki*

Damen

Gründerin dieses Nischenparfumhauses ist die Schweizerin Vero Kern. Vor ihrer Zeit als Duftdesignerin arbeitete sie als Aromatologin. Sie ging erst spät nach Paris, um das Parfümeurshandwerk zu erlernen. Danach entschied sie sich, eine Marke zu gründen, die jedem Trend trotzen sollte. Im Jahr 2007 bringt sie das Dufttrio *Kiki, Rubj* und *Onda* heraus, alle drei Extraits de Parfum. Im Mittelpunkt dieser zauberhaften Komposition hier steht zweifelsohne der Lavendel, der die weiten Lavendelfelder der Provence vor die Haustür holt. Zu ihm gesellt sich eine leichte Mentholnote, die aber nicht sehr lange verweilt. An ihre Stelle tritt anschließend eine subtile Fruchtigkeit, die ihrerseits wieder durch eine herrliche Rosigkeit verdrängt wird. Der Lavendel gibt das Zepter aber nie aus der Hand.

Versace *Versace Blue Jeans*

Herren

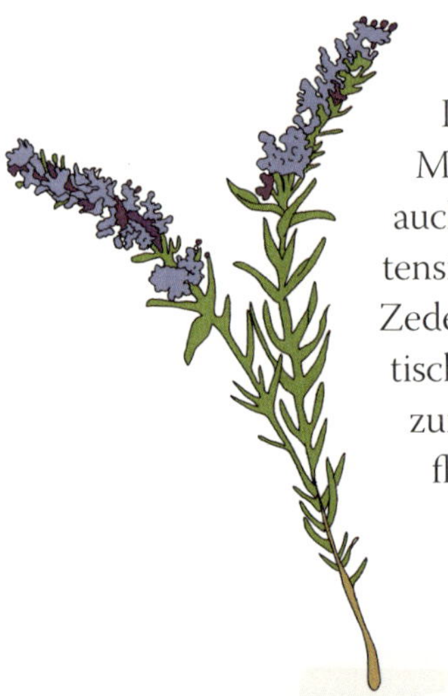

Diese Komposition aus dem Jahr 1994 fängt den Mythos der Jeans ein. Dabei ist er, wie die Jeanshose auch, ein Begleiter für den alltäglichen Gebrauch. Intensive Lavendelessenzen vermischen sich mit edlem Zedernholz und einem Zitrusakkord zu einer aromatisch-holzigen Kreation, die es vermag, die Fantasie anzuregen. Der blaue Flakon erinnert an eine Getränkeflasche der 1960er-Jahre.

Versace *Versace Red Jeans*

Damen

Das weibliche Pendant zu *Blue Jeans* aus dem gleichen Jahr heißt *Red Jeans*. Die Farbe Rot kann das Wesen einer Frau so viel besser beschreiben als Blau: Spontaneität, Leidenschaft, Weiblichkeit, Erotik, Feuer, all das impliziert die impulsive Farbe. Auch in der Kopfnote dominiert die Farbe Rot. So paaren sich Rote Johannisbeeren mit Freesien, Ylang-Ylang, Wasserlilien und Flieder. Das Herz überbringt einen Blumenstrauß voller Pfingstrosen, Jasmin und Veilchen. Sandelholz, Kaschmir, Moschus und Vanille im Fond sorgen für die richtige Portion Sinnlichkeit.

Versace *Versace L'Homme*

Herren

Im Jahr 1984 lancierte Versace diesen markanten, klassischen Duft für starke Persönlichkeiten. Die Komposition steht für einen luxuriösen Lebensstil, der mit beruflichem Erfolg verbunden ist. Der Träger dieses Duftes weiß sich gesittet und niveauvoll zu benehmen. Die frische Kopfnote aus Zitrone, Bergamotte und Pampelmuse lässt die Aura des Trägers erstrahlen. Danach wartet ein floral-fruchtiges Herz mit Akkorden von Jasmin, Lavendel und Ylang-Ylang auf seinen Einsatz. Den männlich-würzigen Fond bilden Eichenmoos, Patschuli und Ambra.

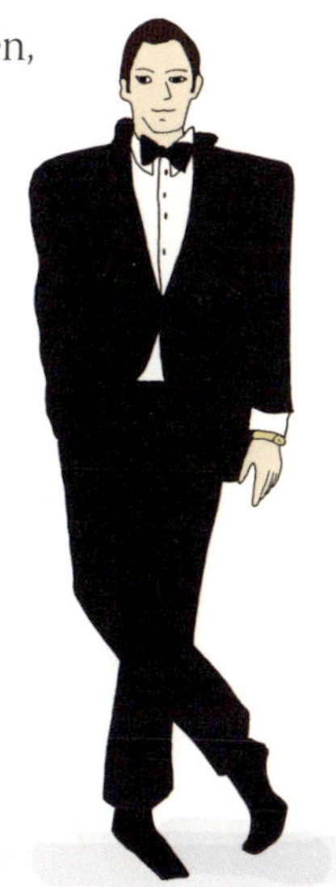

Versace *Versus*

Damen

Energievoll, unkonventionell und voller Kontraste zeigt sich diese Kreation aus dem Jahr 2010. Punkig, zugleich aber harmonisch, romantisch und dabei aggressiv, stark, aber doch zart. Mit diesen Attributen ist dieser Duft wie gemacht dafür, die moderne Frau des 21. Jahrhunderts zu repräsentieren. Kraftvoll und erfrischend beginnt die Kopfnote mit Zitrone, Kumquat und Sternapfel. In der Herznote wartet die unglaubliche Schönheit von Orangenblüten, Stephanotis, Rosa und Centifolia. In der Basis konkurrieren Moschus und Patschuli um die Macht, begleitet von Ambrettesamen.

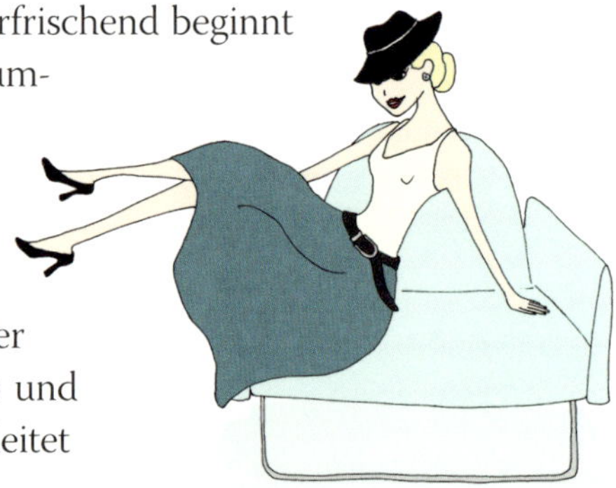

Victorinox *Swiss Unlimited*

Herren

Der erste Duft des Schweizer Messer- und Uhrenherstellers wurde 2009 kreiert von Christine Nagel und Jean-Christophe Hérault. Die Inspiration für den Duft waren Schweizer Pflanzen und Kräuter. Das Parfum weckt dementsprechend Assoziationen von der Schönheit, der Freiheit und der Frische schneebedeckter Berge.
Der ungewöhnliche Flakon mit Karabinerhaken und die ausgeklügelte Möglichkeit der Abfüllung passen hervorragend ins Konzept von Victorinox.

Viktor & Rolf *Antidote*

Herren

Die Kreation aus dem Jahr 2006 überzeugt durch ihren Zitrusauftakt, der sanft in die mysteriöse Wärme von Bernstein, Patschuli und Jasmin übergeht. Ganz getreu dem Motto der Designer, immer verschieden zu sein, aber gleichzeitig der eigenen Individualität immer treu zu bleiben, versprüht der Duft eine starke positive Energie.
Hinter Viktor & Rolf verbergen sich die beiden niederländischen Designer Viktor Horsting und Rolf Snoeren, die 1998 ihre erste Haute-Couture-Kollektion präsentierten.

Viktor & Rolf *Flowerbomb*

Damen

Mit dem Duft *Flowerbomb* verkündet das Modedesignerduo Viktor & Rolf im Jahr 2005, dass »Liebe stärker ist als Waffen«. Bergamotte schreit zusammen mit Mandarine und Orange diese Botschaft im Angeruch in die Welt hinaus. Die Leidenschaft des Rosa Pfeffer unterstützt sie dabei. Das blumige Herz ruft zum Frieden auf, ehe Ambra, Kaschmir und Patschuli der Welt ein Stückchen mehr Wärme geben. Duft und Flakon erscheinen in gelungener Symbiose.

Adrienne Vittadini *Adrienne Vittadini*

Damen

Die ursprünglich aus Budapest stammende Designerin verkörpert den euro-amerikanischen Stil. Ihren ersten Duft lancierte sie 1999. Der orientalische Duft von Parfümeurin Annie Buzantian betört mit Ambra, Mandarine, Orange, Moschus, Sizilianischer Bergamotte, Zitrone, Jasmin und Maiglöckchen.

W

Es ist eine Kunst, das Besondere hervorzuheben und nicht in einen gewohnten Trott zu fallen.
Serge Lutens

Vera Wang *Princess*

Damen

Mit dieser Komposition aus dem Jahr 2008 kommt eine jede Frau ihrem Kindheitstraum näher: einmal im Leben Prinzessin sein. Pink-Lady-Äpfel, Wasserlilie und ein Hauch Aprikosen mit Mandarinenbaiser entführen die Trägerin auf ein weißes Märchenschloss. Reife, pinkfarbene Guave, seltene Tiaréblüten, wilde Tuberose und dunkle Schokoladen erwärmen das Herz des Schlossherrn. Warme Vanille, vermischt mit rosa Zuckerguss an einem Akkord aus köstlicher Ambra und edlen Hölzern umhüllen die Prinzessin, wenn sie mit ihrem Prinzen auf dem weißen Pferd davonreitet.

Vera Wang *Vera Wang for Men*

Herren

Diese Kreation von 2005 mit grünen Mandarinenblättern und prickelnder Yuzu weiß von Beginn an zu fesseln. Im Herzen besticht eine unwiderstehliche Muskatmischung, welche eine Liaison mit Vintageleder und Anis eingeht. Sandelholz und Tabak runden das Parfum verführerisch ab.

Vera Wang *Vera Wang Perfume*

Damen

Den Auftakt zu diesem sinnlichen, modernen und doch eleganten Duft von 2005 machen Bulgarische Rose, Calla-Lilie und Mandarinenblüte. Im Herzen haben Gardenie, Lotus, Iris und weißer Stephanotis eine leidenschaftliche Affäre, ehe sie der Fond aus reinem Moschus und weißen Hölzern in eine Umarmung zwingt. Die US-amerikanische Modeschöpferin ist vor allem bekannt für ihre erstaunlichen Hochzeitskleider.

Washington Tremlett *Iris Absolute*

Damen

Der ursprünglich in Paris angesiedelte Anzug- und Hemdenmacher lancierte 2008 diesen Duft in einem mit Swarovski-Kristallen besetzten Flakon. Den Mittelpunkt dieses florientalen Duftes bildet die Iris, um die herum sich elegant Jasmin, Bulgarische Rose, Heliotrop, Maiglöckchen, Tonkabohne, Vanille und weißer Moschus drapieren.

Weil Parfums *Antilope*

Damen

Ein üppiges Blumenbouquet, warmes Sandelholz und erdiges Vetiver leihen diesem Parfum aus dem Jahr 1946 ihre Aromen. Der Erfolg des traditionsreichen Parfumhauses Weil nahm in den wilden 1920ern seinen Anfang. Die Brüder Jacques, Alfred und Marcel Weil verstanden sich als Künstler und verzeichneten ihre ersten Erfolge mit dem Handel von edlen Pelzen – was sich auch in der Namensfindung für ihre Parfums niederschlug.

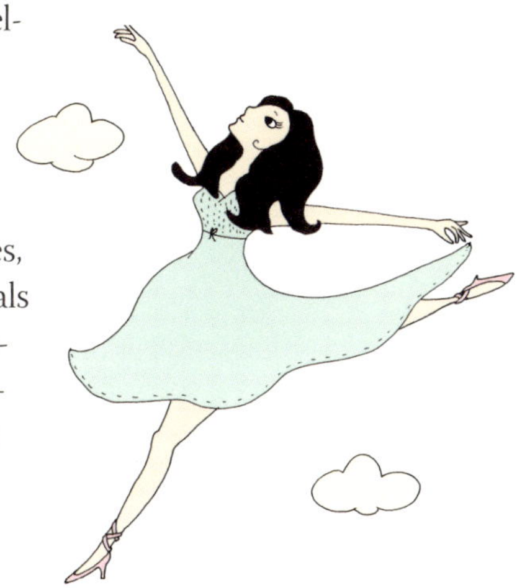

Vivienne Westwood *Anglomania*

Damen

Parfümeur Dominique Ropion kreierte 2005 im Auftrag der Designerin diesen florientalischen Duft. Damaszener Rose, Veilchen, Muskatnuss und Ledervariationen verbinden sich zu einem aufregenden Spiel der Aromen.
Die Designs der britischen Modeschöpferin zeichnen sich durch originelle und erotische Kreationen aus.

Vivienne Westwood *Boudoir*

Damen

Parfümeur	Martin Gras
Jahr	1999
Duftnote	orientalisch

Boudoir war der erste Damenduft der originellen britischen Modedesignerin.
Boudoir gibt sich verspielt, raffiniert, mit vollen Aromen und einer pudrigen Ausstrahlung. Erstmalig wurde die Viburnumblüte verwendet, die prickelnd grün an Hyazinthe, würzige Nelke und Lilien erinnert. Türkische Rose und Tabakblüte verleihen dem Duft einen markanten Charakter. Ambranoten, Patschuli, Vanille und Sandelholz vollenden ihn sinnlich-warm. Der Flakon in Reichsapfelform betont den typisch extravaganten britischen Stil der Modeschöpferin.

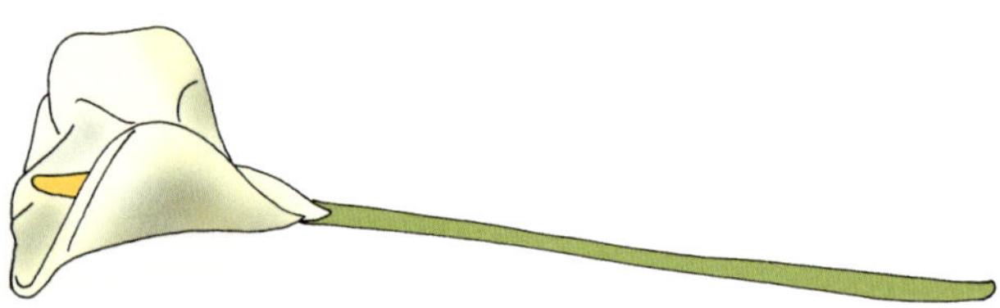

Vivienne Westwood *Libertine*

Damen

Parfümeur Martin Gras kreierte 2001 einen Duft für die selbstständige, selbstbewusste Frau. Neugier und Weltoffenheit werden in der Kopfnote durch die harmonische Mischung von reifer Ananas und Grapefruit repräsentiert. Weiße Blüten erstrahlen in der Herznote. Patschuli, Eichenmoos, Ambra und Moschus im Fond rufen dazu auf, sich ins Abenteuer zu stürzen.

Williams *Aqua Velva Ice Blue*

Herren

Aus dem Jahr 1935 stammt die Rezeptur für diese blaue Verführung. Bergamotte, Lavendel, Pfefferminze, Petitgrain und Zitrone zünden dieses Duftfeuerwerk. Salbei, Jasmin, Vetiver, Sandelholz und Zeder verleihen dem Herzen ein Stückchen Wärme. Labdanum, Moschus, Ambra, Moos und Leder runden die Kreation ab.

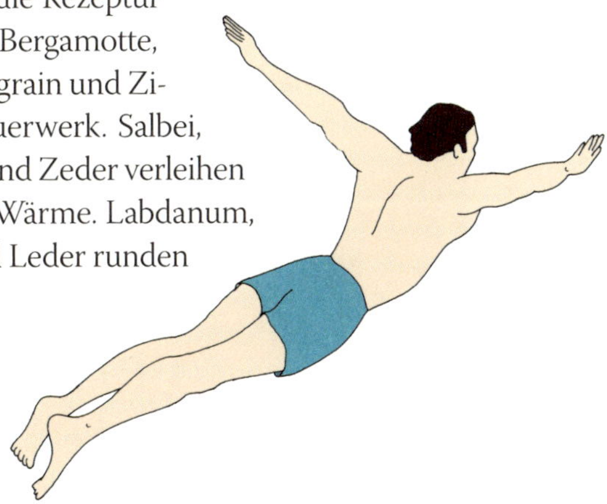

Mit echtem Menthol beruhigt das klassische US-amerikanische Rasierwasser das Gesicht, Glycerin macht die Haut angenehm weich. In den USA erinnert der Duft viele an den Vater oder Großvater. In den 1930er-Jahren war der Slogan für *Aqua Velva* »A face that's fit» (deutsch: »ein Gesicht, das in Form ist«)

Matthew Williamson *Matthew Williamson*

Damen

In ein Wunderland, gleich dem, in das Alice eintauchen durfte, entführt dieser Duft von 2005 nach dem Aufsprühen. Der Duft hält eine einzigartige Mischung von Akkorden bereit, die man bisher in dieser Form nicht kannte. Wie heißer Sand auf der Haut beschwört der Zenithakkord ein erdiges, vibrierendes und sommerliches Gefühl herauf. Weihrauchharz und Vanille ergeben zusammen mit einer Mischung kühler und warmer Gewürze eine wunderbare Mischung, die nicht von dieser Welt scheint. Das Absolue von Sambacjasmin entblößt einen »fließenden Blütenakkord«, der dem Duft seine sinnliche Aura verleiht.

Worth *Je reviens*

Damen

Entgegen der Familientradition wurde Charles Frederick Worth kein Anwalt, sondern wanderte nach Paris aus. Im 19. Jahrhundert gründete er dort ein Couture-Haus, das unter anderen Kaiserin Sissi und Eugénie, Gattin Napoleons III. belieferte.

Der blumige, spritzige Duft aus dem Jahr 1932 war ein typischer Vertreter der floralen Aldehydkompositionen, kreiert von Maurice Blanchet. Seine blumige Ausstrahlung rundet er mit Orangenblüte, Hyazinthe, Tonkabohne sowie Tolubalsam ab.

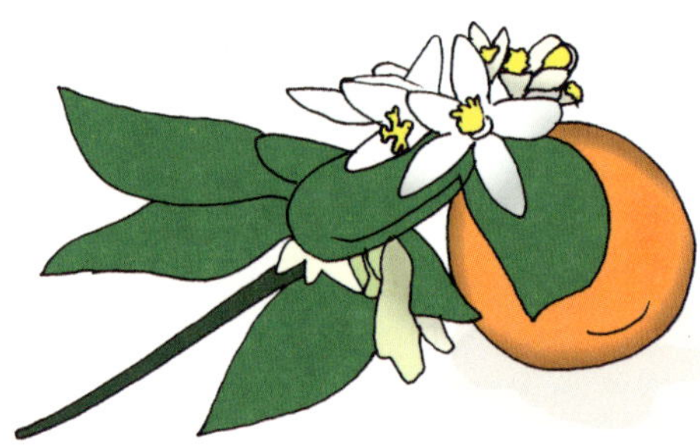

X

Die Welt der Düfte ist ein Universum ohne Grenzen.
Lorenzo Villoresi

Xerjoff *17/17 Irisss*

Damen

Die italienische Luxusnischenmarke wurde im Jahr 2003 von Sergio Momo und Dominique Salvo gegründet. Bisher wurden drei Duftlinien lanciert: *XJ 17/17* (vier Düfte), *Shooting Stars* (zwölf Düfte) und *Casamorati 1888* (vier Düfte).
Irisss ist ein harmonischer, aber ungewöhnlicher Duft, der eine der exklusivsten Sorten der Irisbutter enthält. Für das Herz verbinden sich Karotte, Absolue von der Rose und Ylang-Ylang mit seltenen Hölzern, Harz und Weihrauch zu einer energischen Komposition. Die moschusartige Basis rundet das Gesamtbild ab. Mit diesem Duft aus dem Jahr 2007 strahlt die Trägerin Selbstvertrauen, Kultiviertheit und Eleganz aus. Die Flakons für die Düfte wurden in Zusammenarbeit mit Glasbläsern aus Murano hergestellt. Die italienische Insel in der Nähe von Venedig ist vor allem für ihre traditionelle Glasbläserkunst berühmt. Das Herausragende an den Flakons sind die wunderschönen Farben und das raffinierte Design.

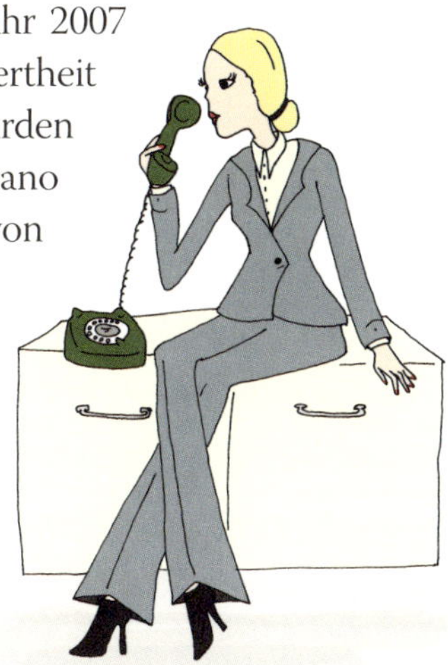

Y

Wohlgeruch findet den direkten Weg in die Seele.
Giuseppe di Lorenzo

Yardley *English Lavender*

Damen / Herren

Seit 1770 stellt das Haus Yardley hochwertige Produkte mit englischem Lavendel her. Ab Ende des 19. Jahrhunderts kam es zu einem regelrechten Siegeszug des lilafarbenen Gewächses. Seifen, Brillantinen und Duftwässerchen gehörten fortan in den Kulturbeutel eines jeden Mannes, der etwas auf sich hielt. In den 1930er-Jahren wurde dann auch die Frauenwelt erobert.
Das beruhigende Aroma des Lavendel trifft hier auf anregenden Moschus. Abgelöst werden die beiden von Akkorden aus Zitrone, Minze, Zimt und Flieder. Vanille, Honig und frisch gemähtes Gras lassen die Komposition ausklingen. Der Duft wird in einem schlanken Glasflakon mit goldenem Deckel und Sprühkopf angeboten.

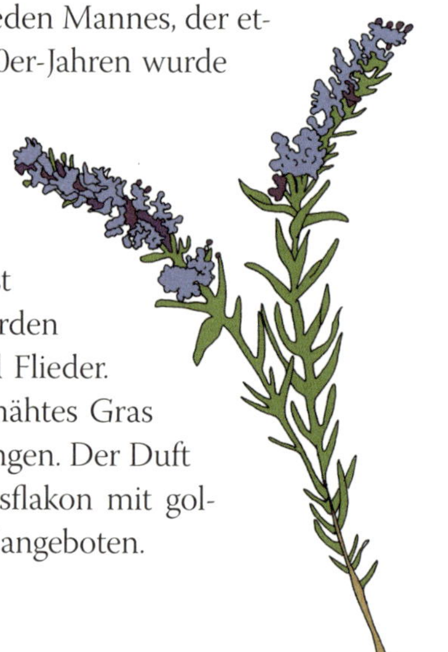

Z

Es gibt keinen Luxus ohne Parfum.
Karl Lagerfeld

Slava Zaitsev *Maroussia*

Damen

So duftet Verführung auf Russisch. Diese Hommage an die unvergleichliche Ausstrahlung einer Frau stammt aus dem Jahr 1992. In der Kopfnote vereinen sich die Aromen von Ylang-Ylang, Narzisse und Cassisknospen. Maiglöckchen, Orangenblüten und Jasmin erfüllen die Herznote mit leidenschaftlicher Freude. Amber, Vanille und Sandelholz bilden die warme, erotische Basis.

Ermenegildo Zegna *Essenza di Zegna*

Herren

Diese Kreation von 2003 thematisiert die italienische Lebensart und Romantik. Um dies zu erreichen, kombiniert der italienische Modedesigner klassische und noble Ingredienzien. Vetiver und Bergamotte verkörpern das Selbstbewusstsein eines italienischen Mannes, während spritzige Mandarine die Sonnenseiten Italiens aufleben lässt. Kardamom, Pistazie aus der Provence und Korsische Myrrhe verleihen diesem Duft seine Einzigartigkeit. Moschus, Ambra, Vetiver und Kaschmir erzeugen Raffinesse in der Basis.

Ermenegildo Zegna *Z Zegna*

Herren

Dieser Fougèreduft aus dem Jahr 2005 passt hervorragend zur Mode des italienischen Designers. Der Auftakt zu dieser Komposition besticht durch seine Coolness, Lebendigkeit und Spritzigkeit. Darüber hinaus ist er sehr maskulin. Sizilianische Bergamotte tanzt mit Rosmarin und mystischer Kasowarifrucht in den Tag. Die Herznote wird dominiert von pudriger Iris, Muskatnuss und einer Prise weißem Pfeffer. In der Basis trifft die Süße von Kaschmir auf die herbe Note von Patchouli und das erdige Eichenmoos.

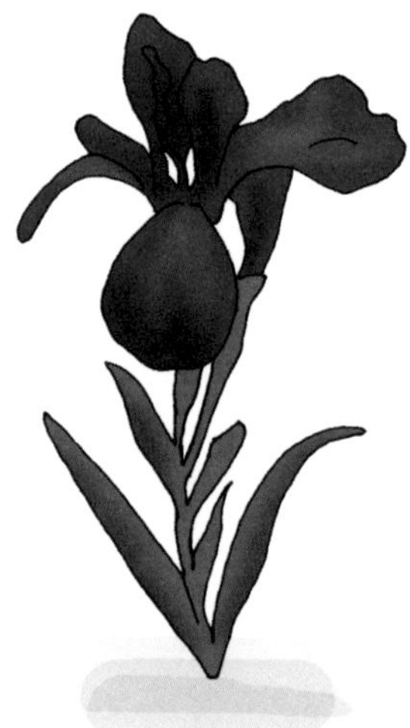

Ein Blick hinter die Kulissen der Parfumindustrie

Verführerisch-überwältigend wie in dem Roman »Das Parfum« von Patrick Süskind, aufmerksamkeitsheischend-schrill wie die Duftprobe in der Frauenzeitschrift oder maskulin-anziehend wie bei dem gepflegten Gentleman, der uns erst diesen Morgen die Tür aufgehalten hat: Düfte begleiten uns über den Tag hinweg. Und nicht nur diejenigen, die wir selbst auftragen, sondern auch andere Wohlgerüche, die Produkte mit einem positiven Flair belegen sollen: Bäckereien und Lebensmittelläden arbeiten mit Duftaromen, die unseren Appetit anregen sollen, Buchhandlungen mit beruhigenden Ayurvedadüften. Sind wir also der Parfumindustrie ausgeliefert, Konsummarionetten, die fraglos die olfaktorische Steuerung hinnehmen? Nun, diese Auswahl zahlreicher Duftklassiker sollte auch die Hintergründe dieser wichtigen Branche erschnuppern.

Duft im Trend

Selbstverständlich unterliegen auch Düfte und Parfums gewissen Trends. Nicht von heute auf morgen ändert sich, welche Essenzen wir anziehend finden. Doch man kann sagen, dass sich grob geschätzt alle 10 – 15 Jahre die Geschmäcker des Parfummarktes wandeln. Diese Zyklen spiegeln mehr oder minder die individuellen Lebensphasen der Konsumenten wieder. Diese Prozesse laufen nach folgenden zwei Kriterien ab:

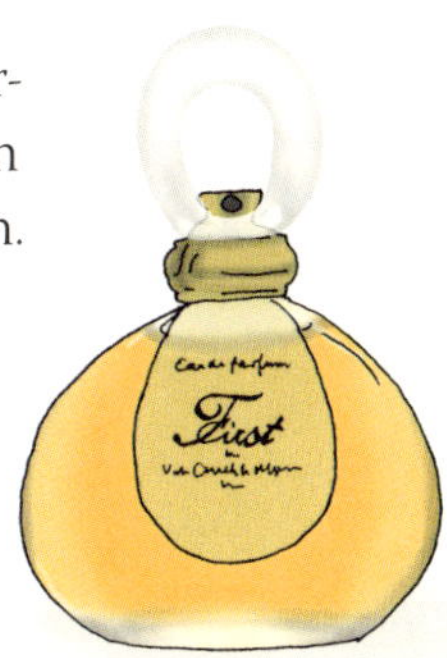

Zum einen verändert sich die Palette der Ingredienzien. So investieren insbesondere seit dem Zweiten Weltkrieg die größten Dufthersteller in die Forschung und Entwicklung neuer Riechstoffe und Materialien, die für Parfums genutzt werden können. In Genealogien hält etwa das deutsche Dufthaus Symrise fest, zu welcher Zeit gewisse Parfums besonders erfolgreich und prägend waren. Neuentwicklungen von Molekülen ziehen oft neue erfolgreiche Parfums nach sich. Die Investitionen in Forschung und Entwicklung sind also durchaus lohnenswert. Die Duftpalette wird aber dadurch nicht endlos erweitert, wie man meinen könnte. Um die Wahrscheinlichkeit von allergischen Reaktionen zu minimieren, werden potenzielle Allergene sukzessive vom Markt genommen. Aus diesem Grunde darf etwa Eichenmoos seit Anfang 2010 nur noch in geringer Konzentration verwendet werden. Somit verändert sich die Wahl der nutzbaren Ingredienzien.

Zum anderen wandelt sich der Geschmack der Gesellschaft. Parfums halten gewissermaßen als Spiegelbilder der Gesellschaft soziale Veränderungen fest. Gleichzeitig ist es bezeichnend, wer Parfums wann und warum trägt. Vor und kurz nach dem Zweiten Weltkrieg waren Parfums absolute Luxusgüter, Objekte der Begierde und feine Accessoires für besondere Gelegenheiten. Danach und spätestens seit den 1980er-Jahren werden Parfums gern als Präsente weitergegeben, sie sind (erschwingliche) Prestigeobjekte und, letztlich oftmals, auch Gebrauchsgegenstände.

Die Anzahl der Nutzer und der Parfums ist in den vergangenen Jahrzehnten rasant gestiegen. Die späten 1980er- und 1990er-Jahre waren zum Beispiel durch viele schnörkellose und klare, kaum verspielte Düfte gekennzeichnet, die erfolgreich den Markt dominierten. Heutzutage liegt dagegen in unserer pluralistischen und durch die Globalisierung geöffneten Gesellschaft kein einheitlicher Stil mehr vor. Das »Sowohl-als-auch« dominiert stattdessen.

Dennoch sind bestimmte Trends erkennbar. Seit dem 11. September 2001 konnten wir nicht nur in den USA einen Rückbezug auf alte Werte, auf Tradition und Familie (quasi als Kontra zur Globalisierung) feststellen. Einhergehend entwickeln Düfte wieder mehr Mut zu Komplexität und Unterschiedlichkeit. Einige Häuser machen aus diesem Trend eine Tugend und beschränken ihren Vertrieb: Manche Parfums sind nur exklusiv in ausgewählten Städten erhältlich. Diese Düfte verstehen sich vor allem als Werke der Kunst und erzählen glaubwürdige oder tatsächliche Geschichten, die dem globalisierten Massengut Paroli bieten. Diese Ausdifferenzierung wird sich in Zukunft weiter durchsetzen. Parallel dazu werden sich aber bekannte Marken ebenfalls weiterentwickeln und den Markt bereichern. Sowohl der Verbraucher als auch die Hersteller beeinflussen dementsprechend den Markt.

Ein Duft entsteht

Die Kreation eines neuen Duftes nimmt viel Zeit in Anspruch. Zunächst sprechen Parfümeur und Auftraggeber über die jeweiligen Vorstellungen des Endprodukts. Dabei wird geklärt, wie das Parfum riechen soll und welche Wünsche die Zielgruppe hat. Die menschliche Nase kann 2000 bis 3000 Geruchsnoten unterscheiden – aus diesen ergeben sich zahlreiche Möglichkeiten. Bezieht man noch die Reaktionen der Stoffe untereinander mit ein, steht der Parfümeur vor einer endlosen Reihe von Kombinationen.

Die Entwicklung selbst ist eine sehr dynamische Aufgabe, die viel Aufmerksamkeit, Geduld und Zeit erfordert: Der Parfümeur muss sowohl die chemische Zusammensetzung sowie die olfaktorische Komposition des Parfums als auch die Zielgruppe im Auge behalten. Aus der gut geführten Parfüme-

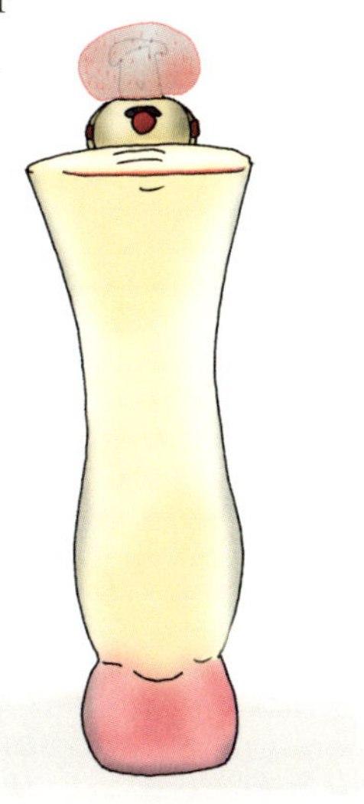

rie kennt man die Duftpyramide, mit deren Hilfe sich Parfums im ersten Ansatz gut einordnen lassen. Dieses Modell arbeitet üblicherweise mit drei Duftabschnitten: Kopf, Herz und Basis. Jeder Duft entwickelt anhand dieser Abfolge seine ganze Komplexität. Die Kopfnote ist direkt und für die erste halbe Stunde zu riechen, die Herznote prägt ein Parfum die folgenden paar Stunden, bevor sich die Basisnote bis zum Vergehen des Duftes durchsetzt.

Jede Note wird mithilfe einer Gruppe von bestimmten Inhaltsstoffen kreiert. Die Zusammenstellung der Stoffe und die Kombination der Noten legt sich der Parfümeur üblicherweise in einer Duftpyramide während der Entwurfsphase zurecht. Zunächst »denkt« der Parfümeur den Duft, bevor er mit der stofflichen Strukturierung beginnt: In seiner Vorstellung – also nicht vor dem inneren Auge, sondern unter der »inneren Nase« – riecht der Parfümeur bereits, wie die Komposition strukturiert sein soll. Ganz exakt kann der Parfümeur den Duft nicht im Kopf erkennen – jede Formel riecht etwas anders als vorgestellt, da die zahlreichen (und mit den Jahren werden es tendenziell mehr als weniger) Inhaltsstoffe zur Komplexität der Kreation beitragen. Eine Mischung kann somit auch unvorhersehbar reagieren, und auch die erfahrensten Meister dieser Kunst werden bei ihren Experimenten noch manchmal überrascht – nicht so sehr, was die Kreation insgesamt betrifft, sondern was bestimmte herausragende oder zuvor nicht wahrgenommene Duftakzente anbelangt.

Ist das Duftkonzept erst einmal in der Basis zusammengemischt, so variiert der Parfümeur den Duft entsprechend seiner Vorstellung. Im Laufe der Duftentstehung verändert sich die Komposition sehr häufig. Bis letztendlich das Endergebnis erreicht und für gut befunden ist, verändert die Kreation mehrmals ihren Charakter. Am Ende steht ein Werk, in dem sich der Parfümeur weitgehend verwirklicht hat. Er oder sie ist stolz auf die geistige und kreative Arbeit und wird die Komposition wie »ein Baby« betrachten.

Natürlich oder synthetisch –
eine fast dogmatische Entscheidung

Heute existieren zwei konträre Auffassungen in Bezug auf die Inhaltsstoffe und ihre Verträglichkeit. Lange Zeit betrachtete man synthetische Düfte – also solche Parfums, die im Wesentlichen auf Ingredienzien basieren, die im Labor entstanden sind – als schädlich oder zumindest »nur« künstlich. Synthetisch hergestellte Duftstoffe seien dementsprechend qualitativ minderwertig. In letzter Zeit hingegen erkannte man, dass Düfte, die hauptsächlich mit natürlichen Inhaltsstoffen arbeiten, Allergien entweder hervorrufen oder verstärken können. EU-weite Richtlinien verbannen gewisse »gefährliche« Stoffe aus der Duftpalette des Parfümeurs. Selbstredend zieht dies nach sich, dass die »Nase« für die Umsetzung ihrer Vision nur noch eine eingeschränkte Auswahl an Ingredienzien zur Verfügung hat. Für den Endverbraucher auf der anderen Seite bedeutet diese Limitierung, dass EU-konforme Düfte nicht mehr die gewohnte Tiefe, Varianz und Persistenz ausstrahlen können. Für gute Kompositionen – also solche, die Wert auf eben jene Kriterien legen – hat sich stets bewahrheitet: Ideal ist ein wohltemperierter Mix aus natürlichen und synthetischen Ingredienzien. Kein hochwertiger Duft kommt heute ohne das Zusammenspiel beider Komponenten aus. Dem Parfümeur steht es frei, gewisse Nuancen durch die Wahl der Inhaltsstoffe zu betonen, aber die qualitative Unterscheidung zwischen angeblich gesunden Naturdüften einerseits und angeblich minderwertigen »Chemiedüften« andererseits erscheint vor diesem Hintergrund ungerechtfertigt.

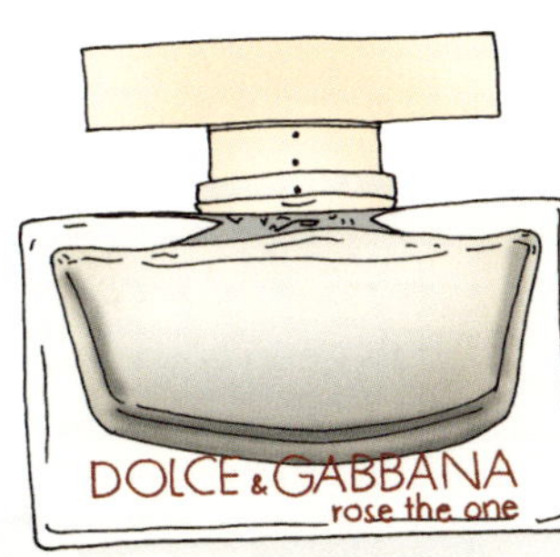

Und wie will ich heute duften?

Ein Duft weckt Assoziationen, und die Wahl des persönlichen Dufts wird sich immer daran orientieren, welche Eindrücke der Träger zu einer bestimmten Zeit hervorrufen will. Nicht nur in Bezug auf Jahreszeiten sollte die Wahl des Duftes abgestimmt werden. Auch abhängig von der Gelegenheit und Tageszeit entfalten die von den Duftaromen heraufbeschworenen Bilder ihre Wirkung. So wird in einem Arbeitsumfeld die »Duftaura« einer Person, die ein besonders schweres, orientalisches Parfum oder einen Chypreduft benutzt, als eher störend empfunden. Für Veranstaltungen am Abend dagegen wie bei einem Opernbesuch oder einer Theaterveranstaltung werden bevorzugt vornehme und besonders wertvolle sowie teils auch schwere Düfte gewählt. Eine Party oder ein sommerlicher Empfang am Abend wiederum kann durch eher leichte und doch verführerische Aromen beschwingt werden. Wechselnde Düfte begleiten uns also durch verschiedene Zeiten und Anlässe.

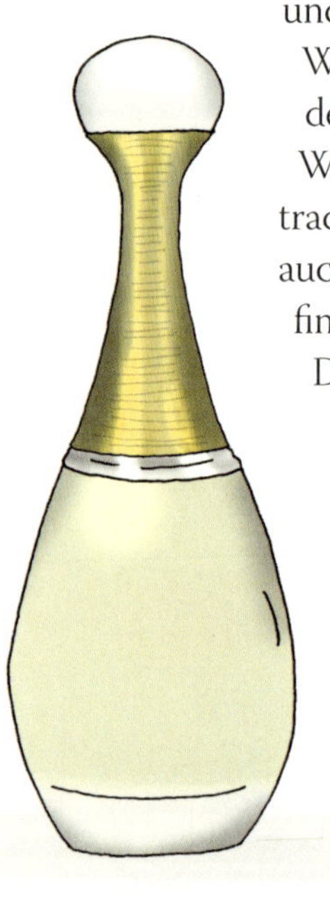

Wenn man die Dekoration in den Parfümerien betrachtet, wird schnell klar, dass die Parfumindustrie auch den Wechsel der Jahreszeiten nutzt: Im Sommer finden sich bei den Neuheiten vordringlich leichte Düfte mit fruchtigen, aquatischen und floralen Noten. Im Winter hingegen dominieren Holz-, Ambra- und Moschusaromen, die der Parfümeur auch »dunkel«, »herb« und »erdig« nennt. Im vergangenen Jahrzehnt gingen die Duftthersteller sogar dazu über, limitierte Sommereditionen von Düften auf den Markt zu bringen. Diese Nuancen bekannter Düfte werden mit frischen und fruchtigen Noten versehen, die beim Nutzer Erinnerungen an leichte Sommertage, unbeschwerte Urlaubszeiten und erholsame Mußetage hervorrufen sollen.

Um dieses Phänomen zu erklären, müssen wir eine kleine Zeitreise in die Nachkriegszeit unternehmen. Nach dem Zweiten Weltkrieg unterteilte man üblicherweise die Kompositionen mit gleichem Produktnamen in einen männlichen und einen weiblichen Duft, jeweils mit unterschiedlichen Nuancen komponiert. Beide Produkte wurden oft gemeinsam oder kurz nacheinander lanciert. Auch in punkto Werbung und Marketing sowie PR wurden Damen- und Herrenversion eines Parfums zweigleisig behandelt. Und die Herren mit weniger Werbeaufwand bedacht. Im Laufe der Zeit allerdings entdeckten Werbe- und Marketingstrategen die Kaufkraft der männlichen Kunden. Ab den 1970er-Jahren vermehrte sich das Bewusstsein für Luxusprodukte. Dementsprechend wuchsen sowohl der Bedarf als auch das Angebot an Parfums für Männer.

Mit voranschreitender Emanzipation der Frau setzte Ende der 1980er-Jahre eine Innovation auf dem Duftmarkt ein. Im Jahr 1994 kam *cK one* auf den Markt. Mit dessen Lancierung setzte die Industrie neue Maßstäbe: Eine Unterteilung und separate Darstellung eines Damen-/Herrenduftes entfiel. Schon mit der Benennung von *cK one* hatten die Designer die Route festgelegt. Und auch die Form des Flakons sowie der relativ eingängige Duftakkord von Grünteearomen machten diese Neuheit, und das gerade im Sommer, für Männer und für Frauen gleichermaßen attraktiv. Auch der Folgeduft *cK be* mit einem ähnlichen Konzept wurde ein Erfolg.

Nach den wachsenden Umsätzen mit Unisexdüften in den 1990er-Jahren und zu Beginn des neuen Jahrtausends lassen sich heute weiterere Trends erkennen. Einerseits wird wieder klarer deklariert, für welches Geschlecht der Duft kreiert wurde, andererseits jedoch sparen auch immer mehr Parfummanufakturen eine festgezurrte Definition aus und umgehen so die explizite Entscheidung, ob es sich bei ihrem Produkt um einen Damen-, Herren- oder Unisexduft handelt.

Der Weg zur »Nase«

Und wie wird man eigentlich Parfümeur? Zunächst sei gesagt, dass es sich bei dieser Kunst um ein Handwerk handelt. Dieses ist unbestritten durch die olfaktorische Aufnahmeleistung der Nase geprägt. Ursprünglich wuchsen Parfümeure in Familien auf, in denen das ganze Leben aller Mitglieder der Parfumherstellung verschrieben war. Im Familienalltag wurde so die jeweils neue Generation peu à peu in die Parfümeurskunst eingeführt. Dadurch, dass man ständig Düften ausgesetzt war, wurde die Nase geschult. Und auch das tägliche Besprechen von Duftnoten, Wirkungen und Essenzen schult den Riechsinn ungemein. Traditionell kamen sehr viele Parfümeure und Parfümeursfamilien aus Grasse in Südfrankreich, dem Zentrum der Industrie, das seit dem 17. Jahrhundert an Bedeutung gewonnen hatte. Traditionell spricht man deshalb in der Branche von »les Nez«, wenn es um bekannte Parfümeure geht. Dort konnte sich die Nase am blühenden Jasmin oder mitten in den duftenden Lavendelfeldern ihr Handwerk »erschnuppern«. Denn Grasse duftet einfach: Rosen, Ginster, Orangenblüten, dazwischen der salzige Meeresgeruch. Eine dort verbrachte Kindheit machte den Vergleich von natürlichem Duft und seine Veränderung durch die Gewinnung der nutzbaren ätherischen Öle zu einem Kinderspiel.
Nach dem Zweiten Weltkrieg und vor allem seit den 1970er-Jahren hat die Entstehung von Parfümeursschulen mit festgeschriebenen Curricula dieser nahezu vollständigen Konzentrierung auf einen Ort ein Ende gesetzt. Einige große Duftzulieferer wie Givaudan, Firmenich und International Flavors and Fragrances (IFF) sowie das ISIPCA (»Institut Supérieur International du Parfum, de la Cosmétique et de l'Aromatique alimentaire« an der Universität von Versailles) bilden nun Industrieparfümeure aus. Diese durchlaufen einen vorgeschriebenen Lehrverlauf wie in anderen Ausbildungs- und Studiengängen auch. Nach einer Lehrphase von meistens

drei Jahren werden die angehenden Parfümeure allerdings in den Zulieferunternehmen, wo die meisten Jobs zu finden sind, in der Arbeit mit einem Mentor über viele Jahre hinweg ihr »Nasenwerk« weiter verfeinern. Der Mentor ist in der Regel ein etablierter und erfahrener Parfümeur, der sich um den jungen Nachwuchs kümmert und mit diesem die Kreationen bespricht. Darüber hinaus gibt es Programme, die speziell junge Parfümeure bei der Weiterbildung unterstützen, sodass sie von den Erfahrungen der Kolleginnen und Kollegen profitieren.

Ein olfaktorisches, haptisches und visuelles Dream-Team

Nicht nur wenn es um innovative und ungewöhnliche Duftprodukte geht, erweist sich die Parfumindustrie als kreativ. Auch die Verpackung des Produkts sowie das komplette Erscheinungsbild müssen den Kunden im Geschäft überzeugen. Die gestalterischen Mittel werden hierbei mehr und mehr ausgereizt. Schlussendlich muss aber das gesamte Produkt immer wie aus einem Guss wirken. Dafür ist wiederum die konkrete Analyse der Zielgruppe schon in der Entstehungsphase des neuen Duftes von essenzieller Bedeutung.

Außergewöhnlich gestaltete Flakons gingen insbesondere aus der Zusammenarbeit von René Lalique mit François Coty hervor. Coty lernte Lalique eher zufällig durch die benachbarte Lage ihrer Geschäfte an der Place Vendôme in Paris kennen. Er erkannte die Chancen, die in der Verbindung von Glas- und Flakonkunst sowie Parfum lagen. Denn Laliques außergewöhnliche Kunstwerke aus Glas und seine einmalige Kunstfertigkeit stachen damals besonders hervor. In den 1970er- und 1980er-Jahren zahlten Liebhaber sogar horrende Preise für die begehrten Flakons. In Deutschland hat sich der Gestalter Peter

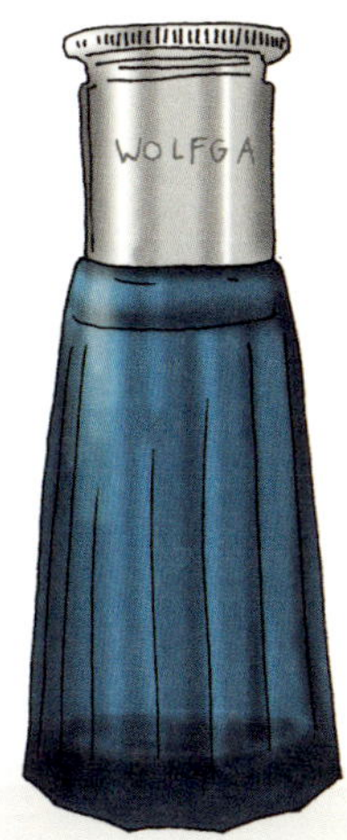

Schmidt mit dem Design von Flakons für Jil Sander, Laura Biagiotti, Hugo Boss und Joop! und vielen anderen einen Namen gemacht.

Parfum ist unbestritten ein besonderes Luxusgut, und die Wertigkeit des Produkts spiegelt sich in dem ausgeklügelten, exzessiven, manchmal auch minimalistisch-hochwertigen Design wider. Sowohl große Luxus- als auch Nischenparfumhersteller haben diesen Zusammenhang zwischen Produktinhalt und -präsentation verinnerlicht und legen deshalb auf außergewöhnliches Flakondesign großen Wert.

Ähnlich wie in der Kunst kann man auch Stilwechsel bei den Flakonentwürfen beobachten. In jeder Epoche, die sich im Wesentlichen an den gesellschaftlichen und künstlerischen Gesamtströmungen orientiert, stechen einige Flakons hervor, die emblematisch für diese Zeit stehen. Ein besonders erwähnenswerter Flakon, der den Parfummarkt seit den 1990er-Jahren prägt, ist der Torso von Jean Paul Gaultiers *Classique*. Insbesondere der Damenduft besticht durch den weiblichen Torso mit Korsett, der an das legendäre Parfumkunstwerk *Shocking* von Elsa Schiaparelli aus den 1930er-Jahren erinnert.

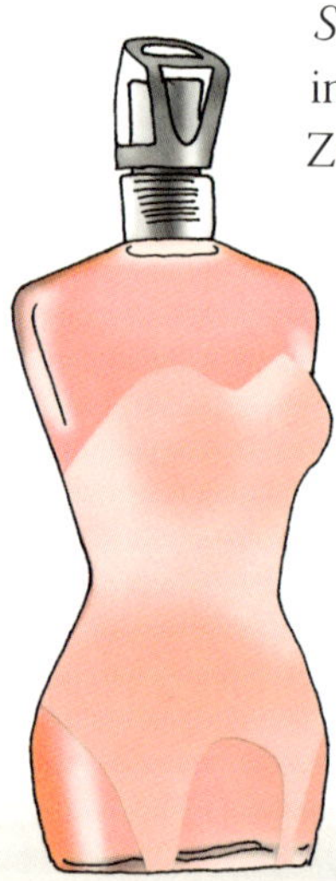

Zur Duftkomposition, zur Flakongestaltung und dem üblichen werblichen Auftritt mit Aufstellern, Plakaten und Werbespots gesellt sich heutzutage immer deutlicher der Internetauftritt, der gelegentlich einem einzelnen Duft sogar eine eigene Website mit Video- und Audiounterstützung widmet.

Vielleicht werden wir in nur einigen Jahren davon sprechen, dass etwa die Flashanimation unter *guerlainhomme.com* des Jahres 2010 genauso einen Meilenstein darstellt wie Gaultiers Flakon *Le Male*, der den Oberkörper eines Seemanns stilisiert.

Kleines Wörterbuch der Parfumsprache

Adlerholz (auch Oud)
Das Adlerholz stammt vom gleichnamigen Baum, auch Gharubaum genannt, der in den entlegenen Regenwäldern Assams, Bhutans, Kambodschas, Vietnams und Indonesiens wächst. Bei Pilzbefall wird die Harzproduktion des Baumes angeregt; das Harz bildet den Duftstoff des Holzes. Ouddüfte sind besonders in arabischen Ländern beliebt.

Aldehydig
Mit aldehydig wird der Geruch bezeichnet, der durch die Verwendung synthetischer Fettaldehyde entsteht. Der Geruch ist ähnlich demjenigen, der kurz nach dem Ausblasen einer Kerze entsteht. In überdosierter Konzentration riechen Aldyhyde stechend. Besonders in eleganten, femininen Noten finden sie in der Parfumproduktion Anwendung. *Chanel No. 5* ist das wohl bekannteste Parfum, das mit Aldehyden komponiert ist.

Amber (Bernstein)
Amber muss deutlich von Ambra unterschieden werden. Bei Amber handelt es sich um die englischsprachige Bezeichnung eines der ältesten fossilen Harze, bei dessen Verarbeitung eine klebrige, honigzähe Essenz entsteht. Der Duft dieses Stoffes kann als rauchig, leicht teerartig beschrieben werden.

Ambra (gelegentlich auch Amber genannt)
Ambra ist eine graue, wachsartige Substanz aus dem Verdauungstrakt der Pottwale. Frisch ist die Ambra weich und riecht

unangenehm, aber durch den jahrelangen Kontakt mit Luft, Licht und Salzwasser erhärtet die Substanz und erhält ihren angenehmen Duft. Früher fand sie bei der Parfumherstellung häufig Verwendung. Heute wird sie meist durch synthetische Substanzen mit vergleichbarem Duft verdrängt.

Aquatisch
Aquatische Duftstoffe erinnern an fließende Gewässer, das Meer oder an frische Luft. Sie duften transparent, frisch, natürlich und sind sehr langanhaltend. Um dieses Duftgefühl zu zaubern, werden meist synthetische Rohstoffe verwendet.

Benzoe (Benzoin)
Benzoe ist das Balsamharz des tropischen Styraxbaumes, der vor allem in Thailand, Vietnam und Laos vorkommt. Der Duft erinnert an Vanille und Schokolade. Man sagt diesem Duftstoff beruhigende Wirkung nach.

Bergamotte
Für die Parfümerie ist Bergamotte das bedeutendste Öl aus der Zitrusfamilie. Das Öl ist klar, leicht flüssig in der Konsistenz, gelbgrün gefärbt und verströmt einen angenehmen Geruch nach Tabaknoten und Orangenblüten.

Bouquet
Ein Bouquet ist eine Mischung verschiedener Blütennoten, die oft wichtigster Bestandteil der Herznote sind.

Chypre
Chypre ist die französische Bezeichnung für Zypern. Dieser Begriff vereint eine Gruppe Parfums, die ihren Charakter durch das Zusammenwirken einer frischen Eau-de-Cologne-artigen Kopfnote mit einem Fond erhalten, dessen wesentliche Komponenten Eichenmoos, Labdandum und Patschuli sind.

Eichenmoos
Eichenmoos ist eine gelbgrüne Flechte, die strauchförmig auf Bäumen wächst. Seit dem Jahr 2010 ist dieser Duftstoff aber von der EU für die Parfumherstellung verboten, obwohl es bisher einer der wichtigsten Stoffe war. Grund: Eichenmoos ist hochgradig allergieauslösend.

Florientalisch
Bei einem florientalischen Duft dominieren florale und orientalische Noten.

Fougère
Bei Fougère handelt es sich um ein Duftkonzept, einen olfaktorischen Fantasiebegriff, der Düfte beschreibt, die auf dem Zusammenspiel von Lavendel-, Eichenmoos- und Cumarinnoten basiert. Im Jahr 1882 kreierte Houbigant den ersten Duft dieser Art, *Fougère Royale*, den es heute nicht mehr gibt.

Galbanum
Schon bei den Ägyptern war dieser Duftstoff als Tempelweihrauch bekannt. Das Aroma des mit Fenchel verwandten Gewächses ist frisch, grün und harzig.

Guajakholz
Guajakholz (botanischer Name *Guaiacum officinale*) wird auch oft Guajakan genannt. Es ist das Holz eines meist kleinen Baumes, das extrem hart und widerstandskräftig ist. Traditionell wurde dieses Holz von amerikanischen Ureinwohnern für verschiedene medizinische Zwecke verwendet, vor allem zur Bekämpfung von Infektionen. Sein Geruch erinnert an Pfeffer oder glimmendes Laub.

Grün

Meist in der Kopfnote werden diese Duftstoffe verwendet, die an Gräser und Kräuter erinnern.

Heliotrop

Für die Parfumherstellung wird eine Essenz aus den gebogenen purpurroten oder weißen Blüten des Heliotropstrauches gewonnen. Sie verströmt einen blumigen Duft, der auch leicht an Bittermandel erinnert.

Holzig

Holzig wirken Parfums, wenn eine Dominanz ätherischer Öle aus Hölzern wie zum Beispiel Zedernöl, Patschuli, Vetiver und Sandelholz auszumachen ist. Diese Öle dienen aufgrund ihrer Eigenschaften häufig als Fixateur. Holznoten kommen meist erst in der Herz- und in der Basisnote zum Einsatz.

Labdanum

Labdanum ist ein Harz, das im Mittelmeerraum aus verschiedenen Zistrosen gewonnen wird. Unter Einwirkung der Sonne tritt im Sommer das ölige Harz aus Blättern und Zweigen aus, so als würde die Pflanze schwitzen. Der Duft dieses Harzes ist lieblich und erinnert leicht an Honig.

Leder

Ledernoten spielen vor allem bei der Komposition maskuliner Düfte eine Rolle. Das Duftspektrum ist dabei größer als der Laie annehmen mag, von echtem Ledergeruch bis hin zu fantasievollen Auffassungen, von rauchig über süß und warm bis hin zu animalisch.

Moschus

Zur Gewinnung des Duftes wird dem erlegten Moschushirsch die Brunftdrüse entfernt, die bis zu 30 Gramm des begehrten

Lockstoffes enthält, und getrocknet. Das Moschustier steht nun unter Artenschutz. In der Parfumindustrie wird heute fast ausschließlich künstlich hergestellter Moschus verwendet.

Patschuli
Bei Patschuli kommt es besonders auf die Dosierung an. Bei zu hoher Konzentration riecht es muffig wie ein alter Kleiderschrank, sonst aber verströmt es eine wunderbar exotische Note, die an indische Märkte erinnert. Patschuli hat noch eine weitere Stärke: Es verflüchtigt sich sehr langsam.

Petitgrain
Unter Petitgrain versteht man ein farbloses bis leicht gelbliches ätherisches Öl. Gewonnen wird der Duftstoff per Dampfextraktion aus Blättern, unreifen Früchten und Zweigen der Bitterorange. Vor allem in der Herznote von Parfums ist dieser Stoff sehr beliebt.

Pudrig
Oft vereinen sich moosige, holzige, süße und kristalline Stoffe derart, dass man meint, gepuderte Haut zu riechen.

Sandelholz
Das ätherische Öl des weißen Sandelholzes ist eine blassgelbe, dickflüssige Substanz, deren Geruch »kratzig« erscheint. Kein Holzduft wird öfter mit künstlichen Mitteln nachempfunden als der des Sandelholzes.

Tabak
Wie auch Ledernoten finden Tabaknoten, egal ob natürlich oder synthetisch, vor allem bei maskulinen Parfums, Verwendung. Der reine Tabakgeruch kann auch mit Honig, Vanille, Pflaume etc. aromatisiert werden.

Tonkabohne

Die Tonkabohne ist der mandelförmige Samen des Tonkabaumes. Der Geschmack von Tonkabohnen mutet süßlich an und ist dem der Vanille ähnlich.

Tuberose

Der Duft der Tuberose, eines Agavengewächses, ist schwerblumig, sehr süß und erinnert beinahe an Ylang-Ylang. Tuberose ist eine Kostbarkeit unter den ätherischen Ölen, denn es können nur 15 – 20 kg ätherisches Öl pro Jahr gewonnen werden. So verwundert der Literpreis von um die 15.000 € nicht.

Verbene

Verbenen sind eine Pflanzengattung in der Familie der Eisenkrautgewächse. Die meisten Arten verströmen einen würzigen, aber angenehmen Geruch.

Vetiver

Vetiveröl wird aus den Wurzeln des Vetivergrases, eines tropischen Süßgrases, hergestellt. Vetiver riecht nach Wald und Erde.

Ylang-Ylang

Übersetzt bedeutet der Name »Die Blume der Blumen«. Kaum eine Blüte verströmt einen intensiveren Duft als die großen gelben Blätter des Ylang-Ylang-Baumes. Man schreibt diesem Duftstoff aphrodisierende Wirkung zu.

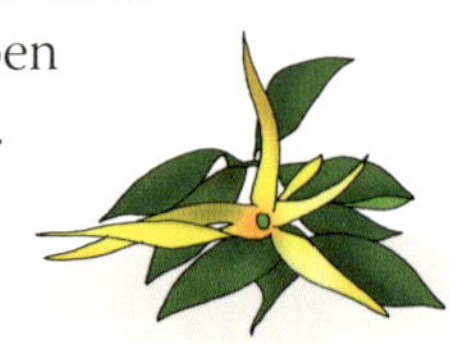

Register

Register

www.collection-rolf-heyne.de

1. Auflage 2011

Illustrationen: Anja Filler, München
Redaktion und Satz: Imprint, Zusmarshausen
Lithografie: Lorenz & Zeller, Inning am Ammersee

Druck und Bindung: Kösel, Altusried-Krugzell

Printed in Germany

ISBN 978-3-89910-482-0